"十四五"普通高等教育本科部委级规划教材

U0189814

食品卫生学

Shipin Weishengxue

王小媛　高建伟◎主编

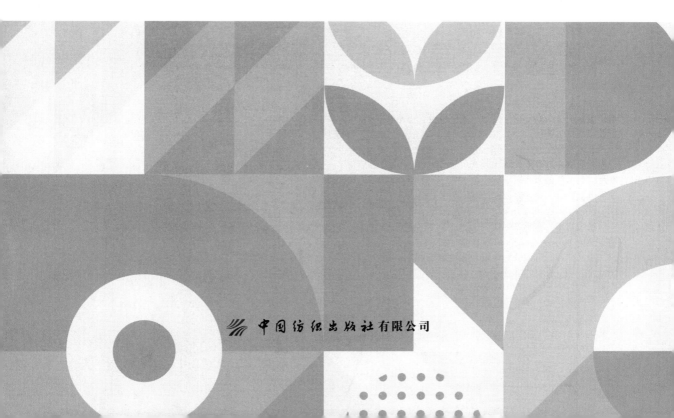

中国纺织出版社有限公司

图书在版编目（CIP）数据

食品卫生学 / 王小媛，高建伟主编 . --北京：中国纺织出版社有限公司，2023.7

"十四五"普通高等教育本科部委级规划教材

ISBN 978-7-5229-0375-0

Ⅰ．①食…　Ⅱ．①王…②高…　Ⅲ．①食品卫生学—高等学校—教材　Ⅳ．①R15

中国国家版本馆 CIP 数据核字（2023）第 039688 号

责任编辑：金　鑫　国　帅　　责任校对：楼旭红
责任印制：王艳丽

中国纺织出版社有限公司出版发行
地址：北京市朝阳区百子湾东里 A407 号楼　邮政编码：100124
销售电话：010—67004422　传真：010—87155801
http://www.c-textilep.com
中国纺织出版社天猫旗舰店
官方微博 http://weibo.com/2119887771
三河市宏盛印务有限公司印刷　各地新华书店经销
2023 年 7 月第 1 版第 1 次印刷
开本：787×1092　1/16　印张：18
字数：575 千字　定价：58.00 元

普通高等教育食品专业系列教材
编委会成员

本书编写委员会

主　　编　　王小媛　郑州轻工业大学

　　　　　　高建伟　齐齐哈尔大学

副 主 编　　魏肖鹏　郑州轻工业大学

　　　　　　翟娅菲　郑州轻工业大学

　　　　　　李翠翠　南阳理工学院

　　　　　　沈　玥　河南农业大学

参编人员 (按姓氏笔画排列)

　　　　　　王　清　信阳农林学院

　　　　　　王周利　西北农林科技大学

　　　　　　向进乐　河南科技大学

　　　　　　李光辉　许昌学院

　　　　　　陈运娇　华南农业大学

　　　　　　纵　伟　郑州轻工业大学

　　　　　　周郑坤　江苏师范大学

　　　　　　徐　超　河南农业大学

　　　　　　葛珍珍　郑州轻工业大学

审　　稿　　魏肖鹏

前　　言

　　食品卫生安全直接关系到我们每个人的健康，关系到经济发展和社会和谐。本教材积极响应党的二十大报告精神，以习近平新时代中国特色社会主义思想为指导，把保障人民健康放在优先发展的战略位置。食品卫生是公共卫生的组成部分，也是食品科学的内容之一，是食品质量与安全专业的一门核心课程。加强食品卫生安全是坚持以人民为中心的发展思想，维护人民健康的重要内容。由于社会各方对食品卫生与安全问题的高度重视，食品相关企事业、检验机构、研发机构等对食品相关专业人才的需求越来越大，要求越来越高。为了更好地适应食品学科发展的需要，促进食品专业人才的培养，特编写此教材供食品质量与安全、食品科学与工程及相关专业学生使用。

　　本书共12章，第1章绪论介绍了食品卫生及食品卫生学的相关定义、概述、主要内容、研究方法及任务，以及食品卫生相关的法律法规，第2章介绍了食品危害与食源性疾病，第3章至第5章分别对食品的生物性危害、化学性危害、物理性危害进行了介绍，第6章和第7章分别论述了食品的放射性危害和转基因食品的优缺点，第8章对食品危害的安全性评价进行了介绍，第9章和第10章对食品工厂的卫生设计及卫生保持进行了系统的论述，第11章和第12章对各类食品的卫生及其控制、食品安全监督管理进行了介绍。本书紧跟时代，吸收学科新知识、新成果，引入相关新法规、新管理体制、新食品安全标准。此外，本书在保持学科系统性和科学性的前提下，在每个章节后面均设置了案例分析，以此融入课程思政元素，结合各章的实际案例对学生开展思政教育，包括家国情怀、个人品格和科学观方面的教育，教会学生要有责任担当，如何做人和如何做事。此外，配备有习题供读者练习，并配有扩展阅读内容，在内容和形式上均有所创新。

　　本书是由郑州轻工业大学、齐齐哈尔大学、河南农业大学、南阳理工学院、江苏师范大学、许昌学院、信阳农林学院、华南农业大学、西北农林科技大学、河南科技大学十所院校从事食品安全与卫生教学和研究工作的教师共同编写。本书分别由郑州轻工业大学魏肖鹏（第1章、第5章、第10章的10.5~10.7和第12章），华南农业大学陈云娇、许昌学院李光辉、信阳农林学院王清、西北农林科技大学王周利、河南科技大学向进乐、河南农业大学徐超、江苏师范大学周郑坤、郑州轻工业大学纵伟、郑州轻工业的大学葛珍珍（第2章的2.1），河南农业大学沈玥（第2章的2.2），南阳理工学院李翠翠（第3章、第4章的4.4~4.5），郑州轻工业大学翟娅菲（第6章、第7章和第11章），郑州轻工业大学王小媛（第4章的4.1~4.3和第10章的10.1~10.4），齐齐哈尔大学高建伟（第8章和第9章）共同撰写。全书由魏肖鹏审稿。

　　本书适用于我国食品科学与工程、食品质量与安全等本科专业的教学，也适合非食品专业背景的研究生和食品从业人员的转型学习和终身学习。本书的编写参阅了国内外有关专家的论著、教材和大量的资料，向这些作者及所有支持本书编写和出版的单位、个人表示衷心的感谢！由于本书内容涉及面广，编者水平有限，故书中错误、疏漏和不足之处在所难免，敬请诸位同仁和广大读者斧正，以便修订时进一步完善。

编　者

2022 年 12 月

目　　录

第1章 绪论

本章课件

1.1 食品安全与食品卫生

1.1.1 食品安全的定义

食品是为人类提供营养及能量的食物原料经加工后的产品，但是食物原料在采收、处理、加工、运输、销售等过程中会受到微生物、物理、化学等有害物质的污染而造成食品安全问题，危害人类健康。随着社会的发展和科技的进步，食品的安全和卫生备受关注。食品安全和食品卫生的定义在不同时期也被赋予了不同的意义，1986年世界卫生组织（World Health Organization，WHO）在《食品安全在卫生和发展中的作用》一文中将"食品安全"与"食品卫生"作为同义语，定义为："生产、加工、贮存、分配和制作食品过程中确保食品安全可靠，有益于健康并适合人消费的各种必要条件和措施。"1996年WHO在其发表的《加强国家级食品安全计划指南》中又将"食品安全"和"食品卫生"的概念加以区分，作为两个不同的术语进行描述，其中"食品安全"被定义为："对食品按其预期用途进行制作和（或）食用时不会使消费者健康受到损害（这种损害包括消费者本身发生的急性或慢性疾病，同时也包括可能影响其后代健康的隐患）的一种保证。"我国对"食品安全"和"食品卫生"的定义与WHO相似，我国国家标准（GB/T 15091—1994）《中华人民共和国国家标准　食品工业基本术语》中将"食品卫生"和"食品安全"同义，定义为："为防止食品在生产、收获、加工、运输、贮藏、销售等各个环节被有害物质（包括物理、化学、微生物等方面）污染，使食品有益于人体健康、质地良好所采取的各项措施。"但是，在2009年6月1日正式实施的《中华人民共和国食品安全法》（以下简称为《食品安全法》）中将"食品安全"定义为："食品无毒、无害，符合应当有的营养要求，对人体健康不造成任何急性、亚急性或慢性危害。"

综上所述，"食品安全"的概念随着社会的发展虽然稍有修改，但基本含义变化不大，可以从以下几个方面对"食品安全"的概念进行理解：

（1）"危害"的概念将食品安全性和其他不适合人类消费，但不损害人的健康的质量特性区分开来。

（2）"保证"的概念表明食品安全必须基于预防措施。食品安全的控制应包括食品生产和原料处理的全过程，而不应该依赖于产品品质的最终检测结果，因为对于许多污染物（尤其是生物危害），最终检测结果是不可靠的。

（3）在涉及食品安全时，应考虑到食品的制作和使用用途。只要按照预期用途制作和

（或）使用，食品就是安全的。因此制造商或销售商必须考虑到预期的用途，并体现在产品标签中或对消费者进行警示。

根据对上述食品安全的概念的理解，世界各国已经基本形成如下共识：

（1）食品安全是个综合概念

食品安全所涉及的内容比较广泛，不仅包括食品卫生、食品毒理、食品质量、食品营养等相关方面的内容，还包括食品链中各个环节的安全问题，即食物种植、养殖、加工、包装、贮藏、运输、销售、消费等环节。

（2）食品安全是个社会概念

食品安全所面临的问题和管理的要求随着国家、时期和社会意识形态的不同而发生变化。在发达国家，食品安全所关注的主要是因工业和科学技术发展引发的问题，如化学致癌物、转基因食品等对人类健康的影响；而在发展中国家，食品安全主要是市场经济发展不成熟所引发的问题，如假冒伪劣、有毒有害食品以及食品添加剂的滥用、农药和兽药的滥用导致的食品安全卫生问题。随着我国经济和科技飞速发展，目前我国的食品安全问题包括上述全部内容。

（3）食品安全是个政治概念

无论是发达国家，还是发展中国家，食品安全都是企业和政府对社会最基本的责任和必须做出的承诺。食品安全与生存权紧密相连，具有唯一性和强制性，通常属于政府保障或政府强制的范畴。

（4）食品安全是个法律概念

自20世纪80年代以来，一些国家以及有关国际组织从社会系统工程建设的角度出发，逐步以食品安全的综合立法代替卫生、质量、营养等要素立法。1990年，英国颁布了《食品安全法》；2000年，欧盟发表了具有指导意义的《食品安全白皮书》；2003年，日本制定了《食品安全基本法》；我国于2009年6月1日起正式实施《食品安全法》。综合型的《食品安全法》逐步代替要素型的《食品卫生法》《食品质量法》《食品营养法》等，反映了时代发展的要求。

基于以上认识，可以将食品安全的概念定义为：食品原料的种植、养殖、加工、包装、贮藏、运输、销售、消费等活动符合国家强制标准和要求，不存在可能损害人体健康、导致消费者病亡的有毒有害物质或危害消费者及其后代的隐患。

1.1.2　食品卫生的定义

"Sanitation"（卫生）一词源于拉丁文"sanitas"，意为"健康"。中国古代的"卫生"多以"养生"的概念和方式出现，现代一般定义为增进健康、预防疾病、改善和创造合乎生理需要的生产环境、生活条件所采取的个人和社会措施。现代食品工业中，"卫生"的意义不仅是创造并维持一个卫生而且有益健康的生产环境，也应包括为保证食品的安全性和适用性在食品链的所有阶段所采取的一切条件和措施。1955年，WHO将"食品卫生"定义为："在食品原料的生产、加工、制造及最后消费的全过程中，为确保其安全、有益健康、货架期所采取的一切必需的措施（'food hygiene' means all measures，necessary for ensuring the safety，wholesomeness，soundness of food，at all stages from its growth，production，or manufacture until its final consumption）。"1986 年，WHO 在《食品安全在卫生和发展中的作用》中将"食品卫生"定义为："生产、加工、贮存、分配和制作食品过程中确保食品安全可靠，有益于健康并适合人消费的各种必要条件和措施。"到 1996 年，WHO 在《加强国家级食品安全计划指南》又将"食品卫生"定义为："为确保食品安全性和适用性在食品链的所有阶段必须采取的一切条件和措施。"《中华人民共和国国家标准　食品工业基本术语》中将"食品卫生"定义为："为防止食品生产、收获、加工、运输、贮藏、销售等各个环节被有害物质（包括物理、化学、微生物等方面）污染，使食品有益人体健康、质地良好所采取的各项措施。"

食品卫生包括两个重要的内容，即食品安全和食品适用性。食品安全为："对食品按其预期用途进行制作和（或）食用时不会使消费者健康受到损害（这种损害包括消费者本身发生的急性或慢性疾病，同时也包括可能影响其后代健康的隐患）的一种保证。"食品适用性包括以下四个方面内容：食品未腐败（微生物和化学降解）；食品不存在物理性危害（如石块、土壤土块、玻璃、头发、昆虫等）；食品的真假（包括食品相关信息的完整性及确保食品没有掺杂任何杂质）；宗教和文化的接受程度。

食品卫生和食品安全的概念内涵不完全相同，两者之间有交叉重合部分，也有其各自独立的部分。食品安全既包括生产安全，也包括经营安全；既包括结果安全，也包括过程安全；既包括现时安全，也包括未来安全。食品卫生具有食品安全的基本特征，包括结果安全（无毒无害，符合应有的营养等）和过程安全，既保障结果安全的条件和环境等安全，同时又包含食品的适用性。食品卫生和食品安全常常作为一个词汇被提出，但食品安全却更常见于新闻报道和日常生活中，在我国，确立"食品安全"的法律概念，并以此种概念涵盖"食品卫生""食品质量"等概念。

1.1.3　食品卫生的意义

食品卫生是保障食品安全的先决条件。食品"从农田到餐桌"的各个阶段，都会被微生物、物理、化学等物质污染而引起食品卫生与安全问题。美国《联邦法规 21 章》第 11 款中良好操作规范（Good Manufacturing Practice，GMP）指出："在不适合生产食品的条件下或不卫生条件下加工的食品为掺假食品，这样的食品不适于人类食用。"WHO 和联合国粮农组织（Food and Agriculture Organization of the United Nations，FAO）提出食品应当是无毒无害的，对人类健康没有直接或潜在的任何危害。2002 年 WHO 再次公告，食源性疾病和食品污染是一个巨大的、不断扩大的世界公共卫生问题。食品污染给许多国家的经济和卫生系统增加巨大负担，每年发生的食源性疾病达到数 10 亿例。忽略食品生产中的卫生防控措施会导致食品污染，进而导致食源性疾病的暴发，不仅会损害人体健康甚至导致死亡，还会造成重大经济损失，对企业的生存和发展、对经济繁荣和社会稳定都会造成严重的不良影响。图 1-1 概括了食品卫生与人类健康和经济发展的关系。

随着全球经济一体化进程的加快与世界人民对提高生活质量的不懈追求，人们对食品卫生安全要求越来越严格，然而食品却面临着越来越多的不安全因素，多年来人们不断发现，绝大多数的食品卫生安全事故可以通过实行合理有效的管理而避免，纯技术问题占事故的很小部分。因此，通过建立行之有效的食品安全管理体系来保障食品卫生安全是世界各国都在

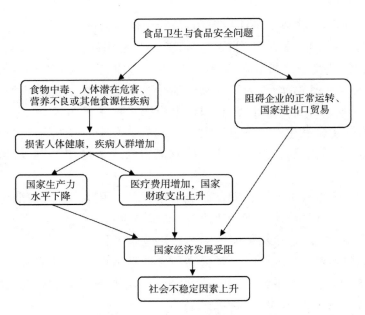

图 1-1　食品卫生与人类健康和经济发展的关系

努力探索的科学方法。目前，主要的食品安全管理体系有：良好操作规范（GMP）、卫生标准操作程序（Sanitation Standard Operation Procedure，SSOP）、危害分析与关键控制点（Hazard Analysis Critical Control Point，HACCP）、国际化标准 ISO 9000 族标准和 ISO 22000 标准。食品企业只有建立完善的食品安全管理体系，严格执行卫生操作规范，确保生产环境（包括厂房、车间、设备、设施、人员等）、生产操作过程的卫生，才能有效预防和控制生物污染、化学污染、物理污染及其他污染对消费者健康的危害。

　　因此，对食品企业而言，通过严格的卫生管理措施，有效执行卫生操作规范，保证食品卫生具有以下重要意义：

　　（1）保障食品安全，预防或减少食品安全事故的暴发及其对公众健康的危害，稳定经济，繁荣市场，促进贸易。

　　（2）提高食品合格率，避免食品不合格而被消费者投诉，并因此受到相应的经济处罚，提高产品品牌信誉和消费者对其信赖程度。

　　（3）改进食品质量和提高可接受性，减少返工率，延长货架期，降低成本。

　　（4）减少能耗和维持费用。例如由于卫生操作规范的有效实施，保持了食品生产过程中管道的清洁度，从而提高热交换率；保持操作台面的清洁度，可防止台面受到腐蚀，延长其使用期限；地面的清洁可减少工人因地面油腻而滑倒或跌倒造成的工伤事故。

　　（5）通过培训、实施卫生操作规范等措施，能极大提高员工的组织纪律性，增强员工的执行能力、参与度和责任感，从而提高工作效率和企业的凝聚力，实现食品质量的全面管理。

1.2　食品卫生学概述

1.2.1　食品卫生学的发展

食品卫生学的发展

1.2.2　食品卫生学的定义

食品卫生学（Food Hygiene）是预防医学的一个分支学科，主要研究食品中可能存在的、危害人体健康的有害因素及其对人体的作用规律和机理，并在此基础上提出具体、宏观的预防和控制措施，以提高食品卫生质量，保护食用者安全的学科。食品卫生学在学科性质上，属于应用基础性科学。随着全球性经济和贸易的发展、现代信息化社会的不断进步，食品卫生学的概念、学科地位及其功能也伴随着社会的发展而不断充实和完善。食品卫生学作为一门基础性学科，与其他相关学科的关系非常密切。

（1）食品卫生学与食品毒理学

食品毒理学是食品卫生学中的一个重要分支，二者同属于预防医学范畴，都是研究食品中的有害成分及其不良作用，以保证食品安全。此外，食品毒理学是制定食品安全标准的基础。

食品卫生学和食品毒理学在研究重点、研究范围、研究方法等方面有所不同。食品卫生学研究的重点是食品中的有害物质来源、种类、含量的确定及其预防措施；食品毒理学重点研究有害因素的作用性质及其作用机理，同时也包括中毒的预防。相对于食品毒理学，食品卫生学的研究范围更广。食品卫生学的研究方法主要包括卫生学检验方法（如理化检验、微生物检验）、动物试验、流行病学研究、卫生法学等；食品毒理学的研究方法主要包括体内试验、体外试验、人体观察、流行病学研究等。

（2）食品卫生学与食品营养学

食品卫生学与食品营养学都是与人类饮食密切相关的两门学科，都属于预防医学范畴，两者研究的对象都是食物和人体，即研究食物（或饮食）与人体健康的关系。此外，就食品而言，食品中的营养成分与卫生问题有一定的联系，食品中营养物质丰富，不仅有益人体健康，同时也有利于食源性微生物的繁殖，而微生物的繁殖在导致食品中营养物质损失的同时，也会引发食品卫生问题。

两学科也有不同之处，在研究内容、研究对象、研究目的、研究方法等方面都存在差异。食品营养学主要研究食物中营养成分与人体生长发育和健康的关系，寻找提高食品中营养价值的措施，研究食品中营养成分在人体中的消化率和利用率，探讨营养物质对人体带来的有益影响。食品卫生学则是研究食品中可能存在的危害人体健康的因素，探讨其对人体的有害作用及预防措施。两者研究对象有所不同，食品卫生学主要针对食品中的有害成分，阐述其损害健康、引发疾病、中毒或死亡的不良作用；食品营养学主要针对食品中的有益成分，探究其如何提供营养，发挥保护作用。两者研究目的不同，食品卫生学的研究目的是防止人体健康受到危害，食品营养学则是维持或促进健康。

（3）食品卫生学与公共卫生学

食品卫生学是研究食品中可能存在的危害人体健康的因素及其预防措施，提高食品卫生质量，保证食用者安全的科学。公共卫生是以保障和促进人体健康为宗旨的公共事业，通过国家与社会共同努力，防控疾病与伤残，改善与健康相关的自然和社会环境，提供基本医疗卫生服务，培养公众健康素养，创建人人享有健康的社会。公共卫生学是一门近年来发展迅速的学科，主要涉及行政和卫生管理，例如，2003 年暴发的非典型肺炎及 2019 年暴发的新型冠状病毒感染，全国医护人员及疾病预防控制中心的工作人员所从事的工作，包括医疗资源的调配、疾病扩散的控制、卫生厅一些政策的具体实施，都是公共卫生学的范畴。公共卫生学的研究内容主要包括劳动卫生与环境卫生的研究、流行病与卫生统计学、毒理学、营养与食品卫生、社会医学与少儿卫生、全科医学、医学理论与卫生法学等。因此，食品卫生学属公共卫生学范畴，是公共卫生的一个领域。

1.2.3 食品卫生学研究的内容

食品卫生学研究的内容（图 1-2）

1.2.4 食品卫生学的研究方法

随着食品卫生与安全问题日益被广大消费者和各国政府重视，以及国际食品贸易的不断发展，食品卫生学的研究方法也在不断地发展完善。食品卫生学的研究方法主要包括以下三个方面：

（1）食品卫生与安全的检测方法

食品卫生与安全检测方法主要是指对食品在生产、加工、贮运、销售中，食品组分中存在的或者环境中引入或产生的有毒有害物质的分析检测方法。物理性危害中的砂石、毛发、金属异物等通过过筛、磁铁作用及金属探测、X 射线影像等物理方法即可检出；放射性物质可采用放射性检测仪定量检测；化学性危害物的检测主要有化学分析、仪器分析和免疫分析三类方法；致病微生物的检测，主要是传统的培养检测及生物化学检测、免疫学检测、分子生物学检测等。

（2）食品安全管理体系的建立

食品卫生安全管理是一个复杂的体系，随着科学技术的飞速发展，食品卫生安全管理体系标准不断完善，主要有 GMP、SSOP、HACCP、ISO 9000 和 ISO 22000。食品良好操作规范（GMP）是一种政府制定并颁布的强制性食品生产、包装、储存的卫生法规，也是食品行业的作业规范，如中华人民共和国

二维码

食品安全国家标准 GB 14881—2013《食品生产通用卫生规范》。卫生标准操作程序（SSOP）是食品加工企业为了保证达到 GMP 所规定的要求，确保加工过程中消除不良的人为因素，使其加工的食品符合卫生要求而制定的指导食品生产加工过程中如何实施清洗、消毒和卫生保持的作业指导文件。危害分析与关键控制点（HACCP）是一个以预防食品卫生安全问题为基础的防止食品引起疾病的有效的食品安全保证系统。ISO 9000 族标准文件是由国际标准化组织（International Organization for Standardization，ISO）制定的关于产品质量管理体系的标准。ISO 22000 族标准体系是国际标准化组织制定的《食品安全管理体系——食品链中各类组织的要求》（*Food Safety Management System—Requirement for any organization in food chain*）。

　　食品卫生安全管理体系与标准密切相关。ISO 22000 标准是一个自愿遵循的管理要求，它为食品链中的任何企业提供一个连贯一致、综合完整和重点更加突出的食品安全管理体系。GMP 是 SSOP 的法律基础，制定 SSOP 计划的依据是 GMP。GMP 是政府食品卫生主管部门用法规或强制性标准的形式发布的，SSOP 则是企业为达到 GMP 所规定的卫生要求而制定的企业内部的卫生控制文件。GMP 的规定是原则性的，SSOP 的规定是具体的，SSOP 相当于 ISO 9000 质量管理体系中的"程序文件和作业指导书"，主要目的是指导卫生操作和卫生管理的具体实施。完整的食品卫生安全控制体系必须包括 HACCP 计划，GMP 和 SSOP 是制订和实施 HACCP 计划的基础和前提条件，即食品企业如果达不到 GMP 法规的要求或没有制定并实施有效的、具体可操作性的 SSOP，则实施 HACCP 计划将无从谈起。GMP、SSOP 和 HACCP 之间的关系如图 1-3 所示。综上所述，HACCP 计划的前提条件以及 HACCP 体系本身的制订和实施共同组成了 GMP 体系。HACCP 是执行 GMP 法规的关键和核心，SSOP 和其他前提计划是建立和实施 HACCP 计划的基础。简言之，执行 GMP 法规的核心是 HACCP，基础是 SSOP 等前提计划，实质是确保食品安全卫生。

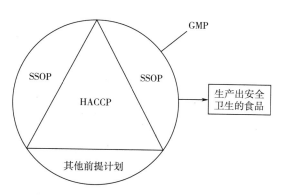

图 1-3　食品良好操作规范（GMP）、卫生标准操作程序（SSOP）和
危害分析与关键控制点（HACCP）的关系

（3）方法学

　　食品卫生学所采用的方法学主要有：系统研究法、比较研究法、归纳与演绎结合法、实际调查与实证分析法、简化研究体系等方法。

1.2.5　食品卫生学的任务

食品卫生学的任务之一就是研究环境中的有害物质污染食品的途径，以采取有效的预防措施，保障食品的安全，保护消费者的健康。政府为改善我国的食品卫生质量，保障消费者的健康，进行了不断的努力，但由于我国食品卫生研究工作开展时间较短，技术力量也较薄弱，因此还存在着大量的问题，如检测手段落后甚至在某些地区不能开展，从而无法全面监管食品卫生。随着我国居民食品卫生意识的提高和我国加入 WTO，我国的食品卫生工作面临着巨大的挑战，因此迫切需要完成的任务主要有以下几个方面。

（1）以现代食品卫生监督管理最新理论和技术不断制定和修订各项食品卫生技术规范，并落实执行。

（2）不断开发食品卫生检验技术和方法，提高检测的准确性和灵敏性，并大力发展食品的快速检测技术和在线检测技术。

（3）不断完善法律、法规，健全我国食品安全法律、法规体系，加强法制建设，明确执行机构人员的职责，对食品行业不法行为加强管理力度和惩罚力度。

（4）研究食物中毒的新病原物质来源、污染途径及作用机理等，提高食物中毒的科学管理水平，提高食品卫生合格率。

（5）加强对食品中有害物质的含量、人群暴露水平和危害风险的评估，为食品卫生质量的控制提供理论依据。

（6）完善各种食品污染物、食品添加剂、特殊食品等的安全性评价方法和程序。

（7）进一步扩大对新的食品污染因素、各种食物致癌源、新的食品及加工过程中食品卫生问题等的研究。

（8）建立完善的食品安全管理体系，推广实施良好操作规范（GMP）、卫生标准操作程序（SSOP）和危害分析与关键控制点（HACCP）管理体系。

（9）提高食品毒理、食品微生物、食品化学、食品生物化学等各种检测分析方法水平。

（10）与国际接轨，不断用食品卫生科学和法制教育人民群众，提高自我保护意识，根据 WTO 规定的要求，不断提高食品安全与质量水平。

1.3　食品卫生相关的法律和法规

食品卫生相关的法律和法规

本章小结

本章主要讲述了食品卫生和食品安全的定义与联系，食品卫生的意义，食品卫生学的定义，食品卫生学与其他学科的联系，食品卫生学研究的内容、方法和任务，以及食品卫生监督管理等。食品安全是指食品原料的种植、养殖、加工、包装、贮藏、运输、销售、消费等活动符合国家强制标准和要求，不存在可能损害人体健康、导致消费者病亡的有毒有害物质或危害消费者及其后代的隐患。食品卫生是指为防止食品生产、收获、加工、运输、贮藏、销售等各个环节被有害物质（包括物理、化学、微生物等方面）污染，使食品有益人体健康、质地良好所采取的各项措施。食品安全与食品卫生的概念在内容和意义方面的关联度十分密切，在一定条件下，食品卫生问题很有可能转化为食品安全问题。

食品卫生学是预防医学的一个分支学科，主要研究食品中可能存在的、危害人体健康的有害因素及其对人体的作用规律和机理，并在此基础上提出具体、宏观的预防和控制措施，以提高食品卫生质量，保护食用者安全的学科。因此，食品卫生学是一门偏重应用的学科，涉及技术与管理两个层面。对食品科学与工程专业和食品质量与安全专业的学生而言，食品卫生学的重点是围绕如何有效保障食品工厂的环境卫生和生产卫生，并结合其他学科相关知识，例如食品化学、食品毒理学、食品安全学、食品营养学、食品生物化学、食品微生物学、食品质量管理学等，通过技术与管理两方面确保企业生产出卫生安全的食品。

思政园地

思政园地

思考题：

1. 简述食品卫生与食品安全概念的区别与联系。

2. 什么是食品卫生学？其主要研究的内容有哪些？

3. 食品污染有哪几类？并举例说明各类污染的特点。

4. 简述食品卫生学的主要任务。

5. 食品安全管理体系标准和法规有哪些？简述它们之间的关系。

思考题答案

第 2 章　食品危害与食源性疾病

本章课件

2.1　食品危害

食品是由多种化学物质组成的复杂混合体，它们绝大多数来源于植物和动物。作为人类生存的必需品，食品不仅要满足可食性及营养性，还要满足安全性。食品在原料种植、生长、收获、加工、贮存、运输、销售及食用前过程中的一个或多个环节中，易受到有毒有害物质的污染或产生有毒有害物质，导致食品的品质及安全特性发生不良改变，对人体健康造成危害。这些食品中的具有潜在危害的物质称为食品危害，根据危害物的性质，食品危害可分成生物性危害、化学性危害和物理性危害三大类。

2.1.1　生物性危害

生物危害物存在于食品的生产、加工和贮运过程中，按生物种类来分，生物性危害包括微生物、寄生虫、病媒生物、食物过敏原和抗营养因子等。

（1）微生物危害

根据对人体的致病能力可将污染食品的微生物危害分为三类：①直接致病微生物，包括致病性细菌、人畜共患传染病病原菌和病毒、产毒霉菌，可直接对人体致病并造成危害；②相对致病微生物，即通常条件下不致病，在一定条件下才有致病力的微生物；③非致病性微生物，包括非致病菌、不产毒霉菌及常见酵母，它们对人体本身无害，却是引起食品腐败变质、卫生质量下降的主要原因。

根据微生物种类分类，微生物危害主要包括细菌、真菌及病毒等。细菌危害是涉及面最广、影响最大的一种危害，包括非致病的腐败菌、致病菌、相对致病菌三种。腐败菌如假单胞菌属、变形杆菌属、芽孢杆菌属、梭状芽孢杆菌属、小球菌属、无色杆菌属等污染食品易引起腐败变质；致病菌如沙门氏菌、金黄色葡萄球菌、肉毒杆菌等污染食品易引起急性或慢性的食源性疾病，严重时甚至会导致死亡；相对致病微生物在污染食品后，在一定条件下易引起急性或慢性的食源性疾病。这些致病菌多存在于家禽、肉类、牛奶以及水果等各种食品的生产、储存和销售过程中。据统计，我国每年由食源性致病菌引起的食源性疾病报告病例数约占总病例数的 50%。国家卫生与计划生育委员会发布的《食品安全国家标准　预包装食品中致病菌限量》（GB 29921—2021）中明确规定了肉制品等 13 类预包装食品中致病菌的限量要求。真菌如黄曲霉、染色曲霉、玉米赤霉等霉菌污染食品易破坏食品品质。病毒如肝炎病毒、口蹄疫病毒等经食用也易引起食源性疾病。

（2）寄生虫危害

寄生虫是一类专门由寄主体内获取营养的有机体，涵盖了众多种类、不同形态和生活方式的病原体，大致可分为体内寄生虫（如原虫、蠕虫）和体外寄生虫。虽然称之为"虫"，但实际上很多寄生虫只是单细胞生物，小到肉眼根本无法察觉。寄生虫感染可造成广泛传播和严重的健康危害。人们在食用含有寄生虫或其虫卵的食品，特别是肉类和水产品后，易感染寄生虫，从而患病，而且患者、病畜的粪便污染水源或土壤后，可再次污染食品。食品中常见的寄生虫有蛔虫、绦虫等。

（3）病媒生物危害

病媒生物是指能直接或间接传播人类疾病，危害、威胁人类健康的生物，主要包括啮齿类动物、节肢类昆虫及鸟类。啮齿类动物主要为鼠类；节肢类昆虫主要包括昆虫纲的蚊、蝇、蟑螂、蚤等和蛛形纲的蜱、螨等。病媒生物可以通过生物性传播和机械性传播，将病原体传播给人。

（4）食物过敏原

食物过敏原是食品中能引起部分特殊人群产生 IgE 抗体，从而诱发机体免疫系统变态反应的蛋白质，导致皮疹、荨麻疹、腹泻、腹痛，甚至出现过敏性休克，其对人体健康的危害往往呈明显的个体差异和区域差异。食物过敏反应，通常发生迅速、缓解也快，是皮肤、呼吸系统和肠道等疾病的重要诱因，较少引起死亡。随着食品工业的发展，成品中原料、添加物种类繁多，极有可能包含未知过敏原。常见过敏原包括牛奶中的 β-乳球蛋白和 α-乳清蛋白、鸡蛋中的卵黏蛋白和卵清蛋白、水产品中的小清蛋白和原肌球蛋白、花生中的伴花生球蛋白、大豆中的 β-伴大豆球蛋白及小麦中的清蛋白和球蛋白等。

（5）抗营养因子

抗营养因子存在于植物性食品原料中，是植物长期进化过程中形成的防御性物质。它们可对人体营养吸收产生拮抗作用，从而降低食品中营养物质的利用效率，甚至导致健康危害。根据其抗营养作用，大致可分为三类：①干扰蛋白质或氨基酸吸收与利用的物质。如蛋白抑制剂，已发现的有数百种，包括胰蛋白酶抑制剂、胃蛋白酶抑制剂和糜蛋白酶抑制剂等，还有豆类籽实中较为常见的植物凝集素、皂角苷等。②干扰矿物质元素吸收的物质。如植酸、植酸盐，主要存在于豆类、禾谷类和油料作物籽实中，又如草酸、草酸盐，广泛存在于植物新鲜叶片中，可降低锌、钙、铜、铁、镁等矿物质元素的吸收和利用效率。③抗维生素因子，如单宁，可与维生素 B_{12} 形成络合物而降低其利用效率，主要存在于谷类、豆类、棉籽和菜籽等籽实中。

减少或消除生物性危害的主要途径如下：一是减少污染源，对于食品原材料和加工过程中使用的各种工具、器皿都要全面消毒；二是加强食品检测，食品安全部门要认真检验每一批食品，不得含糊，有问题的要严格按照相关法规处理；三是预防作物的真菌病害，农作物种植期间要细心培养，杀虫除草，在成熟及采集之后到加工之前都要注意保存方法，透气通风，保持适宜温度；四是对一些轻度污染的作物可以进行去霉处理。

2.1.2　化学性危害

根据来源，可将食品的化学性危害分为食品中的天然毒素、无意或偶然加入的化学品、有意加入的化学品、食品加工中产生的化学危害及来自食品接触材料及制品的化学危害。

（1）食品中的天然毒素

食品中的天然毒素是指食品中本身所含有的对食用者产生损害的物质。这些成分是生物在长期的进化过程中为了防止昆虫、微生物、人类等的危害，保护自己的一种手段，可能是正常代谢过程中产生的废物或代谢产物，对生物本身有利，但对人类和动物有害，包括黄曲霉毒素等真菌毒素、细菌毒素、植物毒素、动物毒素、藻类毒素等。它们天然存在于食品中，随时都有可能带来食品安全隐患。

真菌毒素，也称霉菌毒素，是某些丝状真菌产生的具有生物毒性的次级代谢产物。真菌毒素具有极强的毒性，可导致人体急性中毒，并具有致癌、致畸和致突变作用。目前已发现的真菌毒素有近 400 种，主要的产毒菌属有曲霉菌属（Aspergillus）、镰刀菌属（Fusarium）、青霉菌属（Penicillium）和链格孢菌属（Alternaria）等。常见霉菌毒素包括黄曲霉毒素、赭曲霉毒素、玉米赤霉烯酮、脱氧雪腐镰刀菌烯醇、展青霉素和链格孢霉毒素等，其主要污染对象是禾谷类粮食作物，也易污染采后贮藏、运输中的果蔬及其制品。

细菌可以产生细菌内毒素和细菌外毒素。内毒素是革兰氏阴性菌细胞壁外膜的主要化学成分，化学本质是脂多糖与蛋白质的复合体，其包含在细菌内部，只有当细菌死亡自溶或被裂解时才被释放出来，可诱导中性粒细胞产生内源性致热源从而导致人体发热。外毒素是细菌在生产代谢过程中分泌到菌体外部的毒性蛋白，具有较强的抗原性，主要由革兰氏阳性菌产生，少数革兰氏阴性菌也可产生外毒素。常见的细菌外毒素有金黄色葡萄球菌肠毒素、肉毒杆菌肉毒素和霍乱弧菌肠毒素等。

植物毒素是植物生长过程中所产生的一类有毒有害物质，主要包括生物碱、苷类和毒性蛋白三类。据报道，全世界有毒植物种类约占植物总数的 4%，我国有毒植物约有 1300 种。较常见的植物毒素有秋水仙碱（黄花菜）、槟榔碱（槟榔）、氰苷（李、杏果仁）、皂苷（豆类）和蓖麻毒素（蓖麻）等。少部分植物毒素有剧毒，如草乌、川乌等可药用植物中所含的乌头碱，对成人致死量仅 3~5 mg。

动物毒素是由动物分泌产生的，极少量即可引起人体中毒的物质，多为蛋白类化合物。较为著名的有河豚毒素，其他常见动物性毒素有贝类毒素，包括麻痹性贝类毒素、腹泻性贝类毒素、神经性贝类毒素；水生动物类毒素，包括鱼类组胺、海参毒素、螺类毒素和鲍鱼毒素等；畜禽内脏类毒素，包括甲状腺素、肾上腺类激素及胆酸等。

（2）无意或偶然加入的化学品

食品中的无意或偶然加入的化学品包括环境污染导致的化学危害，如有害金属、有害有机物等，偶然加入的化学品，如农药、兽药与饲料添加剂及工厂中使用的清洁剂、消毒剂、杀虫剂等。

食品中含有 80 余种金属元素和非金属元素，依据需要可划分为必需元素、非必需元素和有毒元素，其中，重金属元素既不是人体所必需，又会对人体有一定的毒性。《食品安全标准　食品中污染物限量》（GB 2762—2017）中规定的限量元素有铅、镉、汞、砷、锡、镍和铬 7 种，其中最常见的有铅、镉、汞和砷 4 种。重金属元素可通过农药、食品添加剂、工业"三废"排放、包装容器或动植物富集作用直接或间接污染食品，再进入人体，对人体功能或脏器造成损害，并具有蓄积性强、半衰期长和不易排出等特点。

农作物、水果等植物以及畜禽、鱼类等动物，是人类食品的主要来源。为了获得更高的产量，在动植物生长过程中会人为施用农兽渔药，以调节生长、预防病虫害或治疗疾病。农兽渔药种类多、使用广，违规或过量使用时有发生，因此不可避免地存在药物残留现象。残留药物通过食物链进入人体，甚至在体内累积，对人体健康构成威胁。农残根据其化学成分可分为有机磷类、有机氯类、氨基甲酸酯类、拟除虫菊酯类、苯氧乙酸类和有机锡类；渔兽药根据其用途可分为：抗生素类，如 β-内酰胺类、大环内酯类、四环素类、氨基糖苷类和酰胺醇类等；激素类药物，包括性激素类、β-激动剂类；磺胺类、呋喃类和抗寄生虫类。

（3）有意加入的化学品

食品中有意加入的化学品主要有食品添加剂和非法添加的其他物质等，主要是为了延长食品保质期，或改善食品的感官特性，或有利于食品加工及营养。食品添加剂若是按有关法律或法规的要求使用是没有危害的，只有使用不当或超量使用时会成为食品中的化学危害。食品非法添加物是指为提高食品营养参考指标或外部感观、以非法牟利为目的而添加到食品中的一类对人体健康构成危害的非食用物质。非法添加物的滥用往往造成较严重的食品公共安全事件，如我国的"苏丹红""吊白块"和"三聚氰胺"事件，均对食品工业健康发展造成了极大负面影响。我国已公布了 47 种食品非法添加物名单，其中，较常见的是吊白块（次硫酸氢钠甲醛）、苏丹红（一类偶氮苯基萘酚化合物，主要包括苏丹 Ⅰ、Ⅱ、Ⅲ 和 Ⅳ）、三聚氰胺（2，4，6-三氨基-1，3，5-三嗪）和塑化剂（邻苯二甲酸酯类化合物）等。另外，投毒的毒物也算在有意加入的化学品中，且这种危害事件在我国食品安全案例中还占有相当高的比例。

（4）食品加工中产生的化学危害

食品加工中产生的化学危害指的是烟熏、油炸、焙烤、腌制等食品加工技术在改善食品的外观和质地、增加风味、延长保质期、钝化有毒物质（如酶抑制剂、红细胞凝集素等）、提高食品的可利用度的同时，产生的一些有毒有害物质，主要包括杂环胺、丙烯酰胺、多环芳烃、N-亚硝基化合物、氯丙醇、氨基甲酸乙酯、反式脂肪酸等，它们会对人体健康产生很大危害。

杂环胺（Heterocyclic Amines，HAs）是在高温烹调肉制品时，由于食品中的葡萄糖、肌酸、氨基酸等反应生成的一类具有致突变性和致癌性的多环芳香族化合物。截至目前，已有 30 多种杂环胺类化合物在肉制品和模拟食品体系中被分离鉴定。根据杂环胺的化学结构与形成途径可将其分为两大类：氨基咪唑氮杂环芳烃类（Aminoimidazoazarenes，AIAs）和氨基咔啉类（Amino-carbolines）。氨基咪唑氮杂环芳烃类杂环胺（AIAs）一般在加热温度低于 300℃ 的条件下就可以形成，根据化学结构的不同，AIAs 类杂环胺又可分为喹喔类（IQx、MeIQx、4，8-DiMeIQx、7，8-DiMeIQx）、喹啉类（IQ、MeIQ）、吡啶类（PhIP、DMIP、1，5，6-PMIP）和呋喃吡啶类（IFP）等，其常见于家庭正常烹饪，所以危害较广。

对于 IQ、IQx 和 MeIQx 类杂环胺而言，目前公认的形成途径为：初始阶段，在高温下体系中的葡萄糖和氨基酸发生美拉德反应，其中吡嗪和吡啶及碳中心自由基于 Amadori 重排之前形成，随后各自由基进一步同体系中的肌酸酐发生反应形成 IQ、IQx 和 MeIQx。就吡啶类杂环胺的形成机制而言，目前对肉制品中常见的 PhIP 的生成机制研究较多。肌酸与酪氨酸、亮氨酸和异亮氨酸加热可以形成 PhIP；肌酐与葡萄糖和苯丙氨酸加热也可以形成 PhIP。目前大多数学者比较认可的 PhIP 形成机制为：苯丙氨酸通过热解生成苯乙醛，接着苯乙醛与肌酸酐结合生成 PhIP 化合物。氨基咔啉类杂环胺一般在加热温度高于 300℃ 的条件下才可产生，又被称为"热解型杂环胺"或非极性杂环胺。这一类杂环胺主要是在高于 300℃ 的温度下由蛋白质或氨基酸裂解形成的，如球蛋白高温裂解形成 AαC 和 MeAαC，谷氨酸高温裂解形成 Glu-P-1，色氨酸高温裂解形成 Trp-P-1 和 Trp-P-2。然而，有研究表明葡萄糖与氨基酸在低于 100℃ 的低温条件下反应可以生成哈尔满与去甲哈尔满，如图 2-1 所示。这两种杂环胺虽然本身不具有致突变性，但是却可以显著促进其他杂环胺的致突变性。

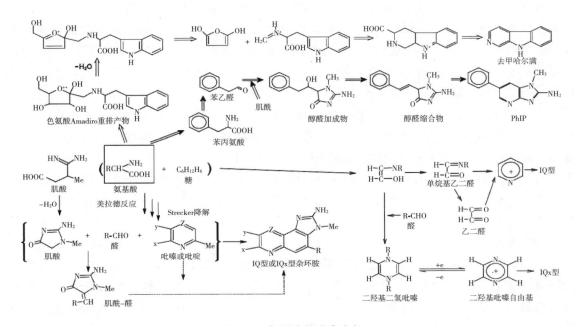

图 2-1　杂环胺的形成途径

（资料来源：陈龙，王谊，程昊，等．油炸食品中潜在的几类危害物及其消减技术［J/OL］．中国食品学报，2022，22（2）：376-389.）

丙烯酰胺（Acrylamide，AM）原本是一种制造塑料的化工原料，其对人体有致癌危害，并会引起神经损伤。国际肿瘤机构（IARC）把它认定为 2A 类致癌物。丙烯酰胺广泛存在于各种食品中，尤其是经高温加工的富含淀粉类食品，其含量远远超过了规定的饮用水中限量（$0.5\ \mu g/kg$），有的甚至比该限量高出千万倍，如在 290℃ 下烤制 20 min，丙烯酰胺含量可达 $1800\ \mu g/kg$。目前经高温烹饪的富含淀粉类食物产生丙烯酰胺的完整机理还不明确，但是天冬酰胺和还原糖通过美拉德反应形成丙烯酰胺的途径作为主要途径被普遍接受。首先是还原糖和天冬酰胺反应形成 Schiff 碱，然后通过两种可能的途径形成丙烯酰胺，分别是：Schiff 碱经过脱羧与 Amadori 产物直接反应形成丙烯酰胺或通过 3-氨基丙酰胺脱氨基形成丙烯酰胺；通过 Schiff 碱分子内环化形成唑烷酮，然后脱羧，重排生成 Amadori 产物，这一产物在高温作用下 C—N 键断裂生成丙烯酰胺（图 2-2）。

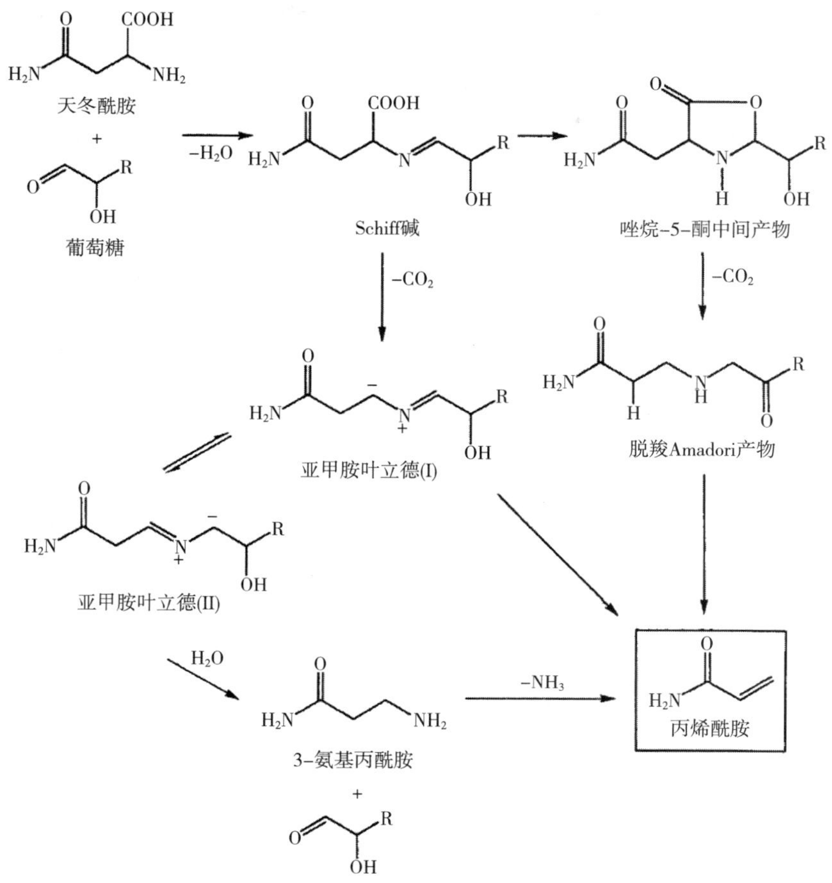

图 2-2　天冬酰胺途径下丙烯酰胺的形成机理

（资料来源：陈龙，王谊，程昊，等．油炸食品中潜在的几类危害物及其消减技术［J/OL］．中国食品学报，2022，22（2）：376-389．）

多环芳烃（Polycyclicaromatichydrocarbons，PAHs）是一类分子中含有两个或两个以上苯环的芳香族化合物。到目前为止，已发现五百多种致癌物，其中有两百多种都属于多环芳烃。而 3，4-苯并芘在多环芳烃里毒性最大且所占比例也较大，因此是多环芳烃里最具代表性的强致癌稠环芳烃化合物，常见的多环芳烃结构如图 2-3 所示。人类主要通过环境和食物来摄入多环芳烃，而烧烤、油炸等高温加工肉制品占多环芳烃摄入总量的 88%~98%，是摄入多环芳烃的主要途径。食品中多环芳烃的产生机理并不明确且十分复杂，可能是在煎炸过程中通过食品中脂肪的高温裂解和蛋白质的高温分解产生的，脂肪裂解产物中亚麻酸甲酯、亚油酸甲酯、油酸甲酯、甲基硬脂酸和蛋白质降解产物中某些芳香族氨基酸是生成多环芳烃的重要前体物质。

（5）来自食品接触材料及制品的化学危害

食品常与包装材料、容器、运输工具等直接接触，这些统称为接触材料，若接触材料中有化学危害物，有些会转移至食品中，如塑化剂、重金属等。来自食品接触材料及制品的化学危害主要指来自塑料材料及制品、橡胶材料及制品、金属材料及制品、纸、纸板和纸制品、涂料及涂层、玻璃制品、搪瓷食具容器及陶瓷制品中易溶入食品中的化学危害物。

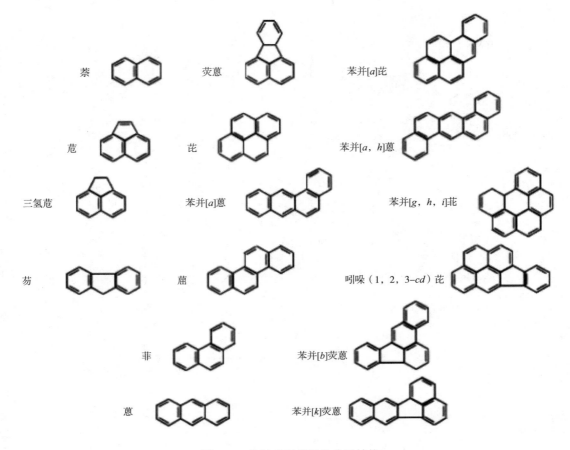

图 2-3　常见多环芳烃的分子结构

（资料来源：陈龙，王谊，程昊，等．油炸食品中潜在的几类危害物及其消减技术［J/OL］．中国食品学报，2022，22（2）：376-389．）

　　针对化学性污染来源，主要有以下三种解决方法：一是尽可能少地使用农药，在使用过程中，可以将农药进行稀释，确保作物可以充分吸收，不至于对人体造成危害；二是在食品加工过程尽可能地用一些天然制剂来代替合成制剂，包装过程可以使用一些绿色无污染可回收的材料；三是增强环保意识，控制工业废水废气排放。

2.1.3　物理性危害

　　物理性危害主要指食品中除食品原料外的其他物质和放射性污染物。前者包括混入或附着于原料、半成品及成品的物质，如玻璃、沙石、头发、昆虫等。这些物质有时会导致人类生病或受伤，有时并不威胁消费者的健康，但会严重影响食品应有的感官性状和营养价值，降低食品质量，一般分为食品原料及加工销售全链条中的外来污染物，如小麦收割时混入的杂草、食品加工过程中员工带入的头发等外来物质、食品运销过程中的灰尘等；食品掺假带来的外来污染物，如粮食中掺入的砂石等。后者主要指运用 X、γ 射线等产生的高能射线来处理食品导致的污染。放射性物质的开采、应用和意外事故造成的环境污染，核电站和核工业废物排放、核泄漏等。这是物理性污染中最严重的危害，放射性物质只需要极少量就足以对人的生理组织造成严重损害，比如基因突变、母体胎儿畸形、生长迟缓等。

要规避物理性危害，一是对原材料进行多次过滤、检查，把肉眼可见的杂物都清除干净，在源头上避免污染。二是对不法商家严加打压，一旦检测到掺假，严肃处理，一定要保证食品的纯正。三是严格遵守国家对于放射性物质所制定的法律，要定期进行食品安全检测，保证放射性物质在对人体不造成危害的范围内。

二维码 2-1

2.2　食源性疾病

食源性疾病是一个困扰世界各国的问题。据世界卫生组织 2016 年的报道，全世界每年仅食源性和水源性腹泻导致的死亡病例就达 220 万。世界粮农组织（FAO）和世界卫生组织（WHO）曾称，食源性疾病是对人类健康的最为广泛的威胁之一，同时也是导致社会生产力下降的重要原因之一。

要解决食源性疾病这一棘手的问题，首先得弄清楚它的概念，了解常见的食源性疾病有哪些；然后针对这些疾病的特点制定诊断与治疗的方法，并建立标准化调查处理程序，以便及时处理和控制食源性疾病；最后确定食品污染途径，建立食源性疾病监测方法，从根本上防控食源性疾病。

2.2.1　食源性疾病的定义

最开始，人们把由于摄入食物而引发的疾病称为"食物中毒"，随着研究的深入，人们发现引发疾病的食物中不仅含有可以引起人体毒性反应的化学性致病因子，也含有可以引起机体感染的生物性致病因子，"食物中毒"一词不能全面客观地包括食物中各种病原物质。因此，1984 年 WHO 将"食源性疾病"作为专业术语，代替"食物中毒"这一说法，并给出了食源性疾病的定义，即食源性疾病是指通过摄食方式进入人体内的各种致病因子引起的、通常具有感染或中毒性质的一类疾病。在中国，食品安全法中指出，食源性疾病指食品中致病因素进入人体引起的感染性、中毒性等疾病。

这一改名的过程说明在科学研究中，需要有理性怀疑精神，并用严谨的科学手段一步步进行验证。

2.2.2　常见的食源性疾病

那么，常见的食源性疾病有哪些呢？食源性疾病一般按致病因子或发病机制进行分类。

（1）按致病因子分类

根据致病因子来分，常见的食源性疾病包括细菌性食源性疾病、食源性寄生虫感染、食源性病毒感染、食源性化学性中毒、食源性真菌毒素中毒、动物性毒素中毒、植物性毒素中毒。

细菌性食源性疾病是由于摄入的食品中含有一定数量的病原菌或细菌毒素而引发的一类疾病。据此，细菌性食源性疾病可分为感染型细菌性食源性疾病和毒素型细菌性食源性疾病两类。感染型细菌性食源性疾病，如生肉制品中易发生沙门菌感染等，主要临床表现为胃肠道综合症，并大多伴有发热症状。毒素型细菌性食源性疾病，如金黄色葡萄球菌毒素中毒、肉毒梭菌毒素中毒等，临床表现通常以恶心、呕吐等症状为主，一般不发热。

食源性寄生虫感染是由于摄入的食品中含有一定数量的寄生虫而引发的一类疾病，如旋毛虫病、绦虫病等。

食源性病毒感染是由于摄入的食品中含有一定数量的病毒而引发的一类疾病，如诺如病毒引起的诺如病毒性胃肠炎等。

食源性化学性中毒是由于摄入的食品中含有一定数量的化学毒物而引发的一类疾病，这些化学毒物有可能是无意或偶然加入的化学品、有意加入的化学品、食品加工中产生的化学危害及来自食品接触材料及制品的化学危害。

食源性真菌毒素中毒是由于摄入的真菌食品中含有一定数量的天然毒素或代谢毒素而引发的一类疾病，含有天然毒素的真菌如含有鹅膏肽类毒素的毒蘑菇等，含有代谢毒素如霉菌毒素的真菌等。

动物性毒素中毒是由于摄入的动物性食品中含有一定数量的天然有毒成分而引发的一类疾病，如食用河豚引起的河豚毒素中毒等。

植物性毒素中毒是由于摄入的植物性食品中含有一定数量的天然有毒成分而引发的一类疾病，如食用鲜黄花菜引起的秋水仙碱中毒等。

（2）按发病机制分类

根据发病机制来分，常见的食源性疾病包括食源性中毒和食源性感染。

食源性中毒是由于摄入的食品中含有一定数量的毒物所引起的一类中毒性疾病。食品中的毒物主要有：①细菌生长代谢过程中产生的细菌毒素；②有毒化学物质（如重金属等）；③动植物或真菌中存在的天然毒素。

食源性感染是由于摄入的食品中含有一定数量的细菌、病毒或寄生虫所引起的一类中毒性疾病。食源性感染分为以下两种：①经食品进入人体的细菌、病毒或寄生虫侵入肠黏膜或其他组织中，并在这些组织中繁殖；②经食物进入人体内的细菌释放毒素损害侵入附近的组织，影响这些组织发挥正常功能。第二种感染还被称为毒素介导性感染。病毒或寄生虫只会引起第一种感染，不会引起第二种感染。

2.2.3 食品污染途径

食品污染按来源及途径来分，可分为内源性污染和外源性污染。

（1）内源性污染途径

内源性污染，又称一次污染，是指食品原料中本身带有的危害，主要包括内源性生物性污染、内源性化学性污染和内源性放射性污染。

①内源性生物污染

内源性生物污染是指食品原料在生长过程中，由本身携带的微生物或寄生虫而造成的食品污染。微生物污染包括细菌和真菌，细菌有非致病性、条件致病性、致病性三种。全世界范围内，66%以上的食源性暴发疾病的致病因子为细菌性致病菌。对人体健康危害较严重的致病菌有沙门氏菌、大肠杆菌、副溶血性弧菌、蜡样芽孢杆菌、变形杆菌、金黄色葡萄球菌等十余种。

各种禽畜寄生虫病严重危害着家畜家禽和人类的健康，如猪、牛、羊肉中常见的易引起人兽共患疾病的寄生虫有片形吸虫、囊虫、旋毛虫、弓形虫等。人们在生吃或烹调不当的情况下，就容易感染一些疾病，如片形吸虫可致人食欲减退、消瘦、贫血、黏膜苍白等；猪囊虫可致癫痫；旋毛虫可致急性心肌炎、血性腹泻、肠炎等；弓形虫可引发弓形虫病。

真菌的种类很多，有 5 万多种。霉菌是一种真菌，广泛分布于自然界。受霉菌污染的农作物、空气、土壤等都可污染食品。霉菌和霉菌毒素污染食品后，引起的危害主要有两个方面：霉菌引起食品变质和产生毒素引起人类中毒。霉菌污染食品可使食品食用价值降低，甚至完全不能食用，造成巨大经济损失。据统计，全世界每年平均有 2% 谷物由于霉变不能食用。霉菌毒素引起的中毒大多通过被霉菌污染的粮食、油料作物以及发酵食品等引起，而且往往表现为明显的地方性和季节性，尤其是连续低温的阴雨天气。一次大量摄入被霉菌及其毒素污染的食品，会造成食物中毒；长期摄入少量受污染食品也会引起慢性病或癌症等。

②内源性化学性污染

畜禽食用受化学污染的饲料而使污染物富集，富集浓度可达饲料或环境浓度的许多倍。如"垃圾猪"的问题，这种垃圾猪体内有害成分含量严重超标，经检测发现，"垃圾猪"脂肪中砷的含量比对照猪高出 13 倍，铅含量高出 8 倍；猪肝中铜含量较对照猪高出 1 倍。又如日本的水俣病，农药厂排放到海水中的无机汞，被水生生物甲基化转化为甲基汞，再通过浮游生物、小鱼、大鱼这条食物链，使大鱼体内富集了高浓度的甲基汞，人食用后，就会得水俣病（是一种损害神经系统的疾病）。

食品中的天然有害物质是指某些食物本身含有对人体健康产生不良影响的物质，或降低食物的营养价值，或导致人体代谢紊乱，或引起食物中毒，有的还产生"三致反应"（致畸、致突变、致癌）。天然有害物质主要存在于动植物性食物中，但多集中于海产鱼贝类食物，如马铃薯变绿能够产生龙葵碱，有较强毒性，通过抑制胆碱酯酶活性引起中毒反应，还对胃肠黏膜有较强的刺激作用，并能引起脑水肿、充血。

食物致敏原是指能引起免疫反应的食物抗原分子，大部分食物致敏原是蛋白质。不同人群对食物致敏有很大差异，成人一般为花生、坚果、鱼和贝类等食物；幼儿一般为牛奶、鸡蛋、花生和小麦等食物。加热可使大多数食物的致敏性降低，但有一些食物烹调加热后致敏性反而增加，如常规巴氏消毒不仅不能使一些牛奶蛋白质降解，还会使其致敏性增加。

现代农业生产中往往需要投入大量的杀虫剂、杀菌剂（拟除虫菊酯等）、除草剂，由于用药不当或不遵守停药期，在稻谷和果蔬等植物食品中就容易发生农药残留超标问题。在大规模养殖生产中，为了预防疫病、促进生长和提高饲料效率，常常在饲料或饮水中人为加入一些药物（驱寄生虫剂等），但如果用药不当或不遵守停药期，就会发生动物体内有超过标准的药物残留而污染动物源性食品等问题。

有毒重金属进入食品包括如下途径：

工业"三废"的排放造成环境污染，是食品中有害重金属的主要来源。这些有害金属在环境中不易净化，可以通过食物链富集，引起食物中毒。

有些地区自然地质条件特殊，地层有毒金属含量高，使动植物有毒金属含量显著高于一般地区。

食品加工中使用的金属机械、管道、容器以及因工艺需要加入的食品添加剂品质不纯，含有有毒金属杂质而污染食品。

③内源性放射性污染

环境中的放射性物质可通过多种途径进入水生生物和畜禽体内，使食品受到放射性污染。如半衰期较长的 Sr 和 Cs，以及半衰期较短的 Ba 不仅可以在动物组织器官中蓄积，而且能随乳汁排出，其中 Sr 和 Cs 还可进入蛋中，对动物的污染作用效果明显。一旦这些放射性物质进入食品类生物体内，将严重危害人类的健康。

（2）外源性污染途径

外源性污染，又称二次污染，是指食品在加工生产及后续的贮运销售过程中发生的污染。

①食品加工生产中的外源性污染途径

在食品生产过程中腌制技术、熏烤技术、干燥技术、发酵技术、蒸馏技术、分离技术、灭菌技术、操作人员及操作方式都有可能引入外源性污染。

若采用腌制技术加工食品，如果加入食盐量小于 15%，蔬菜中硝酸盐可被微生物还原成亚硝酸盐，过量的亚硝酸盐会造成中毒。此外，亚硝酸盐在人体内遇到胺类物质时，可生成致癌物质亚硝胺。

若采用熏烤技术加工食品，在加工过程中易产生大量多环芳烃类化合物附着在食品表面，随着保藏时间延长慢慢渗入到食品内部。另外，加工过程中使用已被多环芳烃污染的容器、管道、设备、机械运输原料等均会对食品造成多环芳烃的污染。

若采用干制技术加工食品，晒干和风干等传统干燥方法主要利用自然条件进行干燥，干燥时间长，容易受到外界条件的影响污染食品。采用机械设备等现代干燥方法受外界条件影响小，但油脂含量较高的食品易在干燥过程中氧化变质。

若采用发酵技术加工食品，当发酵工艺控制不当时，可能会引入污染菌，或造成代谢异常，产生某些毒素。此外，发酵罐的涂料受损导致的罐体金属离子溶出，可能造成产品中某种金属离子的超标，如酱油出现铁离子超标等。

若采用蒸馏技术加工食品，蒸馏出的产品可能存在副产品污染问题，例如用蒸馏技术提纯酒精时，存在馏出物如甲醇、杂醇油、铅的混入问题。

若采用分离技术加工食品，当采用絮凝工艺时，常用絮凝剂为铝、铁盐和有机高分子类物质，若过量使用，会残留在产品中；当采用萃取工艺时，提取脂溶性成分和精炼油脂大多使用苯、氯仿、四氯化碳等毒性较强的有机溶剂，若后续脱除不完全，会残留在产品中。

若采用灭菌技术加工食品，采用 100℃ 以下温度杀菌的巴氏杀菌法无法杀死一些耐热菌，高压蒸汽灭菌还可能使芽孢杆菌形成芽孢，却无法杀灭全部芽孢，这些无法杀灭的微生物易造成后续的食品污染。

另外，操作人员可通过工作衣帽、手、上呼吸道、皮肤等途径造成食品中病原体的污染；也可通过对生熟食品的不当操作（生熟食品混放或混装，加工食品用的刀案、揩布、盛器、容器生熟不分等）造成生熟食品的交叉污染。

因此，操作人员应该定期进行健康检查，严格按卫生操作规程进行生产加工。

②食品贮运销售中的外源性污染途径

食品贮运销售中的外源性污染途径主要集中在食品包装上。包装材料直接和食品接触，很多材料成分可溶解进入食品中，称为"迁移"，包装材料中易发生迁移的有玻璃、陶瓷、金属、硬纸板、塑料等。例如，用陶瓷器皿盛放酸性食品时，陶瓷器皿表面釉料中的铅等重金属离子可溶解进入食品。因此，选用食品包装时应考虑食品包装中不存在与食品成分发生反应的物质，不存在能迁移进食品的物质。

2.2.4　诊断与治疗

目前，食源性疾病的监测主要以哨点医院为主动监测信息源，了解病例基本信息、临床症状与体征并初步诊断，及时追溯饮食暴露史，完成流行病学的调查及标本采集，通过实验室检测了解致病菌，及时控制病例的蔓延。

食源性疾病需先按诊断标准来分析发病原因，然后对症采取相应的治疗措施。

（1）食源性疾病的诊断

食源性疾病的诊断一般先根据食源性疾病的流行病学特点，分析发病人群和发病可能原因，再根据临床表现和实验室病原学检验结果来确定发病原因。

①食源性疾病的流行病学特点的分析

流行病学是研究人群中疾病频率分布和影响因素的一种科学方法。在实际应用中，流行病学专业人员经常利用统计学和概率分析的方法分析发病人群和造成发病的原因。他们在食源性疾病事件中取得病例的一系列调查资料（主要包括人物、时间、地点数据、发病与进食的关系等，具体见 2.2.5），通过对流行病学资料的分析，获得发病潜伏期、疾病的持续期、突出的临床症状和涉及的人群信息，确定疾病的性质与特点，形成病因假设，并最终验证和确定疾病原因。

根据调查资料可分析食源性疾病是单个病例还是暴发事件。食源性疾病单个病例（Single disease）是指呈散发分布状态，并与已确认的暴发事件无关的病例。单个病例的特点为大多发生于家庭聚会或野餐等暴露场所，临床症状与已确认的暴发事件不同。食源性疾病暴发事件（Outbreaks of food borne disease）是指某一人群共同进食或共同食用某种食物后，在较短时间内相继发生较多相似症状的事件。暴发事件的特点是有共同食用中毒食品史、患者临床表现基本相似。

其中单个病例与进食某种特定的食品或与某个特定的进食场所之间的关系常常很难确定，除非病人具有较明显的临床特征或在食品中也检出与病人相同的致病物质。在暴发事件发生原因的调查过程中，如果实验室分析结果一时不能得出结论，应把重点放在潜伏期的调查分析上，根据潜伏期并结合临床发病症状的分析常常有助于确定引起暴发事件的某种致病因子。

②食源性疾病的临床表现

各类食源性疾病的临床表现如表 2-1 所示。如果病人出现突发性恶心、呕吐、腹泻；血样腹泻；腹泻导致脱水；持续腹泻（每天不成形粪便 3 次或 3 次以上，持续数天）；发热；神经症状（如麻木、运动障碍、头面部神经麻痹）；急腹症中的 1 种或数种症状与体征时，应采集病人相关的临床样品，进行后续的实验室检验。

表 2-1　食源性疾病的临床鉴别诊断

	病因	潜伏期	临床表现
细菌性	蜡样芽孢杆菌呕吐毒素	1~6 h	呕吐，部分病人伴有腹泻，少见发热
	蜡样芽孢杆菌腹泻毒素	6~24 h	腹泻，腹痛
	布鲁氏（杆）菌	数日到数月；通常长于 30 d	乏力，发热，头痛，出汗，寒战，关节痛，体重减轻，脾肿大
	空肠弯曲菌	2~10 d	腹泻（通常血便），腹痛，发热
	肉毒梭菌	2 h~8 d；通常 12~48 h	病情严重，通常症状有复视、视力模糊，麻痹
	产气荚膜杆菌	6~24 h	腹泻，腹绞痛，少见呕吐和发热
	肠出血性大肠杆菌	1~10 d；通常 3~4 d	腹泻（常为出血性），腹绞痛（通常剧烈），低烧或无发热
	肠产毒性大肠杆菌	6~48 d	腹泻，腹绞痛，恶心，少见呕吐和发热
	致病性大肠杆菌	不确定	腹泻，发热，腹绞痛
	肠侵袭性大肠杆菌	不确定	腹泻（可能带血），发热，腹绞痛
	侵袭型单核细胞增生李斯特菌	2~6 周	脑膜炎，新生儿败血症，发热
	腹泻型单核细胞增生李斯特菌	未知	腹泻，腹绞痛，发热
	非伤寒沙门氏菌	6 h~10 d；通常 6~48 h	腹泻，通常伴有发热和腹绞痛
	伤寒沙门氏菌	3~60 d；通常 7~14 d	发热，食欲减退，头痛和肌肉痛，有时有腹泻或便秘
	痢疾杆菌	12 h~6 d；通常 2~4 d	腹泻（通常血便），常伴有发热和剧烈的腹痛
	金黄色葡萄球菌	30 min~8 h；通常 2~4 h	呕吐，腹泻
	A 群链球菌	1~4 d	发热，咽炎，猩红热，上呼吸道感染
	霍乱弧菌	1~5 d	水样腹泻
	副溶血性弧菌	4~30 h	腹泻
	小肠结肠炎耶尔森氏菌	1~10 d，通常 4~6 d	腹泻，腹痛（通常剧烈）
化学性	雪卡毒素	1~48 h；通常 2~8 h	通常是胃肠道症状，随后有神经系统症状（包括嘴唇、舌头、咽喉或四肢的麻痹）和冷热感觉颠倒
	鲭鱼毒素（组胺）	1 min~3 h；通常在 1 h 之内	面色发红头晕，口腔和咽部有灼烧感，头痛，胃肠道症状，荨麻疹和瘙痒
	麻痹性或神经性贝类毒素	30 min~3 h	嘴唇、口腔面部和四肢感觉麻木，肠道症状虚弱，呼吸困难
	河豚毒素	10 min~3 h；通常 10~45 min	嘴唇、口腔面部和四肢感觉麻木，身体感觉丧失或有漂浮感
	重金属（锑、镉、铜、铁、锡、锌）	5 min~8 h；通常在 1 h 之内	呕吐，通常口中有金属味

续表

	病因	潜伏期	临床表现
化学性	谷氨酸钠	3 min~2 h；通常在 1 h 之内	颈部、胸部、腹部或四肢有灼烧感，面部或胸部有压迫感
	蕈类速发反应毒素	2 h	通常是呕吐和腹泻，其他症状由于因素不同而异
	毒蕈醇、蕈毒碱、蘑菇幻觉原、墨汁鬼伞、鹅膏蕈氨酸	2 h	精神错乱，视物模糊，流干水，发汗、幻觉、戒酒样反应
	迟发反应毒素（如捕蝇蕈属）	6~24 h	长时间的腹泻和剧烈腹痛，可导致肝肾损伤
寄生性	隐孢子虫属	2~28 d；平均 7 d	腹泻，恶心，呕吐，发热
	圆孢子球虫	1~14 d；平均 7 d	腹泻，恶心，食欲减退，体重减轻，腹痛，腹胀，疲劳，低热，病情可复发或迁延不愈
	贾地鞭毛虫	3~25 d；平均 7 d	腹泻，腹胀，腹痛，恶心，乏力
	旋毛虫	1~2 d 为肠内阶段；2~4 周进入全身	发热，肌痛，眶周水肿，嗜红细胞数量增多
病毒性	甲型肝炎病毒	15~50 d；平均 28 d	黄疸，深色尿，乏力，食欲减退，恶心
	诺沃克病毒	12~48 h，平均 33 h	腹泻，呕吐恶心，腹绞痛，低热
	星状病毒	12~48 h	腹泻，呕吐，恶心，腹绞痛，低热

③食源性疾病的病原学诊断

根据流行病学调查和临床症状推测可能原因后，需要在实验室进行病原学检验，来确定食源性疾病、致病食物、致病因子、污染来源和传播途径等。实验室检验结果应尽可能确定可疑食品和患者的生物样品（病人的呕吐物、粪便等样品）中均含有的能引起与该病特有临床表现相一致的物质，该物质称为食源性疾病的致病因子。当未获取致病因子时，可判定为原因不明性食源性疾病，必要时可由 3 名副主任医师以上的食品卫生专家进行判定。具体采集样本如下：

对于出现免疫反应，或具有发热、血样腹泻、腹痛中的一种或几种发病症状的病人，需要进行粪便培养。例如病人粪便中白细胞增高，表示病人致病因子可能为志贺氏菌、沙门氏菌、空肠弯曲菌和侵袭性大肠埃希菌等侵袭性病原菌，应当采集粪便样品，送实验室进行粪便培养。

对于出现免疫反应，且患慢性或持续性腹泻或经采用抗菌治疗但腹泻未见好转的病人，应当采集粪便样品进行寄生虫检查，对发病潜伏期较长的胃肠道疾病也要考虑进行粪便寄生虫检查。

对于疑似细菌性感染或全身感染的病人，应进行血液培养。

对于有呕吐症状的病人，需采集病人的呕吐物，和可疑食品一起送医疗机构或公共卫生机构的微生物实验室和化学实验室进行检验。

采集样品中的细菌、病毒和寄生虫一般用抗原直接测定方法和分子生物学检验技术进行确定。

（2）食源性疾病的治疗原则

根据临床诊断和实验室病原学检验结果，采用如下原则进行治疗，具体治疗方法及操作在后续的食源性疾病的治疗措施中进行介绍。

①对于有胃肠道症状（恶心、呕吐、腹泻；血样腹泻；腹泻导致脱水；持续腹泻）的食源性疾病病人，应进行对症治疗、支持治疗和抗感染治疗。如果病情轻微，一般可以自愈，不需要特殊治疗处理；如果有呕吐或腹泻症状，需要补液和采取相应的对症治疗措施，及时纠正水与电解质紊乱及酸中毒；如果病情轻度和中度，宜口服补液；如果出现严重脱水，宜静脉输液；如果出现高热，宜物理降温或用退热药。

对于婴幼儿患者，不提倡使用抗生素，由于许多抗生素对婴幼儿可能有严重的毒副作用，但对重症者还是应及时选用抗菌药物。抗生素应当根据以下情况酌情使用：病人的临床症状与体征；临床样品中检出的病原体；抗生素的药敏试验；采用抗生素治疗的适应性。

②对于有神经症状（如麻木、运动障碍、头面部神经麻痹）的食源性疾病病人，应进行抗毒素治疗、对症治疗和化学疗法，用催吐、洗胃等方式以促使毒物排出；在起病后 24 h 内或瘫痪发生前及时注射抗毒素。近年有人用盐酸胍以改善神经肌肉传递功能，增加肌肉张力，缓解中毒症状，也有较好效果。

（3）食源性疾病的治疗措施

①一般治疗措施

如果病人疑似摄入某种化学物质及微生物引起的食源性疾病，应尽快采取措施清除已摄取的食物，减少致病因子的吸收和清除已吸收进入体内的化学物质。必要时还需要增加对症与支持治疗。

清除已经摄取的食物一般使用紧急催吐、洗胃和导泻三种方式，以最大限度地将随食物摄入体内的化学物质及微生物排出消化道。催吐：对意识清醒的病人可采用催吐的方法清除已摄入的食物。给病人灌服 100~300 mL 洗胃液（1∶2000 高锰酸钾溶液、0.5%硫酸铜溶液或 3%盐水等），然后可用机械方法刺激咽喉部促其呕吐，如此反复进行，直至呕吐液较为澄清为止。洗胃：采用胃管洗胃，将胃管经口腔插入，一头连接注射器或胃肠减压器。每次注射 200~300 mL 洗胃液（1∶5000 高锰酸钾溶液或 0.2%~0.5%鞣酸溶液，也可用温盐水），抽吸后再注入新的洗胃液，如此反复多次进行，直至吸出的液体较为澄清为止。应注意的是，有痉挛或抽搐的病人禁用洗胃。导泻：给病人口服或经胃管注入导泻剂，使已进入肠腔的食物迅速排出。常用导泻剂为 50 mL 50%硫酸镁（致病因子有抑制中枢神经作用时禁用）。另外，体质极度衰弱、已有严重脱水者及孕妇禁用导泻。

清除已吸收进入体内的化学物质可采取加速化学物质排泄的方法或血液净化治疗，使化学物质排出体外，尤其是危重病人，可采用加速化学物质排泄结合血液净化技术以清除体内的化学物质。加速化学物质排泄可采用利尿的方法，使致病化学物质以其原形或代谢物的形式经肾脏排出体外；血液净化包括血液透析、腹膜透析、血液灌流、换血等方法。

对症与支持治疗。对于出现神经症状的病人，可以通过缓慢注射戊巴比妥钠等镇静剂，以抑制中毒性中枢兴奋现象，控制惊厥；对于出现呼吸抑制症状的病人，可给予吸氧和使用呼吸兴奋剂，以维持病人的心血管与呼吸功能；对于轻中度脱水病人，可采用口服补充液体和电解质的方法；对于严重脱水的病人，可静脉输液补充液体和电解质，避免发生酸中毒。同时，应注意采取改善病人体能、抗感染和提高机体免疫力等对症治疗与支持治疗措施。

②特殊治疗措施

食源性感染。对于出现全身感染症状的细菌性感染，可根据药敏试验的结果选用效果较为明显的抗生素进行治疗；对于病毒性感染，目前尚无特殊治疗措施，只能采取对症治疗与支持治疗，不使用抗生素；对于寄生虫感染，可根据人体感染寄生虫虫种，选用特定的抗寄生虫药物进行治疗。

食源性中毒。目前临床上治疗效果较为确切的主要有以下几种：肉毒杆菌毒素中毒可采用三价肉毒抗毒素（A、B 和 E 混合型肉毒抗毒素）或单价抗毒素治疗，抗毒素要早用、足量，使用前应做马血清过敏试验。组胺中毒可口服盐酸苯海拉明、盐酸异丙嗪或氯苯吡胺等抗组胺药物进行治疗，以降低人体对组胺的毒性反应和消除中毒症状；不宜服用抗组胺药物者，可静注 10% 葡萄糖酸钙 10 mL，1~2 次/d。有机磷农药中毒可采用阿托品、山莨菪碱等抗胆碱药物，中、重度中毒患者还需配合使用解磷定、氯磷定等胆碱酯酶复能剂。亚硝酸盐中毒可使用亚甲蓝（美兰）解毒。氟乙酰胺中毒可使用乙酰胺（解氟灵）解毒。砷化合物中毒可使用二巯基丙磺酸钠解毒。

2.2.5　调查处理

调查处理

2.2.6　食源性疾病的监测

食源性疾病的监测

本章小结

本章首先讲述了生物性、化学性和物理性三大食品危害，生物性危害包括微生物、寄生虫、病媒生物、食物过敏原和抗营养因子等，化学性危害分为食品中的天然毒素、无意或偶然加入的化学品、有意加入的化学品、食品加工中产生的化学危害及来自食品接触材料及制品的化学危害，物理性危害主要指食品中除食品原料外的其他物质和放射性污染物。其次介绍了食源性疾病的定义，即通过摄食方式进入人体内的各种致病因子引起的、通常具有感染或中毒性质的一类疾病。根据致病因子来分，常见的食源性疾病包括细菌性食源性疾病、食源性寄生虫感染、食源性病毒感染、食源性化学性中毒、食源性真菌毒素中毒、动物性毒素中毒、植物性毒素中毒；根据发病机制来分，常见的食源性疾病包括食源性中毒和食源性感染。然后阐述了食品污染的种类、来源、途径等。最后介绍了食源性疾病及其诊断与病原学治疗、调查处理、监测等相关内容。

思政园地

思政园地

思考题：

1. 简述食品中的生物性危害对人类的影响。
2. 什么是食源性疾病？其包含哪些类别？
3. 概述食品中存在的天然毒素种类和性质。
4. 食品中的化学性危害有哪些？其污染途径有哪些？
5. 食源性疾病的治疗措施有哪些？

思考题答案

第3章　食品的生物性危害

如 2.1.1 所述，食品的生物性危害包括微生物、寄生虫、病媒生物、食物过敏原和抗营养因子的危害。在生物性危害产生的诸多安全问题中，食品腐败和致病是最主要的两种问题。按产生的安全问题来分，食品的生物性危害可分为食品腐败菌、食源性病原体和病媒生物，其中食品腐败菌为非致病菌、相对致病菌和真菌；食源性病原体为致病菌、寄生虫及病毒危害。

3.1　食品腐败菌

食品中的微生物在不同的非致病菌及温度等各种因素作用下，会发生两种变化：发酵和腐败变质。发酵是利用微生物或微生物的成分（如酶）等生产各种食品的过程，例如牛奶在乳酸菌作用下变为酸奶。腐败变质是食品在微生物或微生物成分（如酶）的作用下，由于蛋白质类物质的腐败和碳水化合物、脂类物质的酸败等产生了危害人类身体健康的物质，使食品的颜色、气味、荧光、磷光等发生不良变化，使食品降低或失去食用价值的过程，如肉、鱼、禽蛋的腐臭，粮食的霉变，蔬菜水果的腐烂，油脂的酸败等。

食品发酵与食品腐败，相同点为两者均是微生物对物质代谢的结果；区别为发酵产生对人类有益的代谢物，腐败变质则产生对人类无益或有害的代谢物。例如水果在特定环境下，经微生物竞争拮抗（或接种优势发酵菌种），最终可形成果酒、果醋等风味食品；而水果（尤其是有机械损伤的水果）在自然环境中存放会被杂菌污染，发生腐败变质而不能食用。有时同一种食品，同样的菌种，在温度等不同环境条件下造成的结果不同，这与菌种的生长代谢及生长代谢过程中产生的代谢物相关。

导致食品发生腐败的菌称为食品腐败菌。食品腐败菌是评价食品卫生质量的重要指标，也是研究食品腐败变质原因、过程和控制方法的主要对象。

3.1.1　腐败菌的来源

腐败菌的来源有两种，一种是食品自然接触到的菌，另一种是人为接种的菌。微生物无处不在，在食品所处的环境中也随处都有微生物，食品在生产、加工、贮藏、运输、销售及消费过程中，随时都有被微生物污染的可能，这是食品自然接触到的菌。还有一种情况，本来是要靠人为接种的菌发酵来产生有益健康的发酵食品，但由于温度、pH 等条件控制出现问题，而导致食品腐败变质。

3.1.2 腐败菌的污染途径

（1）食品原料的污染

一般天然食品内部没有或只有很少的细菌，但如果食品原料在采集、运输时有破损，破损处会被环境中的微生物污染。即使在后续的储藏、加工过程中采取严格的卫生措施，但由于在加工前早已污染，微生物一直在生长繁殖，如果不进行分拣、杀菌等处理，这些微生物不会消失。因此，加工前的原料食品中所含微生物，无论在种类上还是数量上，总是比加工后要多得多。为防止食品腐败变质，在原料处理时，应进行分拣等程序，以保障原料无污染。

（2）直接接触食品的生产经营人员

如果食品的加工、储藏、运输、销售人员不严格执行操作规程卫生要求，将造成食品污染。

（3）食品在加工过程中的污染

食品加工过程中受细菌污染的机会很多。主要有两种：

环境污染：食品加工的环境不清洁，会使空气中的细菌随灰尘沉降到食品、食品加工原料、半成品加工机械设备中，造成食品的污染。

加工中的交叉感染：在食品加工过程中，分选、清洗、消毒和灭菌工艺均可使食品中微生物的数量明显减少，甚至可使微生物完全被清除，但是如果出现加工用水不符合水质卫生标准、用具及设备清洁不到位、灭菌不彻底等问题，均会导致食品污染。

（4）食品在储藏过程中的污染

食品储藏的环境与条件是食品储藏过程中造成微生物污染的主要因素，不良的储藏环境会使微生物通过空气及病媒生物污染食品；不利的储藏条件会使残留在食品中的微生物快速生长繁殖，使微生物的数量快速上升。

（5）食品在运输与销售过程中的污染

食品在运输过程中，若食品运输的交通工具和容器具不符合卫生条件，会使食品在运输过程中再次受到污染；食品在销售过程中，散装食品的销售用量具、包装材料都可能成为污染源。

（6）食品在消费过程中的污染

食品在消费过程中的污染更易被忽视，食品在购买后到食用这一段时间内的存放不合理，如过分相信冰箱而使食品在冰箱中的存放时间过长，或烹调用具的不卫生，或生熟未分等，均可造成食品的污染。

3.1.3 常见腐败菌的种类

食品优势腐败菌一般有假单胞菌属、黄杆菌属、嗜盐杆菌和嗜盐球菌属、肠杆菌科、微球菌和葡萄球菌属、乳杆菌属、芽孢杆菌和梭状芽孢杆菌属等细菌，及霉菌、酵母菌等真菌。

（1）食品中常见的优势腐败细菌

①假单胞菌属（*Pseudomonas*）

假单胞菌属是食品腐败性细菌的代表，它们广泛分布于食品中，大多数不需要有机生长因子，可在4℃生长，多具有分解蛋白质和脂肪的能力，其中有些分解能力很强，增殖速度快，可引起大多数食品，特别是蔬菜、肉、家禽和海产品的腐败变质，同时也是新鲜冷藏食品中导致腐败的重要细菌。

假单胞菌属的特点为：革兰氏阴性，专性好氧，直或微弯的杆菌，大多可产生水溶性蓝绿色素，可扩散至周围环境；最适生长温度28℃或37℃；不产芽孢及荚膜，以单极毛或数根极毛运动，罕见不运动者；营养类型为化能异养型或兼性化能自养型；氧化酶阳性或阴性，接触酶阳性；进行严格的呼吸型代谢，以氧为最终电子受体；在某些情况下，以硝酸盐为替代的电子受体进行厌氧呼吸。

②黄杆菌属（*Flavobacterium*）

黄杆菌属广泛分布在土壤和水中，可在低温和5%食盐中生长，与生肉、乳类、鱼、冷冻肉品及冷冻蔬菜的腐败有关。

黄杆菌属的特点为：革兰氏阴性，专性好氧，直型或弯曲的杆菌，端圆，大多能利用植物中的糖类生产黄、红、橙色色素；不运动，无滑动或泳动；接触酶、氧化酶、磷酸酶均阳性；在只含葡萄糖胺的培养基上不生长；以发酵方式利用葡萄糖，利用糖产酸不产气，大多数能利用七叶苷，能液化明胶。

③嗜盐杆菌属（*Halobacterium*）和嗜盐球菌属（*Halococcus*）

嗜盐杆菌属和嗜盐球菌属在高浓度食盐（至少为12%）中生长，多见于咸鱼等高盐度食品，可产生橙红色素。

嗜盐杆菌属和嗜盐球菌属特点为：革兰氏阴性，专性好氧，嗜盐，需要在浓度为12%～20%的氯化钠中生长；产生橙红色素，如咸鱼上的红斑；盐杆菌属为杆菌，有或无动力；盐球菌属为球菌，无动力；低盐可使细菌由杆状变为球状。

④肠杆菌科（Enterobacteriacea）

肠杆菌科中除志贺氏菌属及沙门氏菌属外，均是常见的食品腐败菌，多与水产品、肉及蛋的腐败有关。其中，变形杆菌分解蛋白质能力非常强，是需氧腐败菌的代表；大肠杆菌是食品中常见的腐败菌，也是食品和饮用水的粪便污染指示菌之一。

肠杆菌科腐败菌的特点为：革兰氏阴性，无芽孢杆菌，大小为（0.4~0.7）μm×（1.0~4.0）μm；好氧或兼性厌氧，大部分周生鞭毛、能运动，少数无鞭毛、不运动；最适生长温度为37℃（除欧文氏菌属和耶尔森氏菌属外）；氧化酶阳性，能发酵糖类，大部分能发酵糖产酸产气，对热抵抗力弱，可被巴氏消毒杀死。

肠杆菌科的细菌大多存在于人和动物的肠道内，是肠道菌群的一部分，其中一些菌种是人和动物的致病菌，一些是植物的病原菌，还有一些是引起食品腐败变质的腐败菌。该科与食品有关的主要类型如下。

a. 埃希氏菌属（*Escherichia*）

细胞呈直杆状，单个或成对存在；许多菌株产荚膜或微荚膜，周生鞭毛运动或不运动；有些菌株表面生有大量菌毛；化能有机营养，兼性厌氧。埃希氏菌属中的代表菌种是大肠埃希氏菌（*E. coli*），简称大肠杆菌。大肠杆菌多具有鞭毛，能发酵乳糖产酸产气，产生弓噪；通常单生；菌落光滑、低凸、潮湿和灰白，表面有光泽，边缘整齐，或粗糙、干燥，也可形成黏液状菌落。大肠杆菌是人和动物肠道正常菌群之一，绝大多数大肠杆菌在肠道内无致病性，极少部分可产生肠毒素等致病因子，引起食物中毒。此外，该菌大多具有组氨酸脱羧酶活性，污染食品后，可在食品中产生组胺，引起过敏性食物中毒。大肠杆菌是食品中常见的腐败菌，也是食品和饮用水的粪便污染指示菌之一。

b. 志贺氏菌属（*Shigella*）

该属菌为直杆菌，革兰氏阴性、兼性厌氧、不运动，无芽孢，菌落中等大小、半透明、光滑；不能以柠檬酸或丙二酸作为唯一碳源，大多数菌株不分解乳糖。该菌污染食品经口进入人体后，可侵入大肠的上皮细胞，引起以下痢、发热、腹痛为主的细菌性红痢。

c. 沙门氏菌属（*Salmonella*）

该属为革兰氏阴性无芽孢直杆菌，大小为（0.5~0.8）μm×（3~4）μm；菌体周生鞭毛，能运动；兼性厌氧，最适生长温度为 35~37℃，该属菌能发酵葡萄糖产酸产气，不分解乳糖，产生 H_2S。

沙门氏菌广泛分布于自然界，已从人和家畜等哺乳动物、禽类、蛇、龟、蛙等两栖动物中分离出该菌，从自然环境中的蚯蚓、鱼等中也分离出该菌。该菌常污染鱼、肉、禽、蛋、乳等食品，在食品中增殖，人食入后可在消化道内增殖，引起急性胃肠炎和败血症等。该菌是重要的食物中毒性细菌之一。

d. 肠杆菌属（*Enterobacter*）

该属菌为直杆状，周生鞭毛，能运动，兼性厌氧；可发酵葡萄糖产酸产气；在人肠道内比大肠杆菌少，广泛分布于土壤、水和食品中，是条件致病菌，可从尿液、痰、呼吸道等分离到。该属菌污染食品后可引起食品的腐败变质。此外，部分低温性菌株可引起冷藏食品的腐败。

e. 柠檬酸细菌属（*Citrobacter*）

该属菌能运动，可以柠檬酸盐作为碳源；广泛分布于自然界，可引起食品腐败变质。该属中有部分低温性菌株可在4℃增殖，引起冷藏食品的腐败变质。

f. 欧文氏菌属（*Erwinia*）

该属菌为直杆状，单个、成对、有时呈短链存在；周生鞭毛，能运动，兼性厌氧；既有寄居在人和动物肠道内的细菌，也有植物的病原菌和腐生菌。例如，解淀粉欧文氏菌（*E. amylovora*）可使植物发生癌瘤和枯萎；胡萝卜软腐欧文氏菌（*Ecarotovora*）具有果胶酶，可引起植物软腐病。

g. 克雷伯氏菌属（*Klebsiella*）

该属菌为直杆状，单个、成对或短链排列，革兰氏阴性、有荚膜、不运动；广泛分布于水、土壤、人和动物的消化道及呼吸道、粮食和冷藏食品上；可引起食品变质，感染人引起上呼吸道感染、肺炎、败血症等。

h. 沙雷氏菌属（*Serratia*）

该属菌呈直杆状，两端钝圆，周生鞭毛；菌落大多不透明，略有光泽，白色、粉色或红色，许多菌株可产生红色色素；兼性厌氧。该属菌广泛分布于水、土壤和植物表面，是腐败作用较强的腐败细菌，也是人类的条件致病菌。它对食品中的蛋白质具有较强的分解能力，并产生大量挥发性氨态氮等腐败性产物，使食品产生很强的腐败性气味。

i. 变形菌属（*Proteus*）

该属菌呈直杆状，并随培养条件不同，可形成丝状、球杆状；周生鞭毛，能急速运动，在湿润的培养基表面上，大多数菌株有周期性的群游而产生同心圆带，或扩展成均匀的菌膜。该属菌为兼性厌氧，广泛分布于动物肠道、土壤和水中，具有很强的蛋白质分解能力，是重要的食品腐败菌之一。

j. 哈夫尼菌属（*Hafnia*）

该属菌广泛分布于污水、土壤、人和动物粪便中，是蜜蜂等昆虫的病原菌。该属中的嗜冷性菌株可在 4℃ 左右增殖，使食品特别是包装食品在低温贮藏时腐败变质。

k. 耶尔森氏菌属（*Yersinia*）

该属中与食品关系最密切的是小肠结肠炎耶尔森氏菌（*Y. enterocolitica*）。该菌为短杆菌，无荚膜和芽孢，大多周生鞭毛，兼性厌氧。该菌在 25~30℃ 培养时具有运动性，在 37℃ 培养时则失去运动性。该菌广泛分布于自然界，污染食品后可引起以肠胃炎为主的食物中毒。

⑤ 微球菌属（*Micrococcus*）和葡萄球菌属（*Staphylococcus*）

微球菌属和葡萄球菌属是微球菌科的两个代表属，因营养要求较低而成为食品中极为常见的腐败菌，耐受 5%~15% 的盐浓度。

a. 微球菌属（*Micrococcus*）

该属菌为好氧、不运动、氧化酶和过氧化氢酶阳性的球菌；单生、双生或四联球状排列，有的四联球可以连接成立方堆团或不规则的簇群；菌落通常为圆形、凸起，可产生黄、橙或红色色素，光滑，某些菌株可以形成粗糙菌落；细胞壁中不含磷壁酸，DNA 的 G+C 含量为 65%~75%；对干燥和高渗有较强的抵抗力，最适生长温度为 25~37℃。该属菌广泛存在于人和动物的皮肤上，也广泛分布于土壤、水、植物和食品上，是重要的食品腐败菌。在新鲜食品、加工食品和腐败的食品中，该菌的检出率都很高，可引起肉类、鱼类、水产制品、大豆制品等食品的腐败。

b. 葡萄球菌属（*Staphylococcus*）

该属菌为兼性厌氧、过氧化氢酶阳性的球菌，以多个平面分裂，单个、成对以及不规则的葡萄串状排列；不运动；菌落圆形、低凸起、光滑、闪光奶油状，不透明，可产生金黄色、柠檬色、白色等非水溶性色素；细胞壁中含有磷壁酸，DNA 的 G+C 含量为 30%~39%。该属具有很强的耐高渗能力，可在 7.5%~15% NaCl 环境中生长。本属中与食品关系最为密切的是金黄色葡萄球菌（*S. aureus*），该菌除具有上述特征外，还能发酵葡萄糖、分解甘露醇，卵磷脂酶阳性，可产生肠毒素等多种毒素及血浆凝固酶等。该菌存在于人体和动物体的化脓处及健康人的鼻腔、手指、皮肤和毛发上，并广泛分布于动物体表、垃圾及人类的生活环境中，污染食品后可在其中繁殖，产生毒素，引起食物中毒。该菌感染人或动物后，可引起各种化脓性疾病、肺炎、败血症、心内膜炎等。

⑥ 乳杆菌属（*Lactobacillus*）

乳杆菌经常与乳酸菌同时出现，可发酵乳糖产生乳酸，主要存在于乳制品、肉制品、鱼制品、谷物及果蔬制品等食品中，该属中的许多菌可用于生产乳酸或发酵食品，污染食品后可引起食品腐败变质。它们也是人和动物的正常菌群，罕见致病。

乳杆菌特点为：革兰氏阳性，兼性厌氧，有时微好氧，有氧时生长状态差，降低氧压时生长较好，有的菌在刚分离时为厌氧菌，通常 5% CO_2 促进生长；化能异养菌，需要营养丰富的培养基；发酵分解糖代谢终产物中 50% 以上是乳酸；不还原硝酸盐；不液化明胶；接触酶大部分阴性。

⑦芽孢杆菌属（Bacillus）和梭状芽孢杆菌属（Clostridium）

芽孢杆菌属和梭状芽孢杆菌属在自然界广泛分布，嗜中温兼有嗜热菌，是肉类食品中常见的腐败菌。

芽孢杆菌属特点为：革兰氏阳性，好氧或兼性厌氧，杆状，常以成对或链状排列，具圆端或方端；营养细胞以周生鞭毛运动，芽孢呈椭圆、卵圆、柱状、圆形，能抵抗许多不良环境，每个细胞产1个芽孢，生孢不被氧抑制；化能异养菌，具发酵或呼吸代谢类型；通常接触酶阳性；少数种对脊椎动物和非脊椎动物致病。

梭状芽孢杆菌属特点为：革兰氏阳性，专性厌氧，生孢被氧抑制，杆状，常排列成对或短链，具圆或渐尖的末端；通常多形态，营养细胞以周生鞭毛运动，芽孢椭圆或球形，芽孢囊膨大；大多为化能异养菌，少数为化能自养菌；可水解糖、蛋白质，或两者都无或两者皆可；通常利用糖或蛋白胨产生混合的有机酸和醇类；不还原硫酸盐；通常接触酶阴性；代谢及生理类型极富多样性，最适温度 10~65℃；多个种可产生外毒素，伤口感染或吸收毒素，对动物及人有毒性。

⑧乙酸杆菌科（Acetobacteraceae）

a. 乙酸杆菌属（Acetobacter）

该属菌的细胞为椭圆形至杆状，直或稍弯曲，单个、成对或成链存在；有些菌株常出现退化；以周生鞭毛或侧生鞭毛运动，或不运动，无芽孢；菌落灰白色，大多数菌株不产生色素，少数菌株产生褐色水溶性色素，或由于细胞内含卟啉而使菌落呈粉红色；专性好氧；幼龄为革兰氏阴性杆菌，老龄常变为阳性；适宜生长温度为 25~30℃。该属菌能将乙醇氧化成乙酸，并可将乙酸和乳酸进一步氧化成 CO_2 和 H_2O，其生长所需的最好碳源是乙醇、甘油和乳酸。乙酸杆菌属的细菌主要分布在花、果实、葡萄酒、啤酒、苹果汁、醋厂和果园土壤等环境中，并可引起菠萝的粉红病和苹果、梨的腐烂。该属菌在食品工业上用于食醋酿造。

b. 葡糖杆菌属（Gluconobacter）

该属细菌为椭圆状或杆状，单生、成对或排列成链状，有或无鞭毛；菌落灰白色，专性好氧，最适生长温度为 25~30℃，在 37℃ 不生长；最适 pH 5.5~6.0，大多数菌株能在 pH 3.6 生长；老龄菌常由革兰氏阴性变为阳性；能氧化乙醇成乙酸，但不能将乙酸或乳酸氧化成 CO_2 和 H_2O。该属菌广泛分布于花、果实、蜂蜜、苹果汁、葡萄酒、醋和软饮料等环境中，可导致含乙醇饮料变酸。

⑨弧菌科（Vibrionaceae）

弧菌科包括 4 个属，菌体为球杆、直的或弯曲状，革兰氏阴性，以极生鞭毛运动，兼性厌氧；大多数种的最佳生长需要以 2%~3% NaCl 或海水为基础；主要为水生，广泛分布于土壤、淡水、海水和鱼贝类中；有几个种是人类、鱼、鳗和蛙，以及其他脊椎或无脊椎动物的病原菌。该科中与食品密切相关的属如下。

a. 弧菌属（Vibrio）

该属为革兰氏阴性弯曲或直杆菌，单端生鞭毛，兼性厌氧，氧化酶阳性，发酵糖类产酸不产气，不产生水溶性色素；广泛分布于淡水、海水和鱼贝中；在海洋沿岸、浅海海水、海鱼体表和肠道、浮游生物等环境中均有较高的检出率。海产动物死亡后，在低温或中温保藏时，该菌可在其中增殖，引起腐败。该菌污染食品后，可引起食用者感染型食物中毒，发生腹痛、下痢、呕吐等典型的急性肠胃炎症状。该属中重要的菌种有副溶血性弧菌（*V. parahaemolyticus*）、霍乱弧菌（*V. cholerae*）等，它们都是人和动物的病原菌。

b. 气单孢菌属（*Aeromonas*）

该属菌为杆状至近球状，两端钝圆；以单个、成对或短链状存在，单端鞭毛，在固体培养基上的幼龄菌可形成周生鞭毛；兼性厌氧，氧化酶阳性，发酵糖类产气或不产气；一些菌株可产生褐色水溶性色素。该属菌主要分布在海水和淡水中，可引起鱼类、蛙类和禽类疾病，还可引起海产食品的腐败变质及食用者的肠胃炎。

⑩革兰氏阳性不规则无芽孢杆菌

这一类群包括的属很多，其中在食品中常见的属有以下几个。

a. 棒杆菌属（*Corynebacterium*）

为直的或弯曲的棒状杆菌，有时呈椭圆、卵圆形，细胞突然分裂而形成"八"字形和栅栏状排列，不运动，过氧化氢酶阳性，好氧或兼性厌氧；主要分布在土壤、水和动植物上；通常可以在奶酪、乳、鸡肉、鸡蛋、肉类及鱼类等食品中发现；可引起食品腐败，但腐败作用不强。该属中有人和动物病原菌、植物病原菌和腐生菌。

b. 节杆菌属（*Arthrobacter*）

该属菌呈明显多形性，为杆状或球状，运动或不运动，移植到新鲜培养基上时从球状细胞上可伸出 1~3 个芽管，由芽管再形成杆状细胞，杆状细胞随着时间的延长，可变成球状；革兰氏染色大部分为阳性，少数呈阴性；过氧化氢酶阳性，适宜生长温度为 25~30℃，严格好氧。该属细菌存在于土壤、肉与肉制品、乳制品、乳品加工废水及污泥等中。

c. 短杆菌属（*Brevibacterium*）

幼龄培养物的细胞呈不规则的杆状，大小为（0.6~1.2）μm×（1.5~6.0）μm；单个或成对排列，常呈"V"字形排列，可出现分枝，但不形成菌丝体，老培养物变成球状；革兰氏阳性，不运动，不产芽孢，可在含有 8% NaCl 的培养基中生长；具有蛋白分解能力，可在灭菌鱼肉中生长，引起腐败，但腐败能力不强；广泛分布于乳制品中，某些菌株可参与干酪成熟过程。

d. 微杆菌属（*Microbacterium*）

该属菌为革兰氏阳性不规则的小杆菌，大小为（0.4~0.9）μm×（1.0~3.0）μm，单个或成对，有的排列成直角到"V"字形，不常见分枝，不形成菌丝体，老培养物杆状缩短，可出现球状；革兰氏阳性，不形成芽孢，能运动或不运动；好氧，弱厌氧；DNA 的 G+C 含量为 69%~75%。该属菌可存在于猪肉、牛肉、禽肉、禽蛋及乳制品上，可使肉制品腐败产生异味。

e. 丙酸杆菌属（*Propionibacterium*）

该属菌为不规则的杆菌，有分枝，有时呈球状；不形成芽孢，不运动；兼性厌氧；能使葡萄糖发酵产生丙酸、乙酸和气体；最适生长温度为 30~37℃；主要存在于乳酪、乳制品和人的皮肤上，参与乳酪成熟，使乳酪产生特殊香味和气孔。

f. 双歧杆菌属（*Bifidobacterium*）

细胞呈各种形态的杆状，包括弯、棒状和分枝状；单生、成对、"V"字形排列，有时成链、细胞平行成栅栏状，或玫瑰花结状，偶尔呈膨大的球杆状；大小为（0.5～1.3）μm×（1.5～8.0）μm；革兰氏阳性，通常染色不规则；不运动，不产芽孢；厌氧，少数种可在含10% CO_2 的空气中生长；pH 低于 4.5 和高于 8.5 时不生长；具有活跃的糖类化合物发酵能力，发酵产物主要是乙酸和乳酸，不产生 CO_2；最适生长温度为 37～41℃；主要存在于人和各种动物的肠道内。

（2）食品中常见的优势腐败真菌

食品中常见的优势腐败真菌为霉菌和酵母菌，广泛分布于自然界并可作为食品中正常菌相的一部分。长期以来，人们利用某些霉菌和酵母加工一些食品，如用霉菌加工干酪和肉，使其味道鲜美；还可利用霉菌和酵母酿酒、制酱；食品、化学、医药等工业都少不了霉菌和酵母。但在某些情况下，霉菌和酵母也可造成食品腐败变质。

①霉菌

属丝状真菌，在自然界分布很广，同时由于其可形成各种微小的孢子，因而很容易污染食品。霉菌污染食品后不仅可造成腐败变质，有些霉菌还可产生毒素，造成人畜霉菌毒素中毒。霉菌毒素是霉菌产生的一种有毒的次生代谢产物，自 20 世纪 60 年代发现强致癌的黄曲霉毒素以来，霉菌与霉菌毒素对食品的污染日益引起重视。霉菌毒素通常具有耐高温、无抗原性、主要侵害实质器官的特性，而且霉菌毒素多数还具有致癌作用。

霉菌并非所有菌株都能产生毒素，确切地说产毒霉菌是指已经发现能产生毒素的菌株。已知的可污染粮食及食品的产毒霉菌主要有以下几属。

a. 曲霉属（*Aspergillus*）

曲霉在自然界分布极为广泛，对有机质分解能力很强。曲霉属中有些种如黑曲霉（*A. niger*）等被广泛用于食品工业。同时，曲霉也是重要的食品污染霉菌，可导致食品腐败变质，有些种还产生毒素。曲霉属中可产生毒素的种有黄曲霉（*A. flavus*）、赭曲霉（*A. ochraceus*）、杂色曲霉（*A. versicolor*）、烟曲霉、构巢曲霉（*A. nidulans*）和寄生曲霉（*A. parasiticus*）等。其中，黄曲霉产生的黄曲霉毒素是我国粮食和饲料中广泛存在的强毒性物质。现已分离出黄曲霉毒素 B_1、B_2、G_1、G_2、B_{2a}、G_{2a}、M_1、M_2、P_1 等十几种。其中以 B_1 的毒性和致癌性最强，它的毒性比氰化钾大 100 倍，仅次于肉毒毒素，是真菌毒素中最强的；致癌作用比已知的化学致癌物都强，比二甲基亚硝胺强 75 倍。黄曲霉毒素具有耐热的特点，裂解温度为 280℃，在水中溶解度很低，能溶于油脂和多种有机溶剂，因此一般的加工烹调方式不能把它消除。我国对食品中黄曲霉毒素的限量标准也非常严格（见表 3-1）。

表 3-1　我国食品中黄曲霉毒素 B_1 限量标准

品种	限量（μg/kg）
玉米、花生米、花生油	20
玉米及花生仁制品	20
大米及其他食品	10
其他粮食类、豆类、发酵食品	5
婴儿代乳品	不得检出

b. 青霉属（*Penicillium*）

青霉分布广泛，种类很多，经常存在于土壤、粮食及果蔬上，有些种具有很高的经济价值，能产生多种酶及有机酸。另外，青霉可引起水果、蔬菜、谷物及食品的腐败变质，有些种及菌株同时还可产生毒素，如岛青霉（*P. islandicum*）、橘青霉（*P. citrinum*）、黄绿青霉（*P. citreoviride*）、红色青霉（*P. rubrum*）、扩展青霉（*P. expansum*）、圆弧青霉、纯绿青霉、展开青霉（*P. patulum*）、斜卧青霉（*P. decumbens*）等。

c. 镰刀菌属（*Fusarium*）

该属的气生菌丝发达或不发达，分生孢子分大小两种类型，大型分生孢子有 3~7 个隔，产生在菌丝的短小爪状突起上，或产生在黏孢团中，形态多样，如镰刀形、纺锤形等；小型分生孢子有 1~2 个隔，产生在分生孢子梗上，有卵形、椭圆形等形状。气生菌丝、黏孢团、菌核可呈各种颜色，并可将基质染成各种颜色。

镰刀菌属包括的种很多，其中大部分是植物的病原菌，并能产生毒素，如禾谷镰刀菌（*Fgraminearum*）、三线镰刀菌（*F. trincintum*）、玉米赤霉、梨孢镰刀菌（*E. poae*）、无孢镰刀菌、雪腐镰刀菌、串珠镰刀菌、拟枝孢镰刀菌（*F. sporotrichioides*）、木贼镰刀菌、窃属镰刀菌、粉红镰刀菌等。

d. 交链孢霉属（*Alternaria*）

菌丝有横隔，匍匐生长，分生孢子梗较短，单生或成丛，大多不分枝。分生孢子梗顶端生长分生孢子，其形状大小不定，形态为桑葚状，也有椭圆形和卵圆形，其上有纵横隔膜、顶端延长成喙状，多细胞；孢子褐色，常数个连接成链；尚未发现有性世代。交链孢霉广泛分布于土壤和空气中，有些是植物病原菌，可引起果蔬的腐败变质，产生毒素。

e. 其他属

可产生毒素的霉菌还有粉红单端孢霉、木霉属、漆斑菌属、黑色葡萄穗霉等。

②酵母菌

在食品中的酵母菌比细菌少，生长也慢，所以成为食品中微生物群落优势菌的情况较少。多数酵母菌对蛋白质和脂肪的分解活性低，故成为食品变质直接原因的情况也不多。除乙醇发酵产生气体导致容器膨胀和破裂或在食品表面有红色酵母菌繁殖外，酵母菌对食品的污染一般不能明显观察到，也无实际损害。但是，大量酵母菌的存在往往可引起食品风味下降或变质，以形成适于细菌的生长环境。酵母菌对各种防腐剂、电离辐射、冷冻等的抵抗性强，经这些方法处理后，菌体仍可存活或仅有少数死亡，因而酵母菌也有可能成为引起食品变质的优势菌。酵母菌利用食品成分生长繁殖，产生一系列终产物，并改变食物的化学、生理和感官特点。

a. 利用糖代谢产生二氧化碳

酵母菌利用食品中的糖类物质进行代谢产生二氧化碳，导致食品胀袋。另外，次级代谢产物如乙醇、有机酸、甘油、酯类、醛、酮等物质的产生，也对食品感官质量产生影响。

b. 可降解果胶和淀粉类物质

果胶只存在于果蔬类产品中，果胶的降解会降低食物的质感、坚实度和黏性。淀粉降解酵母菌常存在于谷类产品和其他用淀粉作为配料的产品中（如肉肠、酸乳、果冻、色拉味调料、酱汁），并引起食品腐败。

c. 产生一系列挥发性含硫化合物

酵母菌生长繁殖过程中，可能会产生挥发性含硫化合物，最主要的是硫化氢、二氧化硫和二甲基硫，以及少量的其他有机亚硫、硫醇和硫酯，从而影响产品的气味和风味。

酵母菌引起食品腐败时可破坏食品的色、香、味，使食品产生不良气味、颜色改变等。如前文所述，酵母菌易引起下述三类食品的腐败变质：一是 pH 低、湿度低、含盐和含糖高的食品；二是低温条件下贮藏的食品；三是含有抗生素而不适于细菌生长的食品。如果食品中酵母菌含量超标，一方面以酵母菌数判断食品的污染程度，并将其作为评价食品卫生质量的指标之一，体现了该食品的生产环节卫生质量；另一方面意味着这种食品可能已过分发酵，很容易变质。抵抗力特别差的人如果食用酵母菌含量超标的食品，可能出现急性腹泻等问题。

3.1.4　影响食品腐败变质的因素

食品腐败变质是微生物、食品本身和环境因素三者相互影响的综合结果。

（1）微生物

微生物在食品腐败变质的过程中起决定性的作用。食品经彻底灭菌或杀菌，不含活体微生物则不会发生腐败。如前面所述，引起食品发生腐败变质的微生物包括细菌、霉菌和酵母菌。

①细菌

通过分解食品中的成分使食品发生变质，而不同属的细菌对不同食品成分的分解能力有所不同。一般细菌都有分解蛋白质的能力，其中多数细菌是通过分泌胞外蛋白酶来完成，分解蛋白质能力较强的属有芽孢杆菌属、梭状芽孢杆菌属、假单胞菌属、变形杆菌属等。分解淀粉的细菌种类少于分解蛋白质的细菌种类，并且只有少数菌种对淀粉的分解能力较强，例如，引起米饭发酵、面包黏液化的主要为芽孢杆菌属。分解脂肪能力较强的细菌主要有荧光假单胞菌属、无色杆菌属、产碱杆菌属等。

②霉菌

霉菌生长所需要的水分活度较细菌低，所以霉菌较细菌而言，更易引起水分活度较低食品的腐败。霉菌分解有机物的能力很强，无论是蛋白质、脂肪，还是糖类，都有很多种霉菌能将其分解利用，例如，根霉属、毛霉属、曲霉属、青霉属等霉菌既能分解蛋白质，又能分解脂肪或糖类。其中，曲霉属和青霉属出现是食品霉变的前兆，根霉属和毛霉属的出现是食品已经霉变的标志。也有些霉菌只对食品中的某些物质分解能力较强，例如，绿色木霉分解纤维素的能力特别强。

③酵母菌

酵母菌与细菌一样，必须有水才能存活，但酵母菌需要的水分比细菌少，并且酵母菌较细菌而言，更耐受高糖或含盐等较高渗透压环境，所以酵母菌易导致糖浆、蜂蜜和蜜饯等高糖或含盐食品的腐败变质。此外，大多数酵母菌能够利用有机酸，但不能利用淀粉，而且大多数分解利用蛋白质和脂肪的能力很弱，例如，汉逊酵母属、毕赤酵母属等可分解酸性食品中的有机酸、氧化酒中的酒精或使高盐食品变质；解脂假丝酵母的蛋白酶和解脂酶活力较强；红酵母能使肉类及酸性食品产生色素，形成红斑。

二维码 3-1

（2）食品本身的组成和性质

食品本身的组成对腐败变质的影响分三方面。第一，食品本身的营养物质、环境，如水分、温度、pH、渗透压、酶等会影响腐败变质。如果在微生物适宜的生长条件（水分、温度、pH）下，微生物就会快速生长繁殖。第二，食品种类也会引起食品腐败的差异性。食品均含有蛋白质、脂肪、碳水化合物、维生素和无机盐等营养成分，只是不同食物中各种营养成分的占比不同。微生物分解各种营养物质的能力不同，只有当微生物含有的酶所需底物与食品营养成分相一致时，微生物才能利用酶对食品成分进行分解，引起食品的迅速腐败变质。第三，食品的完整性与食品腐败变质也有关系。如果食品的完整性较好、没有损伤，则不易发生腐败变质。以上三方面具体如下：

①食品本身环境

pH 值。食品本身的 pH 值是影响食品腐败变质的重要因素之一。每种食品都有相应的 pH 值，例如，动物食品的 pH 值一般为 5~7，蔬菜 pH 值一般为 5~6，水果 pH 值一般为 2~5。一般细菌最适 pH 值下限在 4.5 左右，因而肉类、乳类和蔬菜等食品较适合于多数细菌的生长，某些耐酸细菌如乳杆菌属（最适 pH 值为 3.3~4.0）也能在酸性食品中生长；pH 值在 4.5 以下的水果和乳酸发酵制品等食品较适合于酵母和霉菌的生长。

渗透压。绝大多数微生物在低渗透压的食品中能够生长，在高渗透压的食品中，各种微生物的适应状况不同，如多数霉菌和少数酵母（蜂蜜酵母和异常汉逊酵母等）能耐受较高的渗透压；少数细菌能适应较高的渗透压，但其耐受能力远不如霉菌和酵母菌。不同食品的渗透压有所不同，根据细菌对渗透压的适应性不同，可分为以下几类：耐糖细菌，可在高糖食品中生长，如肠膜状明串珠菌；高度嗜盐细菌，最适宜于含 20%~30% NaCl 的食品中生长，如盐杆菌；中度嗜盐细菌，最适宜于含 5%~10% NaCl 的食品中生长；低度嗜盐细菌，最适宜于含 2%~5% NaCl 的食品中生长，如假单胞菌属中的一些菌种。

水分活度。绝大多数微生物在水分活度高的食品中能快速生长繁殖，在水分活度低的食物中繁殖受到抑制。

食品中的酶。所有生物都含有各种生物活性酶，这些酶是动物性食品原料在宰杀后或植物性食品原料在采摘后成熟或变质的主要因素之一，因此腐败变质是成熟过程的继续。即使在畜禽鱼被宰杀或粮谷果蔬收获后，这些酶仍然在发生作用，对食品质量变化有至关重要的影响。酶是生物体中一种特殊的蛋白质，具有高度催化活力。酶具有蛋白质的一切理化性质，也是亲水胶体，凡能引起蛋白质变性的因素均可使酶失活。

②食品种类

具有完整包装，且在合适贮藏场所的食品不易发生腐败变质，例如，罐头、冷冻食品、包装的干燥粉末食品和蒸馏酒类等；一些天然食品不会发生腐败变质，例如，盐、糖类、精制淀粉等；一些天然食品由于经过适当的处理并在合适的贮藏条件下，相当长时间不会发生腐败变质，如坚果、马铃薯和部分谷物；一些未包装的干燥食品也能较长时间不发生腐败变质，例如，晾干后贮藏的米饭、干紫菜、蘑菇、部分鱼干、干燥贝类等；加工食品不易发生腐败变质，例如，根菜类、盐渍食品、糖渍食品、部分发酵食品、挂面、火腿、腊肉、某些腊肠、醋腌食品和咸菜等。而大部分天然食品或未完整包装食品，因为没有采取特别保存方法（如冷藏、冷冻、添加防腐剂等）而容易发生腐败变质，例如，畜肉类、禽肉类、鲜鱼类、鲜贝类、蛋类和牛乳等动物性蛋白食品；大部分水果和蔬菜等植物性生鲜食品；鱼类和贝类及肉类的烹调食品、开过罐的罐头食品、米饭、面包和面类食品、鱼肉糊馅制品、馅类食品、水煮马铃薯、盒饭快餐、色拉类、凉拌菜等大部分食品。

③食品的完整性

如果食品的完整性较好、没有损伤，则不易发生腐败变质；如果食品组织溃破或细胞膜碎裂，则易受到微生物的污染，导致腐败变质的发生。例如，没有破损或削皮的马铃薯和苹果等，可放置较长的时间，反之则很容易发生腐败变质。

（3）环境因素

引起食品腐败变质的环境因素主要包括温度、湿度、空气和光照等。

①温度

温度对食品质量的影响表现在多个方面，是影响食品质量最重要的环境因素。食品中发生的化学变化、酶促变化、生理作用、僵直和软化、微生物生长繁殖、食品水分含量及其水分活度等均与温度相关。在一定温度范围内，随着温度的升高，化学反应速率加快，因此，温度决定着食品在贮藏和流通中的非酶褐变、脂肪酸败、淀粉老化、蛋白质变性、维生素分解等过程能否进行及进行的速度快慢，这将直接影响到食品质量的变化及变化的速度。此外，大多数微生物对低温敏感，即大多数微生物处于可生长的较低温度时，新陈代谢活动降至极低的程度，呈休眠状态，生命活动几乎停止，这是由于微生物的各项代谢活动是在酶的催化作用下进行的，而酶的活力又直接接受温度的影响。但一旦温度回升，酶的活力上升，微生物又能迅速生长繁殖，各种微生物（嗜冷、嗜温或嗜热微生物）都是如此。也有极少的微生物（如嗜冷微生物）在一定的低温范围内，还可以缓慢地生长。

②湿度

湿度直接影响食品的含水量和水分活度，从而对食品的质量产生较大的影响。若环境太干燥，则易使食品失水萎谢或失水硬化；环境湿度大，食品易受潮，微生物易生长繁殖，食品容易发生腐败变质。

③空气

在空气组分中，氧气对食品质量变化影响最大，如脂肪的氧化酸败、维生素（如维生素C、维生素A、维生素E等）的氧化都与氧气有关。此外，空气中的氧气还可促进好氧型腐败菌的生长繁殖，从而加速食品的腐败变质。在低氧条件下，上述氧化反应的速率慢，有利于保持食品的质量。

④光照

光照易引起食品脱色、脂肪酸败、维生素和氨基酸分解、不良气味产生等。此外，紫外线还可促进油脂的氧化和酸败。

除上述微生物、食品本身和环境因素对食品腐败变质的影响外，三者还能相互影响，使微生物系统处于动态变化中。比如，较高的氧化还原电位，有利于好氧微生物的生长，肉屠宰后，最开始需氧菌为优势菌，需氧菌的快速生长繁殖导致氧化还原电位降低，然后使沙门氏菌、大肠杆菌、变形杆菌等兼性厌氧菌快速生长，成为优势菌。有研究表明，5℃保存的猪肉以两个不同温度培养后菌相不同，30℃培养后假单胞菌的为优势菌，保存2 d后假单胞菌可以占80%以上；35℃培养后肠杆菌科为优势菌。以63℃，30 min低热处理后，猪肉中剩余菌一般为球菌和产芽孢菌；如果以更低温度处理，剩余菌一般为肠杆菌科细菌和乳酸菌。

3.1.5 食品腐败变质中的化学变化

如前所述，食品的腐败变质主要是食品中的大分子物质如蛋白质、脂肪和碳水化合物等发生降解反应的过程，其发生原因主要有食品本身因素和微生物的作用。

食品中存在可降解的大分子物质是食品能发生腐败变质的内因，这些大分子物质在酶或非酶因素的作用下能发生以分解为主的变化。例如蛋白质在酶的作用下，分解成氨基酸并进一步分解成胺及其他小分子含氮化合物等，脂肪酸在氧的作用下发生氧化反应，产生醇、醛、酮等脂肪酸败小分子产物。

微生物是引起食品腐败变质发生的最重要因素。引起食品腐败变质的微生物主要有细菌、霉菌与酵母。微生物在生长繁殖过程中产生分解食品中大分子成分的酶，引起大分子成分降解，使食品腐败变质。

食品的腐败变质实质上是食品中蛋白质、碳水化合物和脂肪等营养成分分解变化的过程，食品一旦发生腐败变化，其中的营养成分则会分解成相应的产物，其化学变化过程如下：

富含蛋白质的食品如肉、鱼、蛋和大豆制品等的腐败变质，主要以蛋白质的分解为其腐败变质特征。蛋白质受到食品中动植物组织酶以及微生物酶作用（如肽链内切酶），首先被分解为多肽，再经过断链分解为氨基酸，氨基酸在相应酶的作用下，通过脱羧基、脱氨基、脱硫等作用进一步分解成相应的醇、胺、氨或硫醇等各种产物，食品即表现出腐败的特征。蛋白质分解后所产生的胺类是碱性含氮化合物，具有挥发性和特异的臭味，如伯胺、仲胺及叔胺等。各种不同的氨基酸分解产生的腐败胺类因底物不同而不同，甘氨酸产生甲胺，鸟氨酸产生腐胺，精氨酸产生色胺进而又分解成吲哚，含硫氨基酸分解产生硫化氢和乙硫醇等。这些物质都是蛋白质腐败后产生的主要臭味物质。

以脂肪为主的食品如芝麻油等的腐败变质，主要以脂肪酸败为其腐败变质特征。食品中脂肪酸败，以油脂的自动氧化及加水水解为主。油脂的自动氧化是一种自由基的氧化反应；脂肪水解是指脂肪在微生物或动物组织中的解脂酶的分解作用下，产生游离的脂肪酸、甘油及其不完全分解的产物甘油一酯、甘油二酯等；脂肪酸还可进一步进行链的断裂形成具有不愉快味道的酮类或酮酸，也可氧化分解成具有臭味的醛类和醛酸，即所谓的"哈喇"味；不饱和脂肪酸的不饱和键还能氧化形成过氧化物。

以碳水化合物为主（如纤维素、半纤维素、淀粉、糖原以及双糖和单糖）的食品如粮食及其制品、蔬菜、水果和糖类及其制品等的腐败变质，主要以碳水化合物酸败为其腐败变质特征。碳水化合物在微生物或植物组织中酶的作用下，分解生成双糖、单糖，进一步分解为小分子醇、醛、酮、有机酸等，最后分解成二氧化碳和水，使食品的酸度升高，有时还会产生特殊难闻的气味。

二维码 3-2

3.1.6 食品腐败变质的鉴定

腐败变质对食品造成的不良影响具体如下：微生物在生长繁殖过程中促使食品中各种成分发生分解等变化，改变了食品原有的感官性状，使人对其产生厌恶感，例如，蛋白质在分解过程中可以产生有机胺、硫化氢、硫醇、吲哚和粪臭素等恶臭物质，使人们难以接受；食品中蛋白质、脂肪及碳水化合物腐败变质后结构发生变化，食品的营养价值降低，例如蛋白质腐败分解后产生低分子质量的物质，丧失了蛋白质原有的营养价值；食品腐败变质有时还易产生有毒物质，造成食物中毒，例如，食用被黄曲霉毒素污染的霉变花生、粮食和花生油，可导致慢性中毒、致癌、致畸和致突变。因此，及时鉴定食品的腐败变质，确定腐败变质的程度对食品加工及食品安全都非常重要。

（1）富含蛋白质的食品腐败变质的鉴定指标为：

感官指标：从颜色、气味、形态、味道进行判断；

物理指标：低分子物质增多，导致浸出物增多、浸出液电导度上升、折射率上升、冰点下降、黏度上升等；

化学指标：挥发性盐基氮是衡量以蛋白质为主的食品腐败变质的主要指标。对于水产品，指标还有二甲胺与三甲胺的含量与 K 值。二甲胺与三甲胺是鱼肉类腐败过程中含量显著增多的特征性产物，是季铵类含氮物经微生物还原产生的，适用于鱼虾等水产品的鉴定。K 值是指 ATP 分解的低级产物肌苷（HxR）和次黄嘌呤（Hx）占 ATP 系列分解产物 ATP＋ADP＋AMP＋IMP＋HxR＋Hx 的百分比，主要适用于鉴定鱼类早期腐败，若 $K<20\%$，说明鱼体绝对新鲜，$20\%<K<40\%$，则说明鱼体开始有腐败迹象。

微生物指标：有菌落总数、大肠菌群最近似数（MPN）。活菌数是一个卫生学指标，通常当食品中的活菌数达到 10^8 个/g 以上时，就可以判断为腐败。

在实际的工作中，肉制品主要以测定挥发性盐基氮，结合感官指标进行判断；水产品主要测定 K 值，结合感官评定进行判断。

（2）富含脂肪的食品腐败变质的鉴定指标为：

感官指标：出现刺激性臭味、哈喇味；

理化指标：过氧化值上升，酸价上升，脂肪的固有碘价、相对密度、折射率、凝固点（熔点）、皂化价发生改变，羰基（醛酮）反应阳性。

（3）富含碳水化合物的食品腐败变质的鉴定指标为：

感官指标：产气，带有甜味、醇类气味；

化学指标：酸度升高。

3.2　食源性病原体

食源性病原体随食物进入人体后，能引起食源性疾病，主要包括致病菌、食源性寄生虫、食源性病毒。

3.2.1　致病菌

致病菌食源性疾病的流行病学特点为：

发病率高，病死率各异。致病菌食源性疾病是发病率最高的一类食源性疾病，病死率因致病菌而异，常见的细菌性食物中毒，如沙门菌、副溶血性弧菌、变形杆菌、葡萄球菌食物中毒等病程短、恢复快、预后好、病死率低。但李斯特菌、肉毒梭菌食物中毒的病死率较高，为 20%～100%，且病程长，病情重，恢复慢。

发病季节性明显。致病菌食源性疾病全年均可发生，但夏秋季高发，以 5～10 月较多，7～9 月尤其易发生。这与夏季气温高，气候炎热，细菌易于大量繁殖和产生毒素密切相关；常因食物采购疏忽（食物不新鲜或病死牲畜、禽肉）、保存不好（各类食品混杂存放或贮藏条件差）、烹调不当（肉块过大、加热不够或凉拌菜）、交叉污染或剩余食物处理不当而引起，节日会餐或食物卫生监督不严时尤易发生致病菌食源性疾病。此外，由于该时期内人体机体防御能力降低，易感性增高，因此发病率较高，但病死率一般较低。

动物性食物为主要致病食品，其中畜肉类及其制品居首位，其次为禽肉、鱼、蛋类及其制品。而植物性食物引起的中毒相对较少，主要为剩饭、米糕、米粉等易引起的金黄色葡萄球菌、蜡样芽孢杆菌等食物中毒。家庭自制的发酵食品可引起肉毒梭菌食物中毒。

食品中常见的致病性菌主要包括空肠弯曲菌、肉毒杆菌、产气荚膜梭菌、大肠埃希氏菌 O157：H7、单核细胞增生李斯特菌、沙门氏菌、志贺氏菌、金黄色葡萄球菌、弧菌、蜡样芽孢杆菌、变形杆菌等。

3.2.1.1　空肠弯曲菌（*Campylobacter jejuni*）

（1）病原学特点

空肠弯曲菌，革兰氏阴性菌，呈弧形、螺旋形、S 形或海鸥状，单鞭毛，微需氧，42℃ 能生长，营养要求高。

（2）流行病学特点

空肠弯曲菌是一种重要的肠道致病菌。食品被空肠弯曲菌污染的重要来源是动物粪便，其次是健康的带菌者，此外，已被空肠弯曲菌感染的器具等未经彻底消毒杀菌便继续使用，也可导致交叉感染。

（3）中毒机制

空肠弯曲菌可产生细胞毒素和一种不耐热肠毒素。食用空肠弯曲菌污染的食品后，可发生中毒事故，主要危害部位是消化道。

（4）临床表现

潜伏期一般 3～5 d，突发腹痛、腹泻、恶心、呕吐等胃肠道症状。该菌进入肠道后在含微量氧环境下迅速繁殖，主要侵犯空肠、回肠和结肠，侵袭肠黏膜，造成充血及出血性损伤。

（5）诊断与治疗

临床上取患者粪便标本涂片、镜检来确诊。

3.2.1.2　肉毒梭菌（*Clostridium botulinum*）

（1）病原学特点

肉毒梭状芽孢杆菌，简称肉毒梭菌，革兰氏阳性，厌氧性梭状芽孢杆菌，短粗杆状，在不良环境下可形成椭圆形的芽孢，芽孢不能繁殖，也不能产生毒素。该菌的芽孢抵抗力强，需经 180℃ 干热 5～15 min，或高压蒸汽 121℃ 30 min，或 100℃ 湿热 5 h 方可死亡；食盐能抑制肉毒梭菌芽孢的生长和毒素的形成，但不能破坏已形成的芽孢；提高食品的酸度也能抑制肉毒梭菌芽孢的生长和毒素的形成。肉毒毒素产生于胞质中，当细胞死亡后，肉毒毒素以神经毒素和非毒性成分结合的复合形式被释放出来，复合形式的肉毒毒素对热敏感，在 75～85℃ 加热 5～15 min 或 100℃ 加热 1 min 即被破坏。肉毒梭菌广泛分布于土壤、水、海洋、腐败变质的有机物、畜禽粪便中，带菌物可污染各类食品原料，特别是肉类和肉制品。

（2）流行病学特点

①一年四季均可发生，主要发生在4~5月，1~2月也有发生。

②中毒食品的种类因地区和饮食习惯的不同而异。国内以家庭自制植物性发酵食品为多见，如臭豆腐、豆酱、面酱等，罐头瓶装食品、腊肉、酱菜和凉拌菜等引起中毒的案例也有报道；新疆察布查尔地区引起中毒的食品多为家庭自制谷类或豆类发酵食品；青海主要为越冬密封保存的肉制品。国外如日本90%以上为家庭自制鱼和鱼类制品；欧洲各国多为火腿、腊肠及其他肉类制品；美国主要为家庭自制的蔬菜或水果罐头、水产品及肉、乳制品。

③食物中的肉毒梭菌主要来源于带菌土壤、尘埃及粪便，尤其是带菌土壤表层的肉毒梭菌可附着于农作物上，家畜、家禽、鸟类、昆虫也能传播肉毒梭菌。这些被污染的食品原料在家庭自制发酵和罐头食品的过程中，未加热或未充分加热以杀死肉毒梭菌的芽孢，且为肉毒梭菌芽孢的萌发与毒素的产生提供了条件，尤其是发酵食品、火腿肠，制成后又不经加热而食用，更容易引起中毒的发生。

（3）中毒机制

复合形式的肉毒毒素在小肠内被胰蛋白酶活化并释放出神经毒素，该毒素是一种强烈的神经毒素，是目前已知的化学毒物和生物毒物中毒性最强的一种，在 pH>9 的碱性环境中容易被破坏，但在胃蛋白酶、胰蛋白酶、酸和低温条件下稳定，在正常胃液中 24 h 不被破坏，且可被胃肠道吸收，经肠道吸收后进入血液，作用于脑神经核、神经接头处以及植物神经末梢，阻止乙酰胆碱的释放，妨碍神经冲动的传导而引起肌肉松弛性麻痹。

（4）临床表现

肉毒梭菌中毒的临床表现以运动神经麻痹的症状为主，而胃肠道症状少见。潜伏期数小时至数天，一般为12~48 h，短者6 h，长者8~10 d，潜伏期越短，病死率越高。早期表现为头痛、头晕、乏力、走路不稳，以后逐渐出现视力模糊、眼睑下垂、瞳孔散大等神经麻痹症状。重症患者则首先出现对光反射迟钝，逐渐发展为语言不清、吞咽困难、声音嘶哑等，严重时出现呼吸困难，因呼吸衰竭而死亡。病死率为30%~70%，多发生在中毒后的4~8 d。

（5）诊断与治疗

近年来，国内广泛采用多价抗肉毒毒素血清治疗此病，病死率已降至10%以下，患者经治疗可于4~10 d后恢复，一般无后遗症。

（6）预防措施

通过宣传教育，使牧民改变肉类的贮藏方式或生吃肉的饮食习惯；对食品原料进行彻底的清洁处理，以除去泥土和粪便；家庭制作发酵食品时还应彻底蒸煮原料，在100℃加热 10~20 min，以破坏各种肉毒毒素；加工后的食品应迅速冷却并在低温环境保存，避免再污染和在较高温度或缺氧条件下存放，以防止毒素产生；生产罐头食品时，要严格执行卫生规范，彻底灭菌；食用前对可疑食品进行彻底加热是破坏毒素预防中毒发生的可靠措施。

3.2.1.3　产气荚膜梭菌（*Clostridium perfringens*）

（1）病原学特点

产气荚膜梭菌，又称韦氏梭菌，革兰染色阳性，杆菌，厌氧但不严格，可形成芽孢，最适生长温度为37~45℃，其芽孢可耐受100℃ 1~4 h 的加热。在自然界分布很广，在土壤、污水、垃圾、家畜、昆虫及人的粪便中均可检出此菌，健康人粪便带菌率为 2.2%~22%，肠道病患者的粪便、土壤及污水中本菌检出率可达 50% 以上，动物粪便检出率为 1.7%~18.4%。

（2）流行病学特点

产气荚膜梭菌食物中毒有明显的季节性，以夏秋季为多。中毒食品以畜肉、鱼、禽肉类及植物蛋白质性食品为主。引起中毒的食品（大块肉、整鸡、整鸭）往往都是食用前数天或数小时前预先烧煮，在室温下放置，食用前不再加热或加热不彻底造成的。

（3）中毒机制

食物产气荚膜梭菌污染的来源：一是人及动物的健康带菌者，与食品接触或通过昆虫污染食品；另一途径是土壤中的本菌污染食品，以及畜禽在屠宰中的污染。产气荚膜梭菌在代谢过程中除能产生外毒素外，还产生多种侵袭酶，其荚膜也构成强大的侵袭力。根据其产生的外毒素种类不同，可将其分为 A、B、C、D 和 E 五种类型，对人致病的主要为 A 型，引起气性坏疽和食物中毒，其次为 C 型，引起坏死性肠炎。A 毒素是一种卵磷脂酶，能分解卵磷脂，人和动物的细胞膜是磷脂和蛋白质的复合物，可被卵磷脂酶破坏，故 A 毒素能损伤多种细胞的细胞膜，引起溶血、组织坏死，血管内皮细胞损伤，使血管通透性增高，造成水肿。A 型产气荚膜梭菌多为耐热的厌氧菌株，可在小肠内形成芽孢，芽孢形成的同时产生肠毒素，该毒素不耐热，60℃ 40 min 或 100℃ 瞬时破坏。

（4）临床表现

产气荚膜梭菌食物中毒一般潜伏期 8~24 h，大部分为 10 h，主要症状为腹痛、腹胀和水样腹泻，无恶心、呕吐症状，可伴头痛、无力、发烧。病程 1~4 d，除老、幼及体弱者外，一般预后良好。

（5）诊断

临床上取患者粪便标本涂片、镜检来确诊。

（6）预防措施

加强对肉类食品的卫生管理，控制污染源；熟肉制品低温贮存并尽量缩短存放时间；剩余食品食用前再次加热。

3.2.1.4　大肠埃希氏菌 O157：H7（*Escherichia coli* O157：H7）

（1）病原学特点

大肠埃希氏菌 O157：H7，革兰氏阴性，大多有鞭毛，能发酵乳糖及多种糖类，产酸产气，有较强的耐酸性，pH 为 2.5~3.0，37℃ 可耐受 5 h；耐低温，能在冰箱内长期生存；在自然界的水中可存活数周至数月；不耐热，75℃ 经 10 min 即被灭活；对氯敏感，可被 1 mg/L 的氯杀灭。

大肠埃希氏菌是人畜肠道中的常见菌，随粪便排出后广泛分布于自然界，可通过粪便污染食品、水和土壤，在一定条件下可引起肠道外感染，以食源性传播为主，水源性和接触性传播也是重要的传播途径；通常不致病，但当人体抵抗力减弱或一次性摄入大量致病性大肠埃希菌污染的食品时，会引起食物中毒。

（2）流行病学特点

大肠埃希氏菌 O157：H7 可从牛肉、牛乳或乳制品、蔬菜、饮料及水中分离到。该菌主要通过食品及消化道感染人体，其中牛肉是最主要的传播载体。日本大肠埃希氏菌 O157：H7

食物中毒的暴发流行与食用生肉、生鱼片及一些三明治有关。已报道的相关食品有：汉堡包、烤牛肉、生乳、酸乳酪、干酪、发酵香肠、蛋黄酱、鲜榨苹果汁、煮玉米、莴苣、萝卜苗等。

大肠埃希氏菌 O157：H7 所致的感染性腹泻的发生有明显的季节性，多发生于 6～9 月，7～8 月为发病高峰期，11 月至次年 2 月很少发病。人群普遍易感，儿童和老年人的发病率明显高于其他年龄的人群。出血性大肠埃希菌感染的病死率为 0～10%，多发生于发达国家，主要以散发性为主。

（3）中毒机制

致病性大肠埃希菌存在于人和动物的肠道中，健康人肠道致病性大肠埃希氏菌带菌率为 2%～8%；成人肠炎和婴儿腹泻患者致病性大肠埃希菌带菌率较健康人高，可达 29%～52%。致病性大肠埃希菌随粪便排出而污染水源、土壤，受污染的土壤，水和带菌者的手均可污染食品，或通过被污染的器具再污染食品。

细菌侵入肠道后，主要在十二指肠、空肠和回肠上段大量繁殖。此外，肠出血性大肠杆菌会引起散发性或暴发出血性结肠炎，可产生志贺毒素样细胞毒素。

其致病机制可分两个方面，即黏附及产毒。当病菌侵入宿主机体肠腔，主要依靠质粒介导的黏附因子（菌毛）使病菌黏附于盲肠和结肠。菌体黏附定植后，在盲肠和结肠内大量繁殖，产生细胞毒素。该细胞毒素可导致肠壁毛细血管内皮细胞损伤，致使单位时间内血液循环量减少，从而引起肠壁局部毛细血管内凝血，甚至在中枢神经系统、肠道、肾脏等器官内有纤维蛋白沉着。此类现象相继出现，从而引起毛细血管病变而呈现溶血性贫血、血栓性血小板减少性紫癜，进而发生中枢神经系统的功能障碍及肠局部出血性坏死，形成出血性肠炎。细胞毒素尚能引起急性肾皮质坏死，导致肾衰竭，最终造成死亡。

（4）临床表现

大肠埃希菌 O157：H7 的临床表现包括轻度腹泻、出血性肠炎、溶血性尿毒综合征、血栓性血小板减少性紫癜，大约 19% 的患者可出现呼吸道症状。出血性肠炎的典型症状是：突发性腹痛、血样便，有的患者只有水样便，低热或不发热。

该病潜伏期一般为 5～9 d。患者呈急性发病，突发性腹痛、水样便，严重时转化为血样便，呕吐，发热或不发热。儿童也会出现溶血性尿毒综合征、血栓性血小板减少性紫癜等，导致肾脏损害难以恢复。该病易引起儿童和年老体弱者死亡。O157：H7 型感染也可表现为无症状的隐性感染者，但有传染性。

（5）诊断与治疗

临床上取患者粪便标本涂片、镜检来确诊。

（6）预防措施

不吃生的或加热不彻底的牛乳、肉等动物性食品，防止食品生熟交叉感染；注意个人卫生，养成卫生习惯；注意环境卫生，尤其应加强对人畜粪便处理、污物处理和下水道的卫生控制，以免污染食品。

3.2.1.5　单核细胞增生李斯特菌（*Listeria monocytogenes*）

（1）病原学特点

李斯特菌，革兰氏阳性，无芽孢，不耐酸，杆菌，在 65℃ 30～40 min 可被杀死，在 -20℃ 可存活一年。该菌在 5～45℃ 的温度范围均可生长，适宜的 pH 为 6～8，耐碱不耐酸，在 pH

为 9.6 时仍能生长，在含 10% NaCl 的溶液中也可生长，在 20% NaCl 中可存活 8 周，能耐受一般的食品防腐剂，并能在冷藏条件下生存繁殖。因此，用冰箱保存食品不能抑制该菌繁殖。

李斯特菌包括格氏李斯特菌、单核细胞增生李斯特菌、默氏李斯特菌等 8 个种。李斯特菌广泛分布于自然界，在土壤、健康带菌者和动物的粪便、江河水、污水及多种食品中均存在，在土壤、牛乳、青贮饲料和人畜粪便中可存活数年。

（2）流行病学特点

李斯特菌食物中毒春季可发生，发病率在夏、秋季呈季节性增高。引起中毒的主要有乳及乳制品、肉类制品、水产品、蔬菜及水果，其中在冰箱中保存时间较长的乳制品、肉制品最多见。本菌引起食物中毒的主要是单核细胞增生李斯特菌，它能致病和产生毒素。单核细胞增生李斯特菌广泛存在于自然界，不易被冻融，能耐受较高的渗透压，在土壤、地表水、污水、废水、植物、烂菜中均有该菌存在，所以动物很容易感染该菌，并通过粪便—口腔的途径进行传播。据报道，健康人粪便中单核细胞增生李斯特菌的携带率为 0.6% ~ 16%，有 70% 的人可短期带菌，4% ~ 8% 的水产品、5% ~ 10% 的乳及乳制品、30% 以上的肉制品、15% 以上的家禽均被该菌污染，人通过摄入被污染的食物而感染的比例为 85% ~ 90%。

（3）中毒机制

携带该菌的动物或人，尤其是食品从业者，均可成为该菌的污染源。而食品的交叉污染或出售的食品消毒不好是造成该菌食物中毒的主要原因。大量李斯特菌的活菌侵入肠道后，在肠道中繁殖，进入血液循环。此外，细菌被吞噬后，溶血素在细胞内释放，引起机体反应。健康人对李斯特菌有较强的抵抗力，免疫低下的人群易患病，且死亡率高，如孕妇、婴儿、老年人、身体虚弱者及艾滋病患者等。

（4）临床表现

临床表现有侵袭型和腹泻型两种。侵袭型的潜伏期为 2 ~ 6 周，患者开始常有胃肠炎症状，最明显的表现是败血症、脑膜炎、脑脊膜炎，有时有心内膜炎。对于孕妇可导致流产、死胎等后果，对于婴儿则因患脑膜炎而导致智力缺陷；少数轻症患者仅有流感样表现。病死率高达 20% ~ 50%。腹泻型患者的潜伏期一般为 8 ~ 24 h，主要症状为腹泻、腹痛、发热。

（5）诊断与治疗

临床上取患者粪便标本涂片、镜检来确诊。

（6）预防措施

重视乳制品的巴氏消毒，防止消毒后的再污染；低温下贮藏的食品，食用前彻底加热；冰箱应定期清洗和消毒；其他预防措施同沙门菌食物中毒部分。

3.2.1.6 沙门氏菌（*Salmonella* spp.）

（1）病原学特点

沙门氏菌，革兰阴性，无芽孢，无荚膜，兼性厌氧，杆菌，是食源性疾病的重要致病菌之一。沙门氏菌最适生长温度为 20 ~ 37℃，在水中可生存 2 ~ 3 周，在粪便和冰水中可生存 1 ~ 2 个月，在含 12% ~ 19% NaCl 浓度的咸肉中可存活 75 d。但该菌在 100℃ 时立即死亡，75℃ 5 min，60℃ 15 ~ 30 min，55℃ 1 h 也可将其杀灭。由于沙门菌属不分解蛋白质，因此食物被沙门菌污染后通常没有感官上的变化，应予注意。

对人类有致病性的沙门菌仅少数，引起食物中毒的沙门菌属主要有：鼠伤寒沙门菌、猪霍乱沙门菌、肠炎沙门菌。此外，也有关于纽波特沙门菌、都柏林沙门菌、鸭沙门菌等引起人类食物中毒的报道。

（2）流行病学特点

沙门菌食物中毒多由动物性食物引起，特别是畜肉类及其制品，其次为禽肉、蛋类、乳类及其制品；沙门菌广泛分布于自然界，在人和动物中有广泛的宿主；沙门菌食物中毒全年皆可发生，但多见于夏、秋季，即5~10月，这两季发病起数和发病人数可达全年发病总起数和总人数的80%；沙门菌食物中毒的发病率较高，一般40%~60%，最高达90%。沙门菌不产生外毒素，主要是摄入活菌引起的食物中毒；摄入活菌数越多，发生食物中毒的概率就越大；由于各种血清型沙门菌致病性强弱不同，引起食物中毒的菌量也不相同。对于儿童、老年人及体弱者，摄入少量沙门菌即可引起中毒。

（3）中毒机制

活菌会释放出毒力较强的内毒素，引起机体中毒，同时内毒素和活菌共同侵害肠黏膜并持续引起炎症，出现体温升高和急性胃肠症状。

研究表明沙门菌食物中毒是沙门菌活菌对肠黏膜的侵袭及其内毒素的协同作用。目前，也有研究表明，某些沙门菌如鼠伤寒沙门菌、肠炎沙门菌所产生的肠毒素在导致食物中毒中也起重要的作用。

沙门菌随同食物进入机体后在肠道内大量繁殖，侵入肠黏膜上皮细胞及黏膜下固有层，引起肠黏膜充血、水肿、渗出等炎性病理变化，并迅速被该区域淋巴组织中巨噬细胞吞噬，然后在其细胞质中继续生长繁殖，后经淋巴系统进入血液，出现菌血症，引起暂时性菌血症和全身性感染。当沙门菌在单核吞噬细胞系统被激活的吞噬细胞杀灭时，释放出内毒素，内毒素除作为致热原刺激体温升高外，也可激活白细胞趋化因子，吸引白细胞使肠黏膜局部发生炎性反应。

某些沙门菌，如肠炎沙门菌、鼠伤寒沙门菌可产生肠毒素，该肠毒素可通过对小肠黏膜细胞膜上腺苷酸环化酶的激活，使小肠黏膜细胞对 Na^+ 吸收抑制而对 Cl^- 分泌亢进，使 Na^+、Cl^-、水在肠腔潴留而致腹泻。

（4）临床表现

沙门菌食物中毒的临床表现主要是由活菌引起的急性胃肠炎型症状。潜伏期平均为12~24 h，短者6 h，长者48~72 h，中毒初期表现为头痛、恶心、食欲不振，之后出现呕吐、腹泻、腹痛，病人多数有发烧，体温38~40℃或更高，一般3~5 d内迅速减轻。病死率约1%。严重者可引起痉挛、脱水、休克等症状。

（5）诊断与治疗

取可疑食物、患者呕吐物或粪便进行细菌的分解培养。

（6）预防措施

严格控制带沙门菌的肉类食物，在屠宰健康家畜、家禽时应严格遵守合理屠宰过程的卫生要求，避免肉尸受到带菌皮毛、粪便、污水、容器等污染，在贮藏、运输、加工、烹调或销售的各个环节应加强卫生管理，防止食品生熟交叉污染和食品从业人员中带菌者对熟食的污染；低温贮存食品控制沙门菌繁殖；食用前充分加热彻底杀灭沙门菌，因为加热杀死致病菌是防止食物中毒的重要措施。

3.2.2　食源性寄生虫

食源性寄生虫是以水、食物为媒介，能导致人类患病的寄生虫。寄生虫在食品中无法进行繁殖，只有在终宿主中发育为成虫或达到性成熟时才进行繁殖，幼虫或虫卵随粪便排出体外，可污染水体或土壤，并进一步污染牲畜、鱼类和贝类等食品原料，导致循环污染。根据来源，可划分为水源性寄生虫，如隐孢子虫、蓝氏贾第鞭毛虫；畜源寄生虫，如旋毛虫、带绦虫、刚地弓形虫；鱼源寄生虫，如华支睾吸虫、异尖线虫、棘口吸虫；螺源寄生虫，如广州管圆线虫、徐氏拟裸茎吸虫；植物源寄生虫，如姜片吸虫和片形吸虫等。2014 年，世界卫生组织（WHO）和联合国粮农组织（FAO）根据危害程度对食源性寄生虫进行排序，排名靠前的有猪带绦虫（*Taenia solium*）、细粒棘球绦虫（*Echinococcus granulosus*）、多房棘球绦虫（*Echinococcus multilocularis*）、弓形虫（*Toxoplasma gondii*）、隐孢子虫（*Cryptosporidium*）、溶组织内阿米巴（*Entamoeba histolytica*）、旋毛虫（*Trichinella spiralis*）、后睾科吸虫（*Opisthorchiidae* sp.）、蛔虫（*Ascarisl umbricoides*）和克氏锥虫（*Trypanosoma cruzi*）。

3.2.2.1　寄生虫的传染源和传播途径

传染源通常是指寄生有某种寄生虫的终末宿主、中间宿主、补充宿主、保虫宿主、带虫宿主及贮藏宿主等。病原体（虫卵、幼虫、虫体）通过这些宿主的血、粪及其它分泌物、排泄物不断排到体外，污染外界环境，然后经过发育，经一定方式或途径侵入易感动物，造成感染。

来自传染源的病原体，经一定方式侵入易感动物所经过的途径称为传播途径。寄生虫感染宿主的主要途径如下。

（1）经口吃入感染。即寄生虫通过易感动物采食、饮水，经口腔进入宿主体内的感染方式。

（2）经皮肤感染。即寄生虫通过易感动物的皮肤进入宿主体内的感染方式。

（3）接触感染。即寄生虫通过宿主之间直接接触或通过用具、人员等间接接触，在易感动物之间传播流行。属于这种传播方式的主要是一些外寄生虫。

（4）经节肢动物感染。即寄生虫通过节肢动物叮咬、吸血而传给易感动物的方式。

（5）经胎盘感染。即寄生虫通过胎盘由母体感染给胎儿的方式。

（6）自体感染。某寄生虫通过胎盘产生的虫卵或幼虫不需要排到宿主体外，即可使原宿主再次遭受感染，这种感染方式称为自体感染。

3.2.2.2　畜禽肉中常见的寄生虫

（1）旋毛虫

①病原

成虫寄生于肠道，称肠旋毛虫；幼虫寄生于横纹肌，称为肌旋毛虫。旋毛形线虫成虫微小，细线状，乳白色，头端较尾端稍细。旋毛虫为雌雄异体，雄虫大小为（1.4~1.6）mm×0.04 mm，生殖器官为单管形，虫体尾端有两个叶状交配附器；雌虫大小为（3~4）mm×0.06 mm，尾部直而钝圆，生殖器官也为单管形，包括卵巢、输卵管、子宫、阴道等。卵巢位于虫体后部，子宫后段充满虫卵，近阴门处已有发育成熟的幼虫，阴门位于虫体前 1/5 处，成熟幼虫自阴门排出，故旋毛虫的生殖方式为卵胎生。

新生幼虫系刚产出的幼虫，甚微小，大小约为 124 μm×6 μm。成熟幼虫具有感染性，长约 1 mm，卷曲于横纹肌内的梭形囊包中。囊包大小为（0.25～0.5）mm×（0.21～0.42）mm，其长轴与横纹肌纤维平行排列。一个囊包内通常含有 1～2 条幼虫，有时可多达 6～7 条。

②流行病学

易感动物：宿主包括人、猪、犬、猫、鼠类、狐狸、狼等 49 种动物，主要的宿主是鼠和猪。人群普遍易染，流行的关键在于是否有生食或半生食鱼类、螺类、虾类等食物。

传染源：人类患者和感染者、受感染的家畜和野生动物等。主要的宿主为猫和狗，还有鼠类、狐狸、野猫等。

传播途径：生食和半生食鱼类、螺类、虾类。

（2）棘球绦虫

成虫棘球绦虫寄生于犬科动物的小肠中，属带科棘球属，种类较多。目前，世界公认的有 4 种：细球棘球绦虫、多房棘球绦虫、少节棘球绦虫、福氏棘球绦虫。我国有 2 种：细球棘球绦虫、多房棘球绦虫。

①病原

细粒棘球蚴（*Cystic echinococcosis*）为圆形或不规则的囊状体。大小因寄生时间、部位和宿主的不同而异。棘球蚴为单房囊，由囊壁和内含物组成。内容物包括囊液及子囊、孙囊和原头蚴组成的棘球砂。

细粒棘球绦虫很小，长度为 2～11 mm，虫体由 4～6 个节片组成。头颈部呈梨形，有顶突和 4 个吸盘，顶突上有大小相间的呈放射状排列的两圈小钩共 28～48 个。吸盘圆形或椭圆形，平均直径 0.014 mm。幼节仅见生殖基。成节内有雌雄生殖器官各一套，生殖孔开口于节片一侧的中部或偏后，睾丸 45～65 个，分布于生殖孔水平线的前后方。孕节长度占虫体全长的 1/2，几乎被充满虫卵的子宫占据，子宫向两侧伸出不规则的分支，子宫有侧囊是细粒棘球绦虫的特征，子宫内含虫卵 200～800 个。

②流行病学

易感动物：棘球蚴寄生于绵羊、山羊、黄牛、水牛、猪、马、驼等动物和人的肝、肺等器官中。人类也可因吃进虫卵而被感染，不同种族和性别的人对棘球蚴均易感。从事牧业生产、狩猎和皮毛加工的人群为高危人群。

传染源：感染的犬、狼和狐是囊型包虫病的主要传染源，而感染的犬、狐、狼和猫是多房棘球蚴病的传染源。

传播途径：包虫病是通过食入虫卵而传播，中间宿主包括人、有蹄类动物、鼠类等。感染的途径主要为经口食入，人的感染主要为饮水和饮食方式。

（3）猪囊尾蚴（*Cysticercus cellulosae*）

①病原

是猪带绦虫的幼虫，呈卵圆形白色半透明的囊，囊内充满半透明液体，大小（8～10）mm×5 mm。囊壁内面有一小米粒大的白点，是凹入囊内的头节，其结构与成虫头节相似，头节上有吸盘、顶突和小钩，典型的吸盘数为 4 个，有时可为 2～7 个；猪带绦虫长 2～5 m，有

700~1000 个节片，头节为圆球形，直径为 1 mm，顶突上有 25~50 个角质小钩；虫卵圆形或椭圆形，直径为 35~42 μm，卵壳有 2 层，内层较厚，呈浅褐色，内含六钩蚴。

囊尾蚴的大小、形态因寄生部位和营养条件的不同和组织反应的差异而不同，在疏松组织与脑室中多呈圆形，直径 5~8 mm；在肌肉中略长；在脑底部可大到 2.5 cm，并可分支或呈葡萄样。囊虫包埋在肌纤维间，像散在肉里的豆粒和米粒，故常称有猪囊虫的肉为"豆肉"或"米心肉"。

②流行病学

易感动物：猪、野猪是最主要的中间宿主，犬、骆驼、猫及人也可作为中间宿主，人是猪带绦虫的终末宿主。

传染源：猪肉绦虫病患者是囊虫病的唯一传染源，患者粪便中排出的虫卵对本人及其周围人群均有传染性。所以人体不仅是猪绦虫的终末宿主，也可成为中间宿主。通过污染食物和自家感染使虫卵进入人肠道后，卵内的六钩蚴即脱壳而出，穿过肠壁进入血流，在人体不同部位发生囊虫病（囊虫蚴病），其中以脑囊虫病最为常见。

传播途径：人体囊虫病的感染方式有三种：一是内源性自身感染即呕吐等逆蠕动使妊娠节片或虫卵返流入胃；二是外源性自身感染即患者手指污染本人粪便的虫卵，再经口感染自己；三是外源性异体感染即因食污染虫卵的蔬菜、生水、食物而获得囊虫病。

流行特点：中国各地都有病例报道，东北三省和云南、贵州、河南、湖北、山东、安徽等省更为多见并有流行。感染率与生食猪肉习惯有关，也有切肉板及刀污染猪囊尾蚴而引起感染的报道。发病人群以青年为最多，小儿受染者也不少。

（4）弓形虫

①病原

龚地弓形虫（*Toxoplasma gondii*）可寄生于猪、牛、羊、猫等多种动物和人的有核细胞中引起人畜共患寄生虫病。人和动物感染率很高，多呈隐性感染，只在猪身上表现为急性经过，死亡率高达 60% 以上。龚地弓形虫属于真球虫目（Eucoccidiida）弓形虫科（Toxoplasmatidae）弓形虫属（*Toxoplasma*）。目前，大多数学者认为发现于世界各地人和动物体内的弓形虫都是同一种，但有不同的虫株。弓形虫的生活史中可出现五种不同形态，即滋养体、包囊、裂殖体、配子体和卵囊。滋养体或称速殖子，在中间宿主和终末宿主体内都可出现。

弓形虫无运动器，但能活动。滋养体对温度较敏感，50℃ 下 15 min 后迅速死亡，−20℃ 下 1.5 h 后也丧失感染力；对一般常用消毒剂如 1% 来苏儿、3% 苯酚等都较敏感，接触 1 min 内即被杀死。包囊的抵抗力较强，小鼠组织中的包囊可在 4℃ 保存 68 d，而组织中的滋养体只能存活 10 d，包囊加热 30℃ 需 30 min 后才死亡。包囊对蛋白酶的抵抗也较强，可存活 8 h 以上，而滋养体接触蛋白酶后即迅速被破坏。卵囊对酸、碱和常用的消毒剂的抵抗力都很强，1% 硫酸或 2.5% 重铬酸钾都不能破坏卵囊的感染性。卵囊对热、干燥和氨水则较敏感，50~55℃ 条件下 30 min 就能被杀死。

②流行病学

易感动物：人、畜、禽和多种野生动物均易感，包括 200 多种哺乳动物、70 多种鸟类、5 种变温动物、某些节肢动物。家畜中对猪和羊的危害最大。

传染源：虫体的不同阶段，如卵囊、速殖子和包囊均可引起感染，因此，中间宿主之间、终末宿主之间，中间宿主和终末宿主之间均可相互感染；临床期患畜的唾液、痰、粪便、尿、乳汁、腹腔液、眼分泌物、肉、内脏、淋巴结及急性病例的血液中都可能含有速殖子。

感染途径：病原体也可通过口、眼、鼻、呼吸道、皮肤、胎盘等途径侵入。

（5）肝片吸虫

①病原

肝片吸虫属片形科（Fasciolidae）片形属（*Fasciola*）。成虫体扁平，小树叶状，略带棕红色，是最大的吸虫之一，长 30~40 mm、宽 10~15 mm。雌雄同体，前端突出称为头锥，顶端有口吸盘，下方为腹吸盘。卵为人体寄生虫卵中最大者，椭圆形，淡黄褐色，似姜片虫卵，随寄主粪便排出体外，于适宜温度下经 10 多天在水中孵出毛蚴。毛蚴钻入中间宿主椎实螺科动物体内，经约 30 d 的发育，最后产生许多尾蚴。尾蚴自螺体逸出，在水生植物或浅水面上形成囊蚴（后尾蚴）。若囊蚴被牛、羊或人吞食，后尾蚴在宿主小肠内脱囊而出，穿过肠壁钻入肝，并定居于肝胆管内，发育成熟并产卵。自吞食囊蚴至虫体发育成熟产卵，需 3~4 个月。成虫在宿主体内可存活 11~12 年。

②流行病学

本病遍及世界各地，肝片形吸虫宿主范围很广，除主要感染黄牛、水牛、绵羊、山羊、鹿和骆驼等各种反刍动物外，还可感染猪和马属动物及一些野生动物。人因生吃带囊蚴的水生植物、含嚼水草或饮用含囊蚴的河水偶被感染，多为散发。

肝片形吸虫病的流行常呈地方性，多发生在低洼和沼泽的放牧地区。一般在夏秋两季，以多雨的年份较为严重，因为这时螺类繁殖极多，虫卵散布很广。因此，在适宜的温度、湿度和光线以及中间宿主存在的情况下，牛、羊放牧时极易感染本病。

（6）猪蛔虫

①病原

猪蛔虫（*Ascaris suum*）是寄生于猪小肠中最大的一种线虫。新鲜虫体为淡红色或淡黄色。虫体呈中间稍粗、两端较细的圆柱形。头端有 3 个唇片，一片背唇较大，两片腹唇较小，排列成品字形。体表具有厚的角质层。雄虫长 15~25 cm，尾端向腹面弯曲，形似鱼钩。雌虫长 20~40 cm，虫体较直，尾端稍钝。

②流行病学

猪蛔虫病的流行很广，一般在饲料管理较差的猪场，均有本病的发生；尤以 3~5 月龄的仔猪最易大量感染猪蛔虫，常严重影响仔猪的生长发育，甚至发生死亡。其主要原因是：第一，蛔虫生活史简单；第二，蛔虫繁殖力强，产卵数量多，每一条雌虫每天平均可产卵 10 万~20 万个；第三，虫卵对各种外界环境的抵抗力强，虫卵具有 4 层卵膜，可保护胚胎不受外界各种化学物质的侵蚀，保持内部湿度和阻止紫外线的照射，加之虫卵的发育在卵壳内进行，使幼虫受到卵壳的保护。因此，虫卵在外界环境中长期存活，大大增加了感染性幼虫在自然界的积累。

3.2.2.3 鱼贝类中常见的寄生虫

水产品中的寄生虫种类较多，但大多与公众健康关系不大。目前已知鱼体和贝类中有 50 多种蠕虫寄生虫会引起人类疾病，有些会造成严重的潜在健康危险，多能引起人畜共患病。水产品中常见的寄生虫有异尖线虫、华支睾吸虫、卫氏并殖吸虫、广州管圆线虫、绦虫、车轮虫、小瓜虫及孢子虫等。易感染寄生虫及易导致人类患病的水产品包括狭鳕鱼、黑鲷、牙鲆、真鲷、鲅鱼、鲑鱼、鲱鱼、鳕鱼、鲐鱼、带鱼、鳗鱼等海水鱼；鲫鱼、草鱼、鲢鱼、鲤鱼等淡水鱼；乌贼等海洋头足类动物；虾、蟹、螺也是寄生虫的宿主。

（1）异尖线虫

异尖线虫为蛔目异尖科线虫，是一类广泛分布于世界各地的海洋寄生虫。可引起人体异尖线虫病的主要有异尖线虫属、海豹线虫属、对盲囊线虫属和鲔蛔线虫属。通常认为异尖线虫的生活史分为四个时期，异尖线虫成虫寄生于海洋哺乳动物如海豚、海狮、鲸体内，雌性成虫产卵通过哺乳动物的粪便排出到体外，虫卵在海水中孵育成二期幼虫，该幼虫被甲壳类动物捕食，甲壳类动物被鱼类捕食进而在鱼体内发育为三期幼虫，哺乳动物通过捕食被感染的鱼类感染异尖线虫幼虫，之后在其体内异尖线虫发育为成虫。虽然人体不是异尖线虫的适宜宿主，但是幼虫可在人体消化道各部位寄生，人感染异尖线虫的危害性很大。

（2）华支睾吸虫

华支睾吸虫（Clonorchis sinensis）是中华支睾吸虫的简称，又称肝吸虫、华肝蛭。成虫寄生于人体的肝胆管内，导致胆管发炎、肝硬化，甚至引起腹水、肝坏死，可引起华支睾吸虫病，又称肝吸虫病。海产食品中几乎不含此寄生虫，淡水鱼染有华支睾吸虫囊蚴的种类较多，以鲤形目中的鲤形科阳性率最高，如白鲩、黑鲩、鳊头、大头鱼、土鱼、鲤鱼易被感染华支睾吸虫，其中小型麦穗鱼感染率最高，在淡水虾如细足米虾、巨掌沼虾等中也可被感染，其次是鳅科及鲇形目中的鲇科鱼。囊蚴常寄生于淡水鱼的腹部、背部及头部。

（3）卫氏并殖吸虫

卫氏并殖吸虫（Paragonimus westermani），全称卫斯特曼氏并殖吸虫，目前已报道的卫氏并殖吸虫有 50 多种，其第一中间宿主为淡水螺，第二中间宿主为蟹、蛄或虾。卫氏并殖吸虫是人体并殖吸虫病的主要病原，也是最早被发现的并殖吸虫，以在肺部形成囊肿为主要病变，主要症状有烂桃样血痰和咯血。寄生于脑脊髓时可引起头痛、癫痫和瘫痪等。

（4）横川后殖吸虫

淡水鱼及蛙类感染横川后殖吸虫的较多。

（5）阔节裂头绦虫

阔节裂头绦虫也叫鱼阔节绦虫，成虫寄生于犬科食肉动物，裂头蚴寄生于各种鱼类。根据种类不同通过海水或淡水鱼传播，能使人感染的阶段是蚴虫形式。幼虫看上去并不像绦虫，蚴虫较小，无节，通常像脂肪屑。裂头蚴寄生于鱼类，如鲑鱼、鲮鱼、杜文鱼、鲈鱼等，它在鱼的内脏及皮下组织中，多寄生于与鱼体肠系膜的脂肪或肌肉内。

（6）寄生蠕虫

寄生蠕虫种类很多，其中线虫和鲑隐空吸虫较为常见，最常见的线虫是复管线虫和无饰线虫。主要感染黄鱼、带鱼、海鳗、鲍鱼、墨鱼、鲱鱼等海鱼。线虫的成虫似棉线，白色，虫体大小为（3.7~13）mm×（0.9~2.5）mm，有的可长达 2 cm 或更长。

（7）广州管圆线虫

广州管圆线虫（Angiostrongylus cantonensis）是常见的螺源性寄生虫，感染人体后，虫体不能发育至成虫，多以幼虫移行引起的嗜酸性粒细胞增多性脑膜炎或脑膜脑炎为主要症状。人多因食或半生食含有广州管圆线虫Ⅲ期幼虫的中间宿主（褐云玛瑙螺、福寿螺、铜锈环棱螺、中华圆田螺和各种蜗牛及蛞蝓等）或转续宿主（鱼、蛙、蛇及鸟禽类）而感染，严重感染可危及生命，广州管圆线虫在我国分布较广，福建、江西、浙江、湖南、广东、广西和海南等7个省（自治区）均存在广州管圆线虫自然疫源地。福寿螺和褐云玛瑙螺是目前导致人体感染最多的中间宿主，特别是福寿螺自从20世纪70年代作为外来物种侵入我国后，已在我国南方地区迅速扩散蔓延，现已成为我国首批公布危害极大的外来入侵生物之一。

3.2.2.4 其他食品中常见的寄生虫

（1）曼氏迭宫绦虫

曼氏迭宫绦虫（*Spirometra mansoni*）是常见的两栖爬行动物源性寄生虫，其成虫和幼虫均可在人体内寄生，尤其以幼虫迁移并寄生于皮下、眼睛、口腔、内脏、脑和脊髓等组织器官中引起裂头蚴病更为常见且危害重大。曼氏迭宫绦虫生活史复杂，成虫常见于猫、犬等肉食动物体内，第一中间宿主剑水蚤被第二中间宿主蝌蚪吞食，在蛙的体内发育成裂头蚴。受感染的蛙被蛇、鸟等非正常宿主吞食，裂头蚴不能在其体内发育为成虫，而是穿出肠壁，移行到腹腔、肌肉及皮下等处继续生存，成为转续宿主。人多因食入或皮肤接触含有裂头蚴的蛙、蛇而感染。

（2）隐孢子虫

隐孢子虫（*Cryptosporidium* spp.）是一种常见的水源性寄生虫病原，其卵囊随粪便排出体外后，可在水体中存活数月，水源性传播目前也是隐孢子虫病传播的重要途径之一。随着社会工业化进程的推进，畜禽及动物与人类的接触愈发密切，经由感染者排出的隐孢子虫卵囊污染饮用水或娱乐场所水源所引起的相互传播感染，无论对于免疫缺陷个体还是正常个体都是一个不容忽视的公共卫生问题。隐孢子虫主要经水传播，但随着检测技术的飞速发展，越来越多的研究表明经由被污染的沙拉和其他生鲜农产品传播逐渐成为隐孢子虫感染的主要途径。

3.2.2.5 寄生虫污染的主要预防措施

寄生虫病的传播和流行，必须具备传染源、传播途径和易感动物三个基本环节，切断或控制其中任何一个环节，就可以有效地防治寄生虫病的发生和流行。此外，寄生虫病的传播和流行，还受到自然因素和社会因素的影响和制约，且与个人卫生习惯等因素有密切的联系。因此，只有认真贯彻执行"预防为主"的方针，采取综合性防治措施，才能收到成效。

（1）控制和消灭传染源

按照寄生虫的流行规律，在计划的时间内用药物驱除或杀灭寄生虫。

（2）切断传播途径

杀灭外界环境的病原体，包括虫卵、幼虫、成虫等，防止外界环境被病原体污染；同时，杀灭寄生虫的传播媒介和无经济价值的中间宿主，防止其传播疾病。

（3）保护易感动物

科学饲养，饲喂全价、优质饲料，增强动物体质；人工免疫接种；加强饲养管理，防止饲料、饮水、用具等被病原体污染；在动物体上喷洒杀虫剂、驱避剂，防止吸血昆虫叮咬等。保护易感动物是指提高动物抵抗寄生虫感染的能力和减少动物接触病原体免遭寄生虫侵袭的一些措施。

3.2.3 病毒

3.2.3.1 病毒的来源

近年来，病毒在食物中毒致病因素中的比例逐年上升，美国、日本近年来病毒性食物中毒占查明原因的食物中毒比例为 8%~20%。病毒对食品的污染不像细菌那么普遍，但一旦发生污染，将产生非常严重的后果。通过食品传播的病毒主要有轮状病毒、诺如病毒、禽流感病毒、疯牛病毒等。病毒主要来源于病毒携带者、受病毒感染的动物、环境及水产品。

3.2.3.2 病毒的传播

病毒传播的途径可概括为：①携带病毒的人和动物的粪便、尸体直接污染食品原料和水源；②带病毒的食品从业人员的污染；③携带病毒的动物与健康动物相互接触污染；④蚊、蝇、鼠类作为病毒的传播媒介污染食品，人食用被病毒污染的食品。

3.2.3.3 常见病毒对食品的污染

（1）轮状病毒

轮状病毒是全世界婴幼儿非细菌性腹泻最重要的病原，每年约百万名儿童死于轮状病毒腹泻。轮状病毒的感染性依赖于病毒衣壳的外层，主要发病季节为晚秋和冬天。中毒潜伏期为 1~4 d，主要引起婴幼儿急性肠胃炎。早期出现轻度上呼吸道感染，然后迅速出现发热、呕吐、腹泻，导致脱水和电解质紊乱。

轮状病毒在环境中不易自行灭活，因此较易传播。95% 的乙醇是轮状病毒最有效的消毒剂，因为它可以去除病毒的外壳。消毒剂如酚、甲醛、氯可以消除轮状病毒的感染性。用钙螯合剂 [如乙二胺四乙酸（EDTA）或乙二醇双（2-氨基乙基醚）四乙酸（ECTA）] 处理，可将病毒的外壳去除，病毒的感染性随之消失。

（2）诺如病毒

诺如病毒对各种消毒物质的抵抗力比较强，耐酸、耐热，在冷冻的状态下能够存活几年。一般的巴氏灭菌不能将其灭活，但对含氯的消毒液敏感。诺如病毒的传播是通过病毒携带者的粪便污染食品或水源，人食用后就会被感染。另外，呼吸道也可以传播诺如病毒。诺如病毒引发的胃肠炎是自限性疾病，可以不治而愈；严重者可以口服补液盐，不需要抗病毒治疗。近年世界各国常见的诺如病毒引发的急性胃肠炎，是由水产品中所携带的诺如病毒引起。2006 年在日本诺如病毒流行，主要是诺如病毒污染了海产品，尤其是牡蛎。预防诺如病毒食物中毒措施是在食用海产品时必须加热彻底，不要生食海鲜贝壳类等海产品，在流行区尽量不要饮用生水和到游泳池游泳。

（3）禽流感病毒

禽流感是由禽流感病毒引发的一种急性传染病，可发生在禽、哺乳动物和人身上。禽流感病毒颗粒为球形，表面有两种不同形状的钉状物，分别为血凝素（H）和神经氨酸苷酶（N）。禽流感病毒的基因组极易发生变异，目前已有 15 个 H 型和 9 个 N 型。

禽流感病毒的传染源是病禽和表面健康但携带流感病毒的禽类，可以通过空气、水源、蚊虫、食物链等途径传播。禽流感一年四季均可发生，但多暴发于冬、春两季。禽流感主要表现为发热、流涕、鼻塞、咳嗽、咽痛、头痛，体温持续在 39℃ 以上，少数患者出现肺出血、胸腔积液、肾衰竭、败血症、休克等多种并发症而死亡。

禽流感病毒对热抵抗力弱，55℃ 60 min 或者 60℃ 10 min 都可使之失活。常用的消毒药如福尔马林、漂白粉、碘剂、脂溶剂可以快速破坏其致病力。阳光直接照射 40~48 h 可以使其灭活。因此，预防该病毒传播的措施主要是保持清洁，养成良好的卫生习惯；对工作人员及其常规防护物品进行可靠的清洗消毒；食用禽肉、禽蛋要煮熟煮透；接种流感灭活疫苗。

（4）疯牛病毒

疯牛病毒是朊病毒，可引起人和动物中枢神经系统致死性疾病，以大脑灰质出现海绵状病变为主要特征。朊病毒具有较强的抗性，对几乎所有杀灭病毒的因素均有抵抗力。高度热稳定，只有在136℃ 2 h的高压下才能灭活，紫外线、离子辐射及羟胺均不能使其丧失侵染能力。疯牛病毒的传染源主要是疯牛，包括脑、脊髓、肝、淋巴结等，然后通过食物链传染给人类。疯牛病毒在人体内的潜伏期很长，一般为10~20年或者30年。早期主要症状为精神异常，包括焦虑、抑郁、孤僻、记忆力减退、肢体及面部感觉障碍等，继而出现严重痴呆和精神错乱。患者出现症状后1~2年死亡。

为了防止疯牛病发生传播，我国规定不能从有疯牛病和羊瘙痒病的国家进口牛羊以及与牛羊有关的加工制品，包括牛血清、血清蛋白、动物饲料、内脏、脂肪、骨及激素类等。

（5）口蹄疫病毒

口蹄疫是由口蹄疫病毒感染引起的一种人畜共患的急性、接触性传染病，最易感染的动物是黄牛、水牛、猪、骆驼、羊、鹿等。口蹄疫以牛最易感，羊的感染率低。口蹄疫发病后一般不致死，但会使病兽的口、蹄部出现大量水疱，高烧不退，使实际畜产量锐减。另外，人一旦受到口蹄疫病毒传染，经过2~18 d的潜伏期后突然发病，表现为发烧，口腔干热，唇、齿龈、舌边、颊部、咽部潮红，出现水泡（手指尖、手掌、脚趾），同时伴有头痛、恶心、呕吐或腹泻。

病畜和带毒畜是主要的传染源，它们既能通过直接接触传染，又能通过间接接触传染（例如分泌物、排泄物、畜产品、污染的空气、饲料等）传给易感动物。口蹄疫的主要传播途径是消化道和呼吸道、损伤的皮肤、黏膜（眼结膜）以及完整皮肤（如乳房皮肤）。我国对口蹄疫的预防主要通过接种疫苗，感染口蹄疫的畜类则捕杀。

（6）肝炎病毒

肝炎病毒是引起病毒性肝炎的病原体。目前公认的人类肝炎病毒至少有5种型别，包括甲型、乙型、丙型、丁型及戊型肝炎病毒。其中甲型与戊型肝炎病毒由消化道传播，引起急性肝炎，不转为慢性肝炎或慢性携带者。乙型与丙型肝炎病毒均由输血、血制品或注射器污染而传播，除引起急性肝炎外，还可致慢性肝炎，并与肝硬化及肝癌相关。丁型肝炎病毒为一种缺陷病毒，必须在乙型肝炎病毒等辅助下方能复制，故其传播途径与乙型肝炎病毒相同。

为防止甲型、乙型肝炎的发生和流行，应重视水源保护，管理好粪便，加强饮食卫生管理，讲究个人卫生，病人排泄物、食具、床单、衣物等应认真消毒，在输血时应严格筛除乙型肝炎抗原阳性献血者，血液及制品应防止乙型肝炎抗原的污染，注射品及针头在使用之前应严格消毒。

（7）肠病毒

肠病毒（Enterovirus）属于小RNA病毒科，病毒为二十面体立体对称，无包膜。肠病毒包括脊髓灰质炎病毒、柯萨奇病毒A群、柯萨奇病毒B群、埃可病毒和肠病毒。该病毒被命名为肠病毒是因为它们可以在肠道中繁殖。肠病毒对环境因素有较强的抵抗力，在一般环境中可以生存数周，因此食品一旦受到污染，人就有患疾的危险，人肠道病毒分布广泛，主要通过粪—口途径传播，少数也经气溶胶传播，病毒可经感染者的粪便排出体外。肠病毒引起婴幼儿的多种疾病，最典型的症状是胃肠炎。感染的症状通常很轻微，多数无临床症状。然而，肠道中的病毒可能扩散到其他器官，引起严重的疾病，甚至是致命的脑膜炎和瘫痪。

（8）星状病毒

星状病毒（*Astrovirus*）属于星状病毒科，球形、无包膜，是引起儿童急性腹泻的主要原因，其症状通常比轮状病毒轻微，经常与轮状病毒和杯状病毒混合感染。冬季为流行季节。星状病毒通过食品和水经粪—口途径传播。

（9）哺乳动物腺病毒

哺乳动物腺病毒（*Mammalian Adenovirus*）属于腺病毒科，该病毒为无包膜的双链 DNA 病毒，正二十面体。大部分腺病毒引起人的呼吸道感染，一部分腺病毒则引起人的胃肠炎。腺病毒主要经粪—口途径传播，约 10% 儿童胃肠炎由该病毒引起，四季均可发病，以夏季多见。该病毒可从污泥、海水和贝壳类食品中检出。

3.2.3.4　病毒污染的主要预防措施

多数病毒主要通过粪便污染食品和水源，并经口传染，因此要控制传染源，切断其传播途径，加强饮食卫生、保护水源是预防污染的主要环节。对食品生产人员要定期进行体检，做到早发现、早诊断和早隔离；对病人的排泄物、血液、食具、用品等需进行严格消毒。严防饮用水被粪便污染。对餐饮业来说，从业人员要保持手的清洁卫生，养成良好的卫生习惯，对餐具要进行严格的消毒；食用冷藏食品时尽量加热处理，对可疑的食品食用前一定要彻底加热；对输血人员要进行严格体检，对医院使用的各种器械进行严格消毒。另外，可以接种疫苗提高人体的免疫力。

3.3　病媒生物

病媒生物

本章小结

本章在第二章的基础上，重点介绍了食品的生物性危害，聚焦食品腐败和致病。首先，概述了食品腐败菌的来源、污染途径、常见腐败菌的种类，影响食品腐败变质的因素有微生物（包括细菌、霉菌、酵母菌）、食品本身的组成和性质（包括食品本身的营养物质、水分、温度、pH、渗透压、酶等）和环境因素（如温度、湿度、空气和光照），食品腐败变质中的化学变化和食品腐败变质的鉴定。其次，介绍了食源性病原体，主要包括致病菌（如病原学特点、流行病学特点、中毒机制、临床表现、诊断与治疗）、食源性寄生虫（如寄生虫的传染源和传播途径、畜禽肉中常见的寄生虫、鱼贝类中常见的寄生虫、曼氏迭宫绦虫和隐孢子虫等其他食品中常见的寄生虫），病原寄生虫污染的主要预防措施、食源性病毒的来源、传播的途径、常见病毒对食品的污染、病毒污染的主要预防措施等内容。

思政园地

思政园地

思考题：

思考题答案

1. 什么是食品腐败菌？其来源有哪些？
2. 腐败菌的污染途径有哪些？
3. 食源性寄生虫的传播途径有哪些？
4. 简述影响食品腐败变质的因素。
5. 简述病毒传播的途径。

第4章 食品的化学性危害

本章课件

食品的化学性危害是指食品中的有害化学物质所产生的危害。这些有害化学物质存在于食品中的方式很多，不同的有害化学物质进入食品的途径也存在差异。这些物质中有些是在食物原料本身天然存在的，有些是在种植或养殖过程中蓄积的，有些则是在生产加工过程中混入的。相比于食品中的其他危害，蓄积性是化学性危害的显著特点，可通过食物链的生物富集作用在生物或人体内达到很高浓度，从而带来严重的食品安全问题。许多食品中的化学性危害既可引起急性中毒，也可导致慢性中毒症状，甚至可致突变、致癌和致畸，因此建立完善的化学性危害风险评估体系是我国食品安全领域面临的一大任务。

4.1 食品中的天然毒素

食品中的天然毒素是指食品中自然存在的毒素，它们可能是为发挥特定作用而存在，如抵御捕食者、昆虫或微生物的化学防卫，或者因贮存方法不当，在一定条件下产生的某种有毒成分。它们或是微生物分泌的有毒物质，或直接在食品中形成存在，或是食物链迁移的结果。根据来源的不同，食品中的天然毒素可分为：真菌毒素、藻类毒素、植物毒素、动物毒素和过敏原。这些毒素有形形色色的化学结构，其性质和毒性也大有分别。

4.1.1 真菌毒素

真菌是一类有细胞壁，不含叶绿素，无根茎叶，以腐生或寄生方式生存，能进行有性或无性繁殖的微生物。自然界中的真菌分布十分广泛，并可作为食品中正常菌的一部分用来加工食品，但在特定情况下又可造成食品的腐败变质。有些真菌不仅本身作为病原体引发人类疾病，其代谢产物真菌毒素也对人及动物造成危害。真菌毒素是农产品的主要污染物之一，人畜进食被其污染的粮油食品可导致急、慢性真菌毒素中毒症。我国是一个农业大国，小麦、玉米、大米及花生等是居民的主要食品原料，每年因霉变而导致约 25000 吨粮食不能食用。出口的粮食由于真菌毒素超过输入国限量标准而遭警告或降低等级的现象时有发生。某些食物中毒、慢性病及癌症的发生与摄入含有真菌毒素的食品有关。引起真菌毒素中毒的原因主要是大麦、小麦、面粉、面包、玉米、花生、核桃、苹果、高粱等食物在储存过程中生霉且未经适当处理即当作食材，或是误食已加工好但放置很久发霉变质的食物，或在制作发酵食品时被有毒霉菌污染或误用产毒菌株。真菌毒素一般都是相对分子质量小的物质，通常不被粮食谷物加工工艺或食品的烹调加热破坏，所以在某种程度上比其他毒素更加危险。

4.1.1.1 产毒真菌

真菌的种类繁多，大约有 4.5 万种，其中与食品卫生关系密切的产毒菌株主要属于半知菌纲的曲霉菌属、镰刀菌属、青霉菌属及其他菌属，具体如表4-1所示。

表4-1 产毒真菌的种类

属	种类	毒素
曲霉菌属	黄曲霉、赭曲霉、杂色曲霉、烟曲霉、构巢曲霉和寄生曲霉等	香豆素类和丁烯酸内酯化合物
青霉菌属	岛青霉、桔青霉、黄绿青霉、红色青霉、扩展青霉、圆弧青霉、纯绿青霉、斜卧青霉等	主要是蒽醌、丁烯酸内酯、环氯肽、吡喃酮及吡喃结构的化合物
镰刀菌属	禾谷镰刀菌、三隔镰刀菌、玉米赤霉菌、梨孢镰刀菌、尖孢镰刀菌、雪腐镰刀菌、串珠镰刀菌、拟枝孢镰刀菌、木贼镰刀菌、茄病镰刀菌、粉红镰刀菌等多种	酚大环内酯和单端霉烯族化合物
其他真菌	如麦角菌属、鹅膏菌属、马鞍菌属和链格孢菌属等	

能够产生真菌毒素的真菌只是真菌中的一小部分，且产毒菌种中也有可能只有一部分菌株产毒。真菌毒素没有严格的专一性，即一种真菌产毒株可产生几种真菌毒素，而同一真菌毒素可由几种真菌产毒株产生。产毒真菌产生毒素需要一定的条件，其是否产毒及产毒的能力主要受以下因素的影响：

（1）基质的营养，真菌的营养来源主要是糖、少量的氮及矿物质，生长在富含这些营养的基质上的真菌产毒量高；

（2）基质的水分，真菌的生物学特性决定它所污染的对象主要是潮湿的或半干燥的储藏食品；

（3）温度，环境温度25~33℃时最适合真菌的生长繁殖，也最容易形成真菌毒素；

（4）湿度，环境相对湿度80%~90%时为真菌繁殖和产毒的最适条件，水分活度A_w值低于0.7时，可以完全阻止产毒的霉菌繁殖；

（5）氧气，大部分真菌为需氧菌，高浓度CO_2能够抑制其生长。

4.1.1.2 真菌毒素的分类及中毒特点

到目前为止，已经发现了300多种化学结构不同的真菌毒素，其中由粮食及饲料在天然条件下生成的，而且已经被分离出来且证明有毒的、化学结构清楚的真菌毒素有20多种。主要的有以下几种：

（1）黄曲霉毒素（AF）

黄曲霉毒素是一类化学组成相似的化合物，其基本结构均有一个二呋喃环和氧杂萘邻酮，是由黄曲霉和寄生曲霉产生的二次代谢产物。霉菌污染食品后产生黄曲霉毒素的最适温度在25~32℃，相对湿度80%以上，食品的含水量要在15%以上。黄曲霉毒素常存在于土壤、动植物和各种坚果，特别是花生和核桃中，在大豆、玉米、奶制品、食用油等制品中也经常发现。这类毒素化学性质稳定，268~269℃条件下才能被破坏，在中性溶液中较稳定，在强酸性溶液中稍有分解，但在碱性和加热双重条件下不稳定，另外，紫外线对低浓度的黄曲霉毒素有一定的破坏作用。

黄曲霉毒素进入人体后，首先由肝微粒体中的多功能氧化酶催化，形成一种具有高反应活性的、亲电性的环氧化物。该物质一部分可与某些酶结合形成生物大分子结合物，受环氧化物酶的催化水解而被解毒；另一部分则与生物大分子的亲核中心反应，其中与蛋白质、类脂的结合可引起细胞的死亡而表现为急性毒性，与核酸的结合可引起突变而表现为慢性毒性。黄曲霉毒素对各种动物的急性毒性的共有特点是损害肝脏，其临床症状为肝细胞变性、脂肪浸润并有胆小管及纤维组织增生。小剂量长期摄入可造成慢性毒性，动物实验表现为生长障碍，肝脏亚急性或慢性损伤，甚至诱发原发性肝癌。

黄曲霉毒素 B_1 是已知的化学物质中致癌性最强的一种，是二氢呋喃氧杂萘邻酮的衍生物，含有一个双呋喃环和一个氧杂萘邻酮（香豆素）。我国食品安全国家标准 GB 2761—2017 中规定了黄曲霉毒素 B_1 在各种食品中的限量指标，具体如表 4-2 所示。谷物及其制品、豆类及其制品、坚果及籽类、油脂及其制品、调味品、幼儿配方食品及婴幼儿辅助食品中的黄曲霉毒素 B_1 按 GB 5009.22—2016 规定的方法测定。

表 4-2　食品中黄曲霉毒素 B_1 限量指标

食品类别	限量（μg/kg）	食品类别	限量（μg/kg）
玉米、玉米面（渣、片）及玉米制品	20	小麦、大麦、其他谷物	5.0
稻谷（以糙米计）、糙米、大米	10	小麦粉、麦片、其他去壳谷物	5.0
发酵豆制品	5.0	花生油、玉米油	20
花生及其制品	20	植物油脂（花生油、玉米油除外）	10
其他熟制坚果及籽类	5.0	酱油、醋、酿造酱	5.0
婴幼儿配方食品（以大豆及大豆蛋白制品为主要原料的产品）	0.5	较大婴儿和幼儿配方食品（以大豆及大豆蛋白制品为主要原料的产品）	0.5
特殊医学用途婴儿配方食品	0.5	婴幼儿谷类辅助食品	0.5
特殊医学用途配方食品（特殊医学用途婴儿配方食品涉及的品种除外）	0.5	辅食营养补充品（只限于含谷类、坚果和豆类的产品）	0.5
运动营养产品（以大豆及大豆蛋白制品为主要原料的产品）	0.5	孕妇及乳母营养补充食品（只限于含谷类、坚果和豆类的产品）	0.5

（2）杂色曲霉毒素（ST）

杂色曲霉毒素的基本结构为二呋喃环与氧杂蒽醌连接组成。能产生杂色曲霉毒素的霉菌广泛存在于自然界中，杂色曲霉和构巢曲霉经常污染粮食且 80% 以上的菌株能产生杂色曲霉毒素，因此杂色曲霉毒素主要污染小麦、玉米、大米、花生、大豆等粮食作物、食品和饲料。

ST 急性中毒的病变特征是肝、肾坏死。但杂色曲霉毒素的慢性毒性作用较强，易引起食欲减退、拒食、进行性消瘦、虚弱、精神抑郁等中毒症状。因其结构类似于黄曲霉毒素，杂色曲霉毒素具有较强的致癌性，可以导致动物的肝癌、肾癌、皮肤癌和肺癌。关于杂色曲霉毒素的致癌机制，多数学者认为它的二呋喃环末端的双键可与 DNA 分子的尿嘧啶形成加合物，使 DNA 结构改变，进而导致 DNA 复制错误；此外，它还可在 O-甲基转移酶Ⅱ催化下转变成 O-甲基杂色曲霉素，随后转变成毒性和致癌性更强的黄曲霉毒素。因此，杂色曲霉毒素不仅会直接危害动物和人类健康，还可作为黄曲霉毒素的合成前体，致畸、致突变和致癌，给人畜造成进一步的威胁。

目前我国还没有规定食品中杂色曲霉毒素的限量标准。

（3）赭曲霉毒素

赭曲霉毒素是异香豆素联结 L-苯丙氨酸在分子结构上类似的一组化合物，是由青霉属和曲霉属的一些菌株产生的二次代谢产物，分为 A、B、C、D 四种化合物。其中赭曲霉毒素 A 在谷物中的污染率和污染水平最高，毒性最大，对人体健康影响最大，其相当稳定，甚至在乙醇溶液中低温条件下可保存一年。此外，赭曲霉毒素 A 具有耐热性和化学稳定性，焙烤只能使其毒性减少 20%，而蒸煮对其毒性几乎无影响。赭曲霉毒素主要污染玉米、大豆、燕麦、大麦、花生、火腿、水果等。粮食中的产毒菌株在 28℃ 时产生的赭曲霉毒素最多，低于 15℃ 或高于 37℃ 时产生的量极低。

赭曲霉毒素 A 进入体内后在肝微粒体混合功能氧化酶的作用下，转化为 4-羟基赭曲霉毒素 A 和 8-羟基赭曲霉毒素 A。不同的动物种属对赭曲霉毒素的敏感性不同，其中狗和猪最为敏感。赭曲霉毒素主要对肾产生危害，造成肾肿大，摄入量超过 5 mg/kg 时甚至会对肝脏组织和肠产生破坏，引起肠炎、肝肿大等。研究报告显示，赭曲霉毒素 A 可导致细菌基因突变以及培养的人类淋巴细胞和猪的膀胱上皮细胞的姐妹染色体交换，还可引起肾和肝组织的 DNA 单链断裂，这些 DNA 损伤不可再修复。赭曲霉毒素 A 还是一种免疫抑制剂，低浓度的毒素就可抑制小鼠 T 淋巴细胞和 B 淋巴细胞介导的免疫反应，导致免疫球蛋白 IgG、IgA 和 IgM 的下降。

赭曲霉毒素 A 在食品中广泛存在，但目前尚缺乏行之有效的防毒和去毒方法，因此制定并严格执行食品中赭曲霉毒素 A 的限量标准非常重要。我国食品安全国家标准 GB 2761—2017 中规定了赭曲霉毒素 A 在食品中的限量指标，具体如表 4-3 所示。具体检测按 GB 5009.96—2016 规定的方法测定。

表 4-3　食品中赭曲霉毒素 A 限量指标

食品类别	限量（μg/kg）	食品类别	限量（μg/kg）
谷物（稻谷以糙米计）	5.0	谷物碾磨加工品	5.0
豆类	5.0	葡萄酒	2.0
烘焙咖啡豆	5.0	研磨咖啡（烘焙咖啡）	5.0
速溶咖啡	10.0		

（4）伏马菌素

伏马菌素是一组结构相似的双酯类化合物，由丙烷基-1，2，3-三羧酸和 2-氨基-12，16-二甲基多羟二十烷构成，后者 C_{14} 和 C_{15} 的羟基被前者酯化。到目前为止，已鉴定出的伏马菌素被分为四组，分别为 A、B、C、P 组，其中 B 组的伏马菌素 B_1 产量最丰富，也是导致伏马菌素毒性作用的主要成分。自然界中产生伏马菌素的真菌主要是串珠镰刀菌，其次是多育镰刀菌。这两种真菌广泛存在于各种粮食及其制品中，因此伏马菌素大多存在于玉米及玉米制品中，大米、面条、调味品、高粱和啤酒中也有极低的浓度。伏马菌素对热很稳定，不易被蒸煮破坏。该毒素在多数粮食加工处理过程中不易被破坏，易通过粮食加工品、饲料污染动物性食品后对人体健康以及畜牧业生产造成危害。

将 ^{14}C 标记的伏马菌素 B_1 经腹腔注射大鼠，20 min 后血浆内达到最大浓度，24 h 后有 66% 进入粪便，32% 由尿液排出，肝中含有 1%，在肾脏和血红细胞内仅有微量存在。而经管喂法的伏马菌素 B_1 几乎全部由粪便排出，且绝大部分是未经代谢的伏马菌素 B_1 原型，在尿、肝、肾和血红细胞内仅有微量。以胃饲法给予 SD 大鼠放射性标记的伏马菌素 B_1，最终高达 80% 的标记物在粪便中出现，尿中含 3%，其余分布在各种组织中，以肝、肾和血液中含量最高。动物实验表明，伏马菌素对多种脊椎动物都有毒性，可抑制小鼠脑神经元细胞的神经鞘脂类合成，表现为自由神经鞘氨醇在原位蓄积，神经鞘脂类总量减少等。此外，还对动物的肝脏和肾脏有损害作用，表现为肝硬变、结节增生和胆管增生等。马的脑白质软化病（EL-EM）是最常见的与伏马菌素有关的疾病，临床表现为初期病畜嗜睡拒食、共济失调、抽搐等症状，最终可导致死亡。

伏马菌素主要污染玉米及其制品，偶尔在高粱、大豆和豌豆中检出。平时要加强粮食的通风、防潮、防霉管理，及时对田间和贮藏的玉米、麦类、稻谷等粮食和饲料原料进行干燥处理，防止串珠镰刀菌等产毒真菌的污染、繁殖和产毒；不用发霉的玉米加工食品；不食用发霉变质的玉米及玉米制品，从而减少摄入伏马菌素的可能性。目前我国还没有规定食品中伏马菌素的限量标准。

（5）玉米赤霉烯酮（ZEA）

玉米赤霉烯酮，即 F2 磁性发情毒素，是一种雷琐酸内酯，化学名称为 6-（10-羟基-6-氧代-反式-1-十一碳烯基）-β-雷琐酸内酯，是由镰刀菌属的菌种如禾谷镰刀菌、三线镰刀菌、木贼镰刀菌及串珠镰刀菌等产生的代谢产物，以禾谷镰刀菌产生为主。玉米赤霉烯酮主要污染玉米，产毒菌株在 16~24℃ 和相对湿度为 85% 左右时产毒最多，收获后维持潮湿状态的玉米最易受污染。此外，大麦、小麦、大米、小米、燕麦等粮食作物也可被污染。该毒素的耐热性较强，110℃ 1 h 才能被完全破坏，在体内有一定的残留和蓄积，一般代谢出体外需半年。

玉米赤霉烯酮具有雌激素样作用，对动物的急性毒性很小。在膳食中浓度低时，具有一定的生理活性且不呈现毒性，但高浓度的玉米赤霉烯酮可引起动物产生雌激素中毒症，对猪尤其明显。ZEA 主要作用于生殖系统，妊娠期动物（包括人）食用含此毒素的食物可引起流产、死胎和畸胎。此外，ZEA 进入动物体内后，由于雌激素水平过高而对神经系统、心脏、肾脏、肝和肺造成一定的毒害作用，主要引起神经系统的中毒症，如恶心、发冷、头疼等中毒症，甚至在脏器中造成多个出血点，使动物死亡。

鉴于玉米赤霉烯酮的毒性及其在体内不易排出，做好防止食品、饲料被玉米赤霉烯酮污染的措施是十分必要的。我国规定食品中玉米赤霉烯酮的测定按 GB 5009.209—2016 规定的方法进行，小麦、小麦粉、玉米或玉米面（渣、片）中玉米赤霉烯酮限量指标均为 60 μg/kg。

（6）单端孢霉烯族化合物

单端孢霉烯族化合物的化学结构基本相同，均具有四环倍半萜烯结构。根据相似的功能基团可将其分为 A、B、C、D 四个型，A 型单端孢霉烯族化合物在 C_8 位置上有一个与酮不同的功能团，这一型包括 T-2 毒素、HT-2 毒素、二乙酸薰草镰刀菌烯醇（DAS）等；B 型在 C_8 位置上有羧基功能团，以脱氧雪腐镰刀菌烯醇（DON）和雪腐镰刀菌烯醇（NIV）为代表；C 型的特点是在 C_7、C_8、C_9、C_{10} 上有一个次级环氧基团；D 型在 C_4 和 C_5 之间有两个酯连接。天然污染谷物和饲料的单端孢霉烯族化合物主要为 A 型的 T-2 毒素、HT-2 毒素、DAS 以及 B 型的 DON 和 NIV。大多数单端孢霉烯族化合物是由镰刀菌属的菌种产生的，通常 A 型单端孢霉烯族化合物由三线镰刀菌、拟枝孢镰刀菌、梨孢镰刀菌、木贼镰刀菌产生，而 B 型单端孢霉烯族化合物主要由禾谷镰刀菌和黄色镰刀菌产生。一般条件下，所有单端孢霉烯族化合物均非常稳定，可长期储存，在 120℃ 时很稳定，180℃ 时中度稳定，210℃ 时 30~40 min 可破坏。单端孢霉烯族化合物涉及的产毒菌种较多，产毒条件复杂，所以在食品中出现的机会较多，主要污染大麦、小麦和玉米等。

A 型单端孢霉烯族化合物的毒性比 B 型大，毒性最小的是 DON。单端孢霉烯族化合物的主要毒性作用为细胞毒性、免疫抑制和致畸作用，可能有弱致癌性。HT-2 毒素是体外及体内很强的蛋白质合成抑制剂，可能导致免疫系统的损伤从而改变其免疫应答，主要表现在抗体生成，同种异基因移植的排斥、迟发型变态反应等。人类单端孢霉烯族化合物中毒的主要临床表现为消化系统和神经系统症状，主要为恶心、呕吐、头晕、腹泻，有些病人还呈现出乏力、全身不适、步伐不稳等醉酒样症状。目前，单端孢霉烯族化合物对动物及人体的危害还处于症状关联性研究方面，具体机理仍然未知。我国规定食品中脱氧雪腐镰刀菌烯醇（DON）的测定按 GB 5009.111—2016 规定的方法进行，大麦、小麦、麦片、小麦粉、玉米及玉米面（渣、片）中 DON 的限量指标均为 1000 μg/kg。

（7）展青霉毒素

展青霉毒素又叫棒曲霉毒素和珊瑚青霉毒素，化学名称为 4-羟基-4H-呋 [3, 2c] 吡喃-2（6H）-酮，相对分子质量小。能产生展青霉素的真菌有曲霉属、青霉属和丝衣霉属的部分真菌，主要有扩展青霉素、展青霉、曲青霉、棒曲霉、雪白丝衣霉等。展青霉毒素的产毒菌在 21℃ 和 A_w 为 0.81 左右的条件下生成毒素最多。展青霉素主要存在于霉烂苹果和苹果汁中。展青霉毒素在苹果酒、苹果蜜饯等制品，山楂、梨、桃、香蕉、葡萄、杏、大麦、面包等食品中也曾有检出。展青霉毒素在氯仿、苯、二氯甲烷等溶剂中能较长时间保持稳定，且在酸性环境中非常稳定，而在碱性溶液中不稳定，加工过程中不被破坏。

展青霉素的作用具有两重性。一方面它具有光谱抗菌作用，可抑制多种革兰氏阳性菌及大肠杆菌、伤寒杆菌等革兰氏阴性菌，对某些真菌、原生生物和各种细胞培养物的生长有抑制作用；另一方面，它又对小鼠、大鼠、兔等实验动物有较强的毒性，其毒性作用远大于其药用价值。因此，展青霉素一直被作为毒素研究。展青霉素对人及动物均具有较强的毒性作用，但其遗传毒性较低。啮齿动物对展青霉素的急性中毒常伴有痉挛、肺出血、皮下组织水肿、无尿甚至死亡。展青霉素能不可逆地与细胞膜上的—SH 结合，抑制含有—SH 的酶的活性，如磷酸果糖激酶、Na^+-K^+-ATP 酶、脑中乙酰胆磷脂酶等，并抑制网状细胞依赖 Na^+ 的甘氨酸转运系统，消耗细胞内的谷胱甘肽（GSH）。因此展青霉素引起的细胞毒性损伤包括对细胞 GSH 水平和线粒体功能及细胞膜的直接作用，间接地引起生理呼吸异常、对大分子物质合成的抑制、对非蛋白质巯基的耗竭，最终导致细胞活性的丧失，而抗氧化剂并不能防止这些改变。

鉴于展青霉素的毒性及其污染情况，食品生产过程中应严格控制原料的腐烂率，确保终产品中的展青霉素符合限量标准。我国食品安全国家标准 GB 2761—2017 中规定了展青霉素在水果制品（果丹皮除外）、果蔬汁类及其饮料以及酒类中的限量指标均为 50 μg/kg，具体检测按 GB/T 5009. 185—2016 规定的方法测定。

（8）麦角生物碱

麦角中毒是人们发现最早的真菌毒素中毒症之一，曾使成千上万人丧生或致残。麦角菌生长于禾本科植物的花絮上，形成菌核。由于菌核形成时多露出子房以外，形状像动物的角，故叫做麦角。麦角化合物约有 100 种，主要毒性物质是麦角生物碱，其包括麦角胺、麦角毒碱和麦角新碱三大类。麦角菌主要寄生于黑麦的子房内，在小麦、大麦、燕麦、鹅冠草等的子房内也可寄生。加热处理麦类食物，例如焙烤面包，可降低麦角生物碱的含量。由于麦角生物碱和加热方法的不同，其降低量从 50%～100% 不等。

目前缺少麦角生物碱独立分析的数据，根据之前人类麦角中毒的报道，人误食含有麦角毒素的食品后，会引起干性坏疽、皮肤脱落、血管收缩、肌肉痉挛、神经麻痹、心脏衰竭等症状。尽管人类对麦角生物碱的中毒事件已有很长的研究历史，但对于其对动物所产生的亚急性、慢急性中毒反应的实验研究较少，关于麦角生物碱是否有诱变性、致畸性和致癌性也尚无定论。

目前，通常采用机械净化法或用 25% 食盐水浮选漂出麦角，来清除食用粮谷及播种粮谷中的麦角，预防麦角生物碱中毒。目前尚没有麦角生物碱的食品限量标准。

（9）蕈类毒素

蕈类通称蘑菇，属大型真菌。我国的蘑菇种类极多，分布地域也非常广阔。无论在森林或草原、山丘或平原、路边或旷野、公园或林荫道、朽木或腐殖质上都可采到蘑菇。我国食蕈有近 300 种，毒蕈约 180 种，其中对人生命有威胁的有 20 多种，含剧毒可致死的约有 10 种。

毒蕈中所含有的有毒成分很复杂，还有许多尚不清楚。一种毒蕈可含有几种毒素，而一种毒素又可存在于数种毒蕈中。毒蕈中毒多发生于高温多雨的夏秋季节，往往由于个人采摘野生鲜蘑菇，又缺乏识别有毒与无毒蘑菇的经验，将毒蕈误认为无毒的食用，特别是儿童更易误采毒蘑菇食用。毒蕈中的主要毒素有以下几类：

①胃肠毒素。含有胃肠毒素的毒蕈很多，其中有的中毒表现严重，偶可致死，如蜡伞属中的变黑蜡伞，红菇属中的毒红菇等。有的中毒表现较重，但无死亡，如红菇属中的臭黄菇。还有一些中毒表现比较轻微，如乳菇属中的毛头乳菇、白乳菇等。黑伞菌属某些有毒种类含毒成分可能为树脂类或酚、甲酚类化合物，白乳菇中也含有类似树脂的物质，其他有毒成分还不清楚。

②神经、精神毒素。这类毒素一般可分为四类：毒蝇碱、异噁唑衍生物、色胺类化合物和致幻素。毒伞属中的毒蝇伞、假芝麻菌、丝盖伞属的发红锈伞等都含有毒蝇碱。毒蝇碱有拮抗阿托品的作用，经消化道吸收后，能兴奋副交感神经系统，降低血压，减慢心率，引起呕吐和腹泻，能使汗腺、泪腺及各种黏液、胰腺、胆汁的分泌增多，致瞳孔缩小，使气管支轮状肌收缩而出现呼吸困难。毒蝇母和碚子树酸属于异噁唑类衍生物，可作用于中枢神经系统，引起精神错乱、幻觉和色觉紊乱。色胺类化合物主要指蟾蜍素和光盖伞素，蟾蜍素是 5-

羟基-N-二甲基色胺的吲哚衍生物，主要作用是产生极明显的对色的幻视，引起轻度头痛、眼球震颤、幻视和轻度呼吸障碍，数分钟至一小时即可恢复。光盖伞素即邻磷酰基-4-羟基-N-二甲基色胺，口服可产生明显的幻觉，还可出现欣快与焦虑、淡漠与紧张交替的情绪变化，亦可引起瞳孔散大、心跳过速、血压上升等交感神经兴奋的症状。致幻素存在于裸伞属的橘黄裸伞及牛肝菌属中的某些种类中，食后中毒可出现手舞足蹈、狂笑、幻觉、意识障碍等。

③血液毒素。鹿花菌中含有血液毒素，是甲基联胺化合物，它可使大量红细胞破坏，出现急性溶血，如贫血、黄疸、肝脾肿大等。

④原浆毒素。原浆毒素主要有毒伞肽和毒肽两大类。这两大类均属极毒，毒性稳定，耐高温、耐干燥，一般烹调不能破坏其毒性，但它们作用的部位、作用的速度和毒性均不相同。毒肽类作用于肝细胞的内质网，作用快，大剂量在 1~2 h 即可致死；毒伞肽类作用于肝细胞核，作用慢，即使大剂量时在 15 h 内也不会致死，但毒性强，能损害心、肝、肾、脑等实质脏器，尤以肝、肾为主。

⑤其他毒素。除以上几类毒素外，尚有其他毒素，大都未分离或鉴定。如吃墨汁鬼伞同时喝酒，可有口内金属味、恶心、呕吐、手肿、心悸、四肢麻木等中毒症状。这不同于以上几类毒素引起的中毒症状，其中的毒素尚待研究。

由于蕈毒素不能通过热处理、罐装、冷冻等食品加工工艺破坏，许多毒素化学结构还没有确定而无法检测，再加上有毒和无毒蘑菇不易辨别，所以目前唯一的预防措施是避免食用野生蘑菇。用一些不靠谱的办法来鉴别种类繁多、形态多变和含毒成分复杂的多种毒蘑菇，极为危险。只有熟悉和掌握各种毒蘑菇的形态特征和内部结构，再根据当地群众的经验来鉴别，防止误食才是科学的依据。

4.1.1.3 真菌毒素的预防与控制

真菌毒素对人和动物都有极大危害，但在自然界中要完全避免真菌毒素对食物的污染是很不容易的。目前仍没有十分可靠的方法可以完全去除农产品中的真菌毒素，因此，需要综合地预防和控制真菌毒素的污染，要采取积极主动的预防措施。防止产毒真菌直接污染食物，是防止真菌毒素污染食物的一种简单、经济的方法。预防真菌毒素污染食品，必须做好三点：

（1）隔离和消灭产毒真菌源区，尽量减少产毒真菌及其毒素污染无毒食品，造成二次污染。要防止粮食、油料等原料被真菌污染，把好粮食、油料的入库质量关，如入库粮食不仅要做水分、杂质、带虫量以及一些品质指标的检测，而且应做粮油的带菌量、菌相及真菌毒素含量的检测。

（2）严格控制易染真菌及其毒素的食品的贮藏、运输等环境条件，抑制微生物在食品中大量繁殖及产生毒素。食品及饲料中的真菌只有在一定的温度和湿度条件下才能产生毒素，只要严格控制食品和饲料的贮藏温度及水分就能减少甚至完全抑制真菌毒素的产生。此外，还可对食品进行高温、紫外线、微波、添加防腐剂等处理来杀死真菌。

（3）如果预防措施失效，避免食品中出现真菌毒素的最后途径是根除毒素，原则上，食品和饲料中被真菌毒素污染的物质可以通过分离真菌毒素或使真菌毒素转化为非毒性的形式而被钝化。降解过程可通过物理、化学或生物手段实现。

目前虽然能采用一些方法除去真菌毒素，但是每种方法都有其弊端，因此，仍应以预防为主，制定食品中真菌毒素的最高限量标准，限定各种食品中真菌毒素的含量。

4.1.2　藻类毒素

藻类毒素是由微小的单细胞藻类产生的毒性成分，对人类食品的影响常见于海产品中。海藻位于海洋食物链的始端，在生长过程中所产生的毒素会通过生物链在海产品内蓄积。随着近海海域的富营养化日趋严重，藻类毒素污染饮用水及其所致海产品染毒进而危害人类健康已成为国内外沿海地区食品卫生的研究热点。

最重要的海洋藻类毒素有：腹泻性贝毒素（DSP）、麻痹性贝毒素（PSP）、神经性贝毒素（NSP）、失忆性贝毒素（ASP）和鱼肉毒素（CFP）。

（1）腹泻性贝毒素（DSP）

腹泻性贝毒是一类聚醚类或大环内酯类化合物，主要来自鳍藻属、原甲藻属等藻类，可被 DSP 毒化的贝类是双壳贝类，主要是扇贝、贻贝、杂色蛤、牡蛎等，毒素一般分布在贝的中肠腺中。DSP 中有些毒素组分在藻类中并未发现，而有些毒素仅在藻类中存在，贝类中却未能检测出。其原因在于藻类毒素在被贝类摄入后，在其体内会发生积累或转化，其可能的转化方式有共轭物的水解、氧化及非酸形式的酰化作用，各类毒素间的生物转化途径非常复杂。DSP 不溶于水，易溶于甲醇、乙醇等有机溶剂，热稳定性强，一般的烹调加热不能将其破坏。

DSP 是蛋白磷酸酶的有效抑制剂，并因此导致腹泻、小肠上皮细胞的腹泻性退化，这类中毒一般表现为较轻微的胃肠道紊乱，如恶心、呕吐、腹泻、腹痛并伴有寒战、头痛和发热，在摄入贝类后少则 30 min 到两三个小时即可发生中毒症状，疾病症状持续 2~3 d，恢复完全无后遗症；这种疾病一般没有生命危险。但近来 DSP 中的某些成分被证明是肿瘤促进因子，同时具有遗传毒性，可引致 DNA 加合物的形成，其致癌机理是通过对磷酸酯酶活性的抑制致癌。

DSP 的毒力按小白鼠单位计算（MU）。根据对中毒样品的毒量调查，DSP 对人的最小致病剂量为 12 MU。根据我国 2015 年发布，并于 2016 年 11 月实施的鲜、冻动物性水产品国家标准 GB 2733—2015，在鲜、冻动物性水产品中腹泻性贝类毒素的限量为 0.05 MU/g，并按照 GB 5009.212—2016 贝类中腹泻性贝类毒素的测定方法检测。

（2）麻痹性贝毒素（PSP）

在所有的海产品中毒事件中，PSP 被公认为对健康危害最严重。麻痹性贝毒素是一类四氢嘌呤的衍生物，现已发现的有 20 余种，主要由甲藻类中的亚历山大藻、膝沟藻属、原甲藻属等一些产赤潮的生物产生。这些藻类通常生活在热带和温带的水域。PSP 在贝体内以消化腺、水管等内脏部位含量较高，其次是其他可食部分，此外，在虾、蟹及鱼类中有时也会出现。这些毒素对贝类本身没有致病作用，大多数贝类在赤潮停止后 3 周内将毒素分解或排泄掉。PSP 极易溶于水，对酸稳定，在碱性条件下易分解失活，对热也稳定，一般加热不会使其毒性丧失。

PSP 是有效的膜神经毒素，能造成神经细胞电压敏感性钠离子通道高亲和力障碍，造成膜电位反常，使人出现眩晕、休克等神经中毒症状。一般来说，PSP 中毒后约 3 h 会出现临床症状，但实际症状出现时间可从 15 min~10 h 不等。轻中度中毒者嘴唇周围刺痛麻木，逐渐扩散到颈部和腹部，伴有头痛、眩晕和恶心。重度中毒者出现语言不清，肢体屈伸受阻且僵硬不协调、全身虚弱、乏力，呼吸略有困难。病危者肌肉麻痹，呼吸明显困难，窒息，在供氧不足的条件下死亡。在严重的病例中，呼吸麻痹很常见，如果没有提供呼吸支持就可能发生死亡。如果在中毒后 12 h 内应用呼吸支持，病人常常可以完全恢复，而没有持久的副作用。

PSP 的摄入量在 144～166 μg 即可引起中毒症状，而对一个成人来说，其口服致死量为 1～2 mg，但也有报道 300～320 μg 即可致命。根据鲜、冻动物性水产品国家标准 GB 2733—2015，在鲜、冻动物性水产品中麻痹性贝类毒素的限量为 4 MU/g，并按照 GB/T 5009.213—2016 贝类中麻痹性贝类毒素的测定方法检测。

（3）神经性贝毒素（NSP）

NSP 的发生与海洋赤潮有关，主要由短裸甲藻和剧毒冈比甲藻产生。目前分离到的 NSP 共有 13 种，均不含氮，具有高度脂溶性。贻贝是最为常见的容易感染神经性贝类毒素的贝类，与其他双壳贝类（牡蛎、蛤、扇贝）相比，具有中毒早、毒素吸收率高、毒素积累水平高且排毒快等特点。所吸附的神经性贝类毒素一般在肝脏中积累较多，达到饱和时可占毒素总量的 79%。扇贝也是一种常见的带神经性贝类毒素的贝类。在扇贝组织中神经性贝类毒素主要集中在外套膜和消化腺中，而且在较长时间内一直保持较高的毒素水平，但其闭壳肌的 NSP 水平较低，甚至低于检测限。

NSP 可通过两种途径危害人类，一是通过食用受 NSP 污染的贝类引起神经性中毒和消化道症状，二是由于人类呼吸或接触了含有短裸甲藻细胞或其代谢产物的海洋气溶胶颗粒所引发的呼吸道中毒和皮肤刺激现象。NSP 在一定的电位时可选择性地开放钠通道，并抑制快速钠离子通道的失活而使膜去极化。当人类食用受短裸甲藻污染的贝类后 30 min～3 h 便会引起 NSP 中毒现象，既有胃肠道症状又有神经症状，包括麻刺感和口唇、舌头、喉部麻木，肌肉痛，眩晕，冷热感觉颠倒，腹泻和呕吐，基本不会造成死亡。

神经性贝毒目前尚没有食品安全限量标准。

（4）失忆性贝毒素（ASP）

失忆性贝毒素又称遗忘性或健忘性贝毒，成分是软骨藻酸及其同分异构体，是一种非蛋白氨基酸，表现酸性氨基酸的特征。ASP 由多纹拟菱形藻和假细纹拟菱形藻产生，可在贝类、鱼类和蟹类体内积累，尤其污染贻贝。软骨藻酸对热稳定，水中的贝类和鱼类对其有较强的耐受力，它们可以富集藻类产生的软骨藻酸，但贝类在 1 周左右即可将 ASP 排除干净。人的肠胃黏膜对 ASP 的吸收率较低，因此，ASP 毒素在人体内的降解速度较快。

ASP 是一种具有强烈神经毒的物质，由于 ASP 是谷氨酸的一种异构体，能够牢固结合谷氨酸受体，作用于兴奋性的氨基酸受体和突触传递素。通过与控制细胞膜 Na^+ 通道的神经递质谷氨酸受体紧密结合，提高 Ca^{2+} 的渗透性，使神经细胞长时间处于去极化的兴奋状态，最终导致细胞死亡。ASP 中毒的潜伏期为 3～6 h，主要表现为腹痛、腹泻、腹部痉挛等胃肠道症状，同时出现记忆丧失、意识障碍、平衡失调等现象，严重者有昏睡等类似神经性中毒症状。

加拿大规定软骨藻酸的安全限或作用水平为 20 μg/g 贝类组织，目前一些涉及贝类毒素的国家将此作为最低标准，在蟹类内脏组织中软骨藻酸的安全限被定为 80 μg/g。我国还没有制定明确的国家标准来规定鱼贝类水产品中的软骨藻酸限量。

（5）鱼肉毒素

含有肉毒的鱼类多生活在热带或亚热带海域，它们的肌肉和内脏中含有毒素，主要是由于食用有毒藻类，通过生物链积聚在鱼类体内的。目前至少有四种已知毒素可以在鱼类肠道、头部或中枢神经系统富集，其中西加毒素是最主要的毒素。西加毒素是一种聚醚类毒素，由13 个连续连接成阶梯状的醚环组成，极易被氧化，非常耐热，也不易被胃酸破坏。西加毒素的主要产毒藻类有：有毒冈比亚藻、利马原甲藻、梨甲藻属等底栖微藻种类。通常西加毒素仅限于热带和亚热带海区珊瑚礁周围摄食剧毒纲比甲藻和珊瑚碎屑的鱼类，特别是刺尾鱼、鹦嘴鱼等和捕食这些鱼类的肉食性鱼类如海鳝、石斑鱼、沿岸金枪鱼等。西加毒素对鱼类自身没有危险，毒素会慢慢积聚，越大的珊瑚鱼，含有毒素也越多。此外，此毒素在鱼类体内的含量不是均匀分布的，通常在肝、内脏和生殖腺中含量最高，在肌肉和骨骼中含量相对较低。

西加毒素具有强烈的和不可逆的胆碱酶抑制作用，使神经肌肉突触间乙酰胆碱蓄积，出现烟碱样中毒症状；另外，西加毒素是一个很强的钠通道激活毒素，与钠通道受体靶部位 VI 结合，能增强细胞膜对 Na^+ 的通透性，延长 Na^+ 通道的开放时程，产生强的去极化，引起神经肌肉兴奋性传导发生改变，如使机体释放大量去甲肾上腺素，或促进植物神经介质的释放，影响对温度的感觉，使中枢神经对体温的调节不敏感；西加毒素也具有抑制 Ca^{2+} 的作用，高浓度西加毒素则表现出对心脏的直接作用。西加霉素中毒引起人体中毒的临床症状，有消化系统症状、心血管系统症状和神经系统症状。消化系统症状包括恶心、呕吐、腹泻和腹痛等；心血管系统症状包括血压过低、心搏徐缓或心动过速，严重者会出现呼吸困难甚至瘫痪；神经系统症状包括头痛、关节痛、视听模糊、失去平衡等。由西加毒素引起的症状比较复杂，尚不能用钠通道机理来解释发病机理，所以中毒机理有待进一步研究。

鉴于藻类毒素的危害，政府部门、鱼贝类水产品的生产加工者和销售者必须对毒性海藻泛滥保持警惕，防止渔业水域污染、加强饲料和用药监督管理，健全鱼贝类质量安全的监管体系，加大贝类养殖、捕捞、加工、储运、销售各环节监控力度，加强教育和宣传，提高生产者、销售者以及消费者的食品安全意识，对发生赤潮的海域，严格把关对贝类及其他海产品收获的监控和检查，杜绝有毒鱼贝类等海产品流入市场。一旦被污染，尝试采用温度刺激、盐度胁迫、电击处理、降低 pH 值、氯化处理以及臭氧处理等物理、化学方法去除藻类毒素。

4.1.3　植物毒素

植物毒素是指某些植物中存在的对人体健康有害的非营养性天然物质成分；或因贮存方法不当，在一定条件下产生的某种有毒成分。有毒植物的种类很多，我国约有 1300 种，分别属于 140 个科。植物的毒性主要取决于其所含的有害化学成分，有的可以妨碍营养物质吸收或破坏营养物质，有的甚至本身是毒素或致癌的化学物质，它们虽然含量少，但却表现出很强的毒害作用而严重影响了食品的安全性。

尽管植物毒素的种类各有不同，中毒症状和表现也多种多样，但是植物性食物中毒存在以下特点：①植物毒素引起的食物中毒的原因主要是误食有毒植物或因烹调加工方法不当，没有把有毒物质去掉。②植物毒素毒性大小差别很大，临床表现各异，救治方法不同，愈后也不一样。除急性胃肠道症状外，神经系统症状较为常见和严重，抢救不及时则会导致死亡。③植物毒素引起的食物中毒以散发为主，集体暴发的案例相对较少，集体食堂、公共餐饮场所有暴发的可能。此外，植物毒素引起的食物中毒具有一定的地域性和季节性。④植物毒素引起的食物中毒一般没有特效疗法，对能引起死亡的严重中毒，尽早排出毒物对中毒者的愈后非常重要。常见的植物毒素有以下几类：

（1）生物碱类

生物碱是一种含氮的有机化合物，主要分布于罂粟科、茄科、毛茛科、豆科和夹竹桃科等120多个科的植物中，已知的生物碱有2000种以上。生物碱在植物体中通常与酸结合，以有机酸盐的形式存在。生物碱的种类不同，对人体的生理作用也大有差异，所引起的中毒症状亦不相同。

其中常见的龙葵碱是一类胆甾烷类生物碱，是由葡萄糖残基和茄啶组成的生物碱苷，广泛存在于马铃薯及茄子等茄科植物中，尤其大量存在于发芽和变绿色的马铃薯中，对胃肠道黏膜有较强的刺激作用，对呼吸中枢有麻痹作用，并能引起脑水肿、充血，进入血液后有溶血作用。此外，龙葵碱的结构与人类甾体激素如雄激素、雌激素、孕激素等性激素类似，孕妇若长期大量食用含龙葵碱较高的马铃薯，蓄积在体内会产生致畸效应。因此要将马铃薯存放于阴凉通风、干燥处，以防止马铃薯发芽。发芽较多或皮肉变黑绿色者不能食用，发芽少者可剔除芽与芽基部，去皮后浸泡30~60 min，烹调时加少许醋煮透，以破坏残余的毒素。

秋水仙碱是不含杂环的生物碱，主要存在于鲜黄花菜等植物中，其本身无毒，但当它进入人体并在组织间氧化后，迅速生成毒性较大的二秋水仙碱，对人体胃肠道、泌尿系统具有毒性并产生强烈的刺激作用，引起中毒。进食黄花菜后，一般在4 h内出现中毒症状，轻者口渴、喉干、心慌、胸闷、头痛、呕吐、腹痛、腹泻；重者出现血尿、血便、尿闭与昏迷等。因此不能吃腐烂变质的鲜黄花菜，最好食用干制品，用水浸泡发胀后食用，以保证安全。鲜黄花菜必须加热至熟透再食用，且要控制摄入量，避免食入过多引起中毒。一旦发生鲜黄花菜中毒，立即用4%鞣酸或浓茶水洗胃，口服蛋清牛奶，并对症治疗。

（2）苷类

植物中的苷类毒素主要是芥子苷和生氰糖苷。芥子苷又称硫代葡萄糖苷，是由含硫氰酸盐的糖苷配基组成，主要存在于十字花科植物（甘蓝、萝卜、卷心菜等）及葱、蒜中，种子中含量较多，比茎、叶中的含量高20倍以上。烧煮能减少25%~35%的芥子苷含量。芥子苷在植物中芥子酶的作用下降解为异硫氰酸盐、硫氰酸盐、腈和含硫的唑烷酮。腈的毒性很强，能抑制动物生长或致死，含硫的唑烷酮干扰甲状腺素的合成，其他降解产物可抑制甲状腺对碘的吸收，降低甲状腺素过氧化物酶的活性，并阻碍体内需要游离碘的反应。碘缺乏反过来又会增强硫氰酸盐对甲状腺肿大的作用，从而造成甲状腺肿大。此外，芥子苷还对肝、肾、胰腺有损害，导致生物代谢紊乱、精神萎靡、食欲减退、呼吸减弱，并伴有胃肠炎、血尿等，严重者甚至死亡。因此要采用高温（140~150℃）或70℃加热1 h，破坏菜籽饼中芥子酶的活性，这是目前最常用的方法，但此法会造成干物质流失，易破坏营养成分。此外，还可采用微生物发酵中和法将已产生的有毒物质除去，或选育不含或仅含微量芥子苷的优良品种。

生氰糖苷由糖和含氮物质缩合而成，因其水解后产生氢氰酸，而被称为生氰糖苷。生氰糖苷广泛存在豆科、蔷薇科、稻科等1000种植物的种子、果仁和幼叶中，含量较高的食源性植物有木薯、苦杏仁、苦桃仁、枇杷和豆类。生氰糖苷可在酶的作用下在摄取者体内水解生成剧毒的氢氰酸。氢氰酸可进入组织细胞和线粒体，与细胞色素氧化酶的铁离子结合，导致细胞的呼吸链中断，造成组织缺氧，体内的二氧化碳和乳酸量增高，使机体陷入内窒息状态。生氰糖苷有较好的水溶性，水浸可去除含生氰糖甘食物的大部分毒性，因此类似杏仁的核仁类食物及豆类在食用前大都需要较长时间的浸泡和晾晒。

（3）毒蛋白类

目前所发现的有毒蛋白质主要来自植物性食品，包括外源凝集素和消化酶抑制剂。外源凝集素又叫植物性血细胞凝集素，由结合多个糖分子的蛋白质亚基组成，对红细胞有凝聚作用，广泛存在于 800 多种植物（主要是豆科植物）的种子和荚果中，其中的食源性植物有大豆、菜豆、刀豆、豌豆、小扁豆、蚕豆和花生等。外源凝集素比较耐热，80℃下数小时不会失活，但 100℃下 1 h 可破坏其活性。外源凝集素可专一性结合碳水化合物。当其结合肠道上皮细胞的碳水化合物时，可造成消化道对营养成分吸收能力的下降，从而造成动物营养素缺乏和生长迟缓。外源凝集素还具有凝聚和溶解红细胞的作用。中毒的潜伏期在 30 min ~ 5 h，发病初期多数患者胃部不适，继而以恶心、呕吐、腹痛为主，一般不发热，愈后良好。鉴于外源凝集素受热很快失活的特点，在烹调菜豆时应炒熟、煮透。豆浆应煮沸后继续加热数分钟才可食用。

消化酶抑制剂是一组功能性蛋白和蛋白质复合物，在豆类和谷类中含量最多，其他如马铃薯、茄子、洋葱等也含有此类物质。消化酶抑制剂能抑制胰蛋白酶、α-淀粉酶等对营养物质的分解活性，引起人体对营养素的消化吸收率下降，成为营养限制因子，使动物出现明显的生长停滞。作为蛋白质，这类毒素可采用 100℃处理 20 min 或 120℃处理 3 min 的灭活方法，此热处理失活条件，在大豆食品加工中是完全可以达到的，所以食用豆制品前应做适当的热处理。

（4）硝酸盐和亚硝酸盐类

在叶类蔬菜如菠菜、甜菜叶、萝卜叶、小白菜、韭菜等中含有较多的硝酸盐，极少的亚硝酸盐。亚硝酸盐较硝酸盐的毒性更大，蔬菜一旦开始腐烂或烹调后放置时间长，其中的硝酸盐会被还原为亚硝酸盐，蓄积到一定浓度时，食用后会引起中毒。亚硝酸盐是强氧化剂，进入血液后，可迅速将血液中低铁血红蛋白氧化成高铁血红蛋白，形成高铁血红蛋白症，使血红蛋白失去运输氧气的功能，造成人体组织缺氧，引起肠源性紫绀或肠源性青紫病。由于中枢神经系统对缺氧最为敏感而首先受到伤害，引起呼吸困难、循环衰竭、昏迷等。为防止硝酸盐和亚硝酸盐中毒，应注意妥善贮存蔬菜，防止腐烂，不吃腐烂的蔬菜，不在短时间内吃大量的叶菜类蔬菜，腌菜要至少腌 20 d 以上再吃，不吃高温下长时间存放的熟蔬菜。

（5）酚类

食品原料尤其是植物性原料往往含有一些酚类化合物。其中的简单酚类毒性很小，有杀菌、杀虫作用。但食品中含有复杂酚类如漆酚、香豆素、鬼臼毒素、大麻酚和棉酚等特殊结构的酚类化合物，则显毒性。最典型的食物中毒事件是棉籽引发的棉酚中毒。就棉酚而言，可造成人体红肿出血、食欲不振、神经紊乱、体重减轻、影响生育力。食用含棉酚较多的毛棉油会引起中毒，棉酚由胃肠道吸收后随血液分布于全身各个器官，能损害人体的肝、肾、心等脏器及中枢神经，并影响生殖系统的功能。患者皮肤有剧烈的灼烧感，并伴有头晕、气喘、心慌和无力等症状。因此，未经特殊处理的毛棉油不可食用。

（6）其他植物毒素

木藜芦烷类毒素包括木藜芦毒素、根木毒素、玫红毒素和日本杜鹃毒素等60多种化合物。这类毒素主要作用于消化系统、心血管系统和神经系统，是心脏—神经系统毒素。由于这类毒性食源主要来自某些花草的花蜜制品，故又称蜂蜜中毒。

甘草酸和甘草次酸主要存在于甘草中。甘草酸是一类三萜类皂苷，水解脱去糖酸链可形成甘草次酸。甘草次酸具有细胞毒性，长时间大量食用可导致严重的高血压和心脏肥大，临床症状表现为钠离子贮留和钾离子的排出，严重者可导致极度虚弱和心室纤颤。

对于植物毒素引起的中毒，解毒救治有相应的原则。①对于一切经口腔进入的毒物，除非在禁忌的情况下，均应迅速清除毒物，使之不再继续侵入和被人体吸收。常用的方法主要有催吐、洗胃和导泻。②应用有效解毒剂，对于不同的毒物，应采用相应的解毒方法，有中和法、吸附法、沉淀法等，还可应用与其重要毒性作用相拮抗的药物，以拮抗毒物对生理功能的干扰。③对于已经被吸收的毒物，应尽快使其排泄，中断毒物对机体的继续危害，常用的方法有输液、利尿、换血、透析等。④对于急性中毒经过处理后，必须采用对症治疗。

4.1.4　动物毒素

随着人们生活水平的提高，人们的饮食结构越来越多样化，对动物食品的摄入量急剧升高，它们的营养价值很高，但也易含有危害物质。动物源性食品中的毒素主要有河豚毒素（TTX）、蟾蜍毒素、组胺、动物甲状腺毒素和动物肾上腺毒素。

（1）河豚毒素（TTX）

河豚毒素是一种氨基全氢喹唑啉型化合物，它不单存在于河豚鱼体内，在鲀科鱼类、蝾螈、虾虎鱼和喇叭螺中也有发现，它的起源与共生的海洋细菌有关。河豚毒素在河豚体内的积累和分布因不同季节和部位而异。河豚在生殖季节毒性大，且雌性大于雄性，而在不同部位中，卵巢>脾脏>肝脏>血液>眼睛>鳃耙>皮肤>精巢。一般肌肉中不含河豚毒素，但河豚死后内脏中的毒素可渗入肌肉，此时肌肉也含有少量毒素。河豚毒素化学性质和热性质均很稳定，盐腌或日晒等一般烹调手段均不能使其破坏，只有在高温加热30 min以上或在碱性条件下才能被分解。

TTX的活性基团主要是结构中的胍基，胍基在生理pH条件下发生质子化，形成正点活性区域与钠通道受体蛋白的负点性羧基相互作用，阻断电压依赖性钠通道，从而阻滞动作电位，导致与之相关的生理活动的阻碍，主要是神经、肌肉的麻痹。河豚毒素除直接作用于胃肠道引起局部刺激症状外，被机体吸收进入血液后，还能迅速使神经末梢和神经中枢发生麻痹，继而使得各随意肌的运动神经麻痹；毒量增大时会毒及迷走神经，影响呼吸，造成脉搏迟缓；严重时体温和血压下降，最后导致血管运动神经和呼吸神经中枢麻痹而迅速死亡。

由于河豚毒素中毒后发病迅速，国内外尚无特效解毒剂，因此要做好河豚毒素中毒的预防措施。要加强河豚鱼知识宣传，了解毒性，避免误食或贪其美味但处理不当而中毒；对于某些毒性较小的河豚鱼品种应在专门单位由有经验的人进行加工处理之后制成罐头或干制品用于食用。

（2）蟾蜍毒素

蟾蜍俗称癞蛤蟆，属两栖类无尾目蟾蜍科。蟾蜍的腮腺和皮肤腺能分泌毒素，主要成分为蟾蜍二烯醇化合物，包括蟾蜍毒素和蟾蜍配基，迄今其具体成分仍不清楚。进食煮熟的蟾蜍（特别是头和皮），服用过量的蟾蜍制剂，或伤口遭其毒液污染均可引起中毒。

蟾蜍毒素作用类似洋地黄，可兴奋迷走神经，直接影响心肌，引起心律失常。此外，尚有刺激胃肠道、抗惊厥和局麻的作用。蟾蜍毒素中毒的潜伏期为 0.5～1 h，主要症状为：剧烈恶心、呕吐、腹痛、腹泻、腹水、胸闷、心悸、发绀、心律不齐；重者可导致阿-斯氏综合征、呼吸和循环衰竭；蟾毒误入眼内，可引起眼睛红肿，甚至失明。

预防蟾蜍毒素中毒的措施主要有：要向群众宣传蟾蜍毒素中毒的危险性，教育群众勿食；用蟾蜍治病时，要严格按照剂量服用，不能多吃。

（3）组胺

组胺是机体内游离组氨酸在组氨酸脱羧酶的作用下，发生脱羧反应后形成的一种胺类物质。一般海鱼中的青皮红肉鱼，如鲐鲅鱼、竹夹鱼、金枪鱼等鱼体含有较多的组氨酸。当受到富含组氨酸脱羧酶的细菌如组胺无色杆菌、埃希氏大肠杆菌、葡萄球菌、链球菌等污染，并在适宜的条件下，组胺酸被脱羧而产生组胺。组胺产生细菌普遍存在于海水环境中，一般生活在活鱼的鳃和内脏中。当鱼体成活时，该细菌不对鱼产生危害，但鱼一旦死亡，鱼类的防御系统就不再能抑制细菌的生长，产组胺细菌就开始生长并产生组胺。这些细菌往往在较高温度下迅速繁殖，在 32℃下 6 h 就可使鱼类的组胺含量达到不安全水平，而在 21℃以下需要 24 h。

因食用不新鲜或腐败的青皮红肉鱼可引起中毒，另外，在腌制咸鱼时，如原料不新鲜或腌得不透，含组胺较多，食用后也可引起中毒。组胺引起毛细血管扩张和支气管收缩，使毛细血管通透性加强，使血浆大量进入组织，血液浓缩，血压下降，引起反射性心率加快，刺激平滑肌使之发生痉挛。组胺中毒的特点是发病快、症状轻、恢复快。潜伏期一般为 0.5～1 h，短者只有 5 min，长者 4 h，表现为脸红、头晕、心跳加快、脉快、胸闷和呼吸促迫、血压下降，个别患者出现哮喘。

为防止组胺中毒，应改善捕捞方法，要防止鱼类腐败变质，应尽量保证在冷冻条件下运输和保存鱼类，市场不应出售腐败变质鱼。一旦发生组胺中毒，治疗时要首先催吐、导泻以排出体内毒物；抗组胺药能使中毒症状迅速消失，可口服苯海拉明，或静脉注射 10% 葡萄糖酸钙，同时口服维生素 C。

（4）动物甲状腺毒

甲状腺中毒是因吃未摘除甲状腺的动物血脖肉、喉头气管，混有甲状腺的修割碎肉，或误将制药用的甲状腺当肉吃而引起的。甲状腺的主要成分是甲状腺激素，其中有生物活性的主要有两种：一种是三碘甲状腺原氨酸（T3），另一种是甲状腺素（T4）。甲状腺激素的化学物理性质比较稳定，要加热到 600℃以上才能破坏。因此，一般烹调方法很难将其破坏。

食入动物的甲状腺后，突然大量外来的甲状腺激素扰乱了人体正常的内分泌活动，特别是严重影响了下丘脑功能，而造成一系列神经精神症状。体内甲状腺激素增加，使组织细胞氧化速率增高，代谢加快，分解代谢增高，产热增加，交感神经过度兴奋，各器官系统活动平衡失调，因而出现各种中毒表现。甲状腺中毒的潜伏期最短为 1 h，最长为 10 d，一般多在

12～24 h。主要表现头痛、心慌、全身无力、四肢酸痛（尤以腓肠肌为显）、心律失常、抽搐、食欲减退或亢进、恶心、腹泻、便秘、失眠、脱发、昏迷等。其中最多见的是头晕、头痛；脱发也较常见。重者可大片脱落，形成局部秃头；也有脱皮者，轻重不一，多在手足。妇女可有月经失调，孕妇中毒后引起流产或早产；乳母食甲状腺中毒后，婴儿吃母乳也能引起中毒。

由于一般烹调办法不能破坏甲状腺毒素，因此只有做好预防措施才能减少此类中毒的发生。屠宰家畜时应严格要求摘除甲状腺，并防止在修割的碎肉中混进甲状腺，必须在修割以前从肉尸上先将甲状腺摘除。要集中妥善处理摘除的甲状腺，防止误食。同时向广大群众宣传甲状腺中毒的危害，禁止食用甲状腺。

（5）动物肾上腺毒

肾上腺是一种内分泌腺，腺左右各一，分别跨在两侧肾脏上端，大部分包在腹腔油脂内。肾上腺的皮质能分泌多种重要的脂溶性激素，现已知有20余种。它们能促进体内非糖化合物（如蛋白质）或葡萄糖代谢，维持体内钠钾离子间的平衡，对肾脏、肌肉等功能都有影响。

一般都因屠宰牲畜时肾上腺未摘除或髓质软化在摘除时流失，被人误食，使机体内的肾上腺素浓度增高，引起中毒。此病的潜伏期很短，食后15～30 min即可发病。症状表现为血压急剧升高，恶心呕吐，头晕头痛，四肢与口舌发麻，肌肉震颤，面色苍白，瞳孔散大。重症患者多见于高血压、冠心病者，可因此诱发中风、心绞痛、心肌梗死等，死亡率很高。

预防肾上腺毒的方法主要是在屠宰时要严格将肾上腺摘除，在摘除时还应慎防髓质流失。

4.1.5 食品过敏原

过敏反应是一种免疫功能失调症，是指由于外来的抗原物质与体内特异性抗体结合后由肥大细胞、嗜碱粒细胞释放大量过敏介质而造成的一组临床症候群。食品过敏原是指食物中能够引起机体免疫系统异常反应的成分，一般是相对分子质量为10000～70000的蛋白质或糖蛋白。

最常见的食品过敏原包括"八大样"和"八小样"。"八大样"主要包括蛋品、牛奶、花生、黄豆、小麦、树木坚果、鱼类和甲壳类食品，"八小样"主要指芝麻籽、葵花子、棉籽、罂粟籽、水果、豆类（不包括绿豆）、豌豆和小扁豆。大多数食品过敏原是一些对食品处理、烹饪和消化过程具有抗性的高稳定性蛋白质分子。但也有例外，如苹果等新鲜水果及蔬菜中的某些过敏原就是一些不稳定蛋白。一般来说，稳定性过敏原引发的过敏反应主要发生在口腔黏膜上，因为它们被降解后就会失去过敏原性。但消化过程中食品过敏原的抗原表位是否会改变，从而影响其致敏性，进而引发过敏反应还有待进一步研究证实。

过敏原能激活肠固有膜的IgE浆细胞产生大量的IgE抗体，并与肥大细胞结合，固定在这些细胞的表面。当食物中的致敏原再次进入体内与胃肠黏膜肥大细胞表面的IgE相结合时，肥大细胞被激活脱颗粒释放一系列参与过敏反应的炎症介质，使血管通透性增加，引起Ⅰ型变态反应。部分抗原物质也可选择性地与浆细胞IgG、IgM、IgA或T细胞结合，形成免疫复合物，从而引起局部或（和）全身性的Ⅲ型或Ⅳ型变态反应。而年龄、食物的消化过程、胃肠道的通透性、食物抗原的结构遗传因素等可影响食物过敏反应的发生。食物变态反应在出生后最初几年最常见，大多数患儿到了2～3岁就对该食物产生耐受，症状随之消失。IgE介导者可能持续时间较长。开始的严重性与以后临床症状消失与否无关，但由于避食食物过敏原不彻底，特别是十几岁的儿童，致使其敏感性持续存在。

食品过敏原产生的过敏反应包括呼吸系统、肠胃系统、中枢神经系统、皮肤、肌肉和骨骼等不同形式的临床症状，有时可能产生过敏性休克，甚至危及生命。当摄入了有关的食物，其中的食品过敏原可能导致一系列的过敏反应。过敏反应通常会在 1 h 内出现，症状明显，有时表现得会较激烈，包括呕吐，腹泻，呼吸困难，嘴唇、舌头或咽喉肿胀，血压骤降等。而因食品产生的敏感或不适反应却可能在几小时内，甚至几天后才会发生，主要的症状有：湿疹，胃肠不适综合症，偏头痛，麻疹，鼻炎，全身乏力，哮喘，关节炎，疼痛，儿童多动症等。

应对食品过敏最好的处理办法是将食品过敏原从食谱中去除，这就意味着食品制造商在生产中应尽量避免引入过敏原；如不可避免的使用过敏原作为原料，应在包装上警告此过敏原在食品中出现或可能出现；并且应防止过敏原出现在其他产品或环境中而出现交叉感染。

4.2 无意或偶然加入的化学品

从陆地和水生环境中的生产到人们对产品的消费，在这条食物链中，污染产生的源头和路径是相当复杂的。除了食品中的生物性危害，有害金属和某些有机物等化学物质也会通过食物的摄入进入人体，从而威胁人类健康。这类污染源主要是食品加工过程中的生产环境或食品贮藏过程中的包装及容器。

4.2.1 有害金属

对正常代谢功能有害的，而且微量即能引起危害的金属被称为有害金属。它们常以慢性中毒的方式危害人类，而这种慢性危害隐蔽且严重影响到人类的生命安全。食品中有毒重金属可能来自某些地区特殊自然环境的高本底含量；在食品生产加工过程中，使用的金属器械、管道、容器以及加工时使用的含有金属元素的食品添加剂，其有害重金属可溶出污染食品；此外，随着工农业生产的快速发展，含各种金属毒物的工业废气、废渣、废水的不合理排放，重金属农药和化肥的大面积施用，受污染水体和土壤中有毒金属毒物含量较高，通过生物富集作用而使食品中的重金属含量显著增高。

有害金属污染的食品对人体可产生多方面的危害，它们的共同特点是：①具有强蓄积性，半衰期长，进入人体后排除速度缓慢；②具有生物富集作用，通过生物链传递，通常处于生物链顶端的人类富集到体内的有害元素浓度常常达到很高水平；③产生的危害多是长效和慢性的。有害金属在体内的毒性作用受许多因素影响，如与侵入途径、浓度、溶解性、存在状态、膳食成分、代谢特点及人体的健康状况等因素密切相关。目前食品中常见的有害金属有铅、镉、铬、汞、砷、镍和锡等。

4.2.1.1 铅

铅污染的来源有含铅农药的使用、涂料、油漆、汽车尾气、蓄电池制造、废弃物污染、电子电器产品废弃物和铅冶炼厂、天然铅矿等所产生的"三废"、食品加工、贮藏、运输使用的食品容器、用具以及含铅食品添加剂和加工助剂的使用。铅主要以经口摄入以及皮肤吸收的方式进入机体。膳食来源的铅由小肠吸收入血，主要分布于血液、软组织和骨骼中，其中骨组织容纳了占体内总铅量90%以上的铅。人体血液中铅的半衰期为25~35 d，软组织中的为30~40 d，而骨骼中铅的半衰期约为10年。正常情况下，沉积在骨骼中的铅并不表现出毒性，但当机体被感染、受创伤或服用酸性药使体液偏酸时，骨内的铅便会释放出来，使血铅浓度急剧升高而引起中毒。进入人体的铅主要经肾脏和肠道排泄，汗液和头发可能也是排泄的途径。

铅化合物对人体的影响主要是神经系统、肾脏和血液系统。当一次或短期摄入高剂量的铅化合物时，可造成急性中毒，主要表现为：呕吐、腹泻，部分病人可有腹绞痛，严重者痉挛、瘫痪和昏迷。长期摄入低剂量的铅可引起慢性中毒。铅通过干扰亚铁血红素的合成而阻碍血红蛋白的生物合成，并且可与红细胞膜上的三磷酸腺苷酶结合并产生抑制作用，从而导致 K^+、Na^+ 和水的分布失去平衡，引起红细胞皱缩、脆性增大，主要表现为红细胞、血红蛋白水平下降及溶血性贫血。铅对中枢和外周神经系统中的多个特定神经结构有直接的毒性作用，会出现失眠、多梦、记忆减退、疲乏，进而发展为狂躁、失明、神志模糊、昏迷，最后因脑血管缺氧而死亡。儿童对铅的吸收率往往高于成年人，因此铅尤其影响儿童的生长发育。铅中毒的儿童表现为生长缓慢、视力发育迟缓、学习能力降低、精神呆滞、脑性瘫痪和神经萎缩。

铅进入人体后较难排出，膳食中补充蛋白质、钙、铁、锌、硒和维生素 C 可以减低铅的毒性。同时，应通过加强环境保护，控制直接接触食品的容器、工具、器械和管道的卫生质量，改进食品生产工艺等来控制食品中铅的含量。食品中铅的含量可以按 GB 5009.12—2017 规定的方法测定，按照食品中污染物限量标准 GB 2762—2017 规定的部分食品中铅限量指标如表4-4所示。

表4-4　部分食品中铅限量指标

食品类别	限量（mg/kg）	食品类别	限量（mg/kg）
谷物及其制品	0.2	蔬菜制品	1.0
新鲜水果	0.1	食用菌及其制品	1.0
豆类	0.2	肉制品	0.5
鱼类、甲壳类	0.5	生乳、巴氏杀菌乳、灭菌乳、发酵乳、调制乳	0.05
油脂及其制品	0.1	食糖	0.5

4.2.1.2　镉

由于工业"三废"尤其是含镉废水的排放对环境和食品的污染较为严重，用此类水浇灌农田，可使大米中含镉量远超卫生标准，此外，许多食品包装材料和容器都含有镉，镉会发生迁移从而污染食品。不同食物被镉污染的程度差异较大，海产品、动物内脏（尤其是肝和肾）的镉含量高，植物性食品中镉含量较低。在植物性食品中，洋葱、豆类、萝卜等蔬菜和谷物镉污染相对较重，烟叶中的镉含量最高。人体主要通过食物和香烟摄入镉，并蓄积于肾、肝和心脏等处。镉在小肠中吸收后，部分与血红蛋白结合，部分与低分子硫蛋白结合，主要蓄积在肝脏，其次是肾脏。体内的镉可通过粪便、尿液、汗液和毛发等途径排出体外，半衰期为 15～30 年。

长期摄入含镉较高的食品和水，会对人体的消化道、呼吸道、肾、肝造成损伤。镉主要损害肾近曲小管上皮细胞，使其重吸收功能下降，临床上可出现蛋白尿、氨基酸尿、糖尿和高钙尿，造成钙、蛋白质等营养成分从体内大量流失。镉还可以导致钙代谢紊乱，骨钙迁出而使中毒的人发生骨质疏松和病理性骨折。镉还通过导致细胞内钙超载、细胞脂质过氧化损伤及体内钠水滞留等多种机制引起血压增高，导致高血压。此外，镉能引起贫血，还可能抑制骨髓血红蛋白的合成。动物实验表明，镉有较强的致畸和致癌作用。

膳食中多补充蛋白质、维生素 D 和钙、锌的含量可影响食物中镉的吸收，因此要注意均衡合理的膳食营养。食品中镉的含量可以按 GB 5009.15—2014 规定的方法测定，按照食品中污染物限量标准 GB 2762—2017 规定的部分食品中镉限量指标如表 4-5 所示。

表 4-5　部分食品中镉限量指标

食品类别	限量（mg/kg）	食品类别	限量（mg/kg）
谷物（稻谷除外）	0.1	蛋及蛋制品	0.05
新鲜水果	0.05	食用菌制品（姬松茸制品除外）	0.5
花生	0.5	肉制品（肝脏制品、肾脏制品除外）	0.1
鱼类	0.1	甲壳类	0.5

4.2.1.3　铬

铬是人体必需的微量元素，但又是工业污染物，在人体中超过一定含量即成为有害金属。工业"三废"的排放是食品中铬的重要污染来源，此外，也通过食品加工、含铬的肥料和水用于农田等途径污染食物。铬以小剂量广泛分布在食物中，膳食铬主要来源是谷类、肉类及鱼贝类。植物从土壤中吸收的铬大部分积累在根中，其次是茎叶，籽粒中较少。铬主要在小肠吸收，进入血液后，主要与血浆中的铁球蛋白、白蛋白、γ-球蛋白结合，六价铬还可透过红细胞膜，进入红细胞后与血红蛋白结合。三价铬对人体几乎不产生有害作用，六价铬对人主要是慢性毒害，它可以通过消化道、呼吸道、皮肤和黏膜侵入人体，在体内主要积聚在肝、肾和内分泌腺中。通过呼吸道进入的则易积存在肺部。进入人体的铬被积存在人体组织中，代谢和被清除的速度缓慢，其代谢物主要从肾排出，少量经粪便排出。

铬在人体内的含量约为 7 mg，微量的铬对血糖代谢至关重要，它可以提高胰岛素作用，使葡萄糖顺利进入人体细胞进行代谢产生能量；可以提高高密度脂蛋白，在降低胆固醇水平方面也发挥着积极的作用；还有助于促进新陈代谢维持理想体重。但人体的铬超标则会引起慢性中毒，可以干扰蛋白质合成从而阻碍动物生长，可出现鼻炎、胃痛、胃炎、胃肠道溃疡，伴有周身酸痛、乏力等，使味觉和嗅觉减退消失，严重者可引起肺癌和皮肤癌。人类发生急性铬中毒主要是由于误服铬化合物而引起，主要症状包括由于刺激和腐蚀消化道引起的恶心、呕吐、腹痛和腹泻等，并伴有头晕、烦躁不安、呼吸急促，严重者会出现昏迷或休克。

食品中铬的含量可以按 GB 5009.123—2014 规定的方法测定，按照食品中污染物限量标准 GB 2762—2017 规定的部分食品中铬限量指标如表 4-6 所示。

表 4-6　部分食品中铬限量指标

食品类别	限量（mg/kg）	食品类别	限量（mg/kg）
新鲜水果	0.05	豆类	0.2
生乳	0.3	香菇	0.5
鱼类	0.1	肉类（畜禽内脏除外）	0.1

4.2.1.4　汞

汞污染主要来自氯碱、造纸、塑料、电子等工业以及含汞农药的大量使用。鱼贝类是汞的主要污染食品。汞以被动吸收作用渗透入浮游生物，鱼类通过摄食浮游生物和用鳃呼吸等方式摄入汞，在鱼体中汞的浓度比周围水体的浓度高出好多倍。在农业上使用的大量甲基汞化合物，会导致植物和动物吸收此类化合物，结果使食品受到污染，被汞污染的食品经加工后也不能将汞除净。人体对无机汞的吸收率较低，有 90% 以上从粪便排出，而脂溶性强的有机汞特别是甲基汞在消化道内吸收率很高。汞被吸收后一方面可以与血浆蛋白等血浆和组织中蛋白的巯基结合成结合型汞，另一方面可以与含巯基的低分子化合物如半胱氨酸、辅酶以及体液中的阴离子形成扩散型汞。人体吸收的汞分布于全身组织和器官，但肝、肾和大脑等器官中的含量最高。体内的汞可以通过尿、粪和毛发排出。

微量汞在人体内不致引起危害，但如含量过高，会引起蛋白质合成活性降低，导致脑细胞合成蛋白质氨基酸比例失调，溶解神经细胞膜，导致脑神经传导、兴奋性障碍，即产生神经中毒症状，严重损害大脑和小脑。汞中毒者最初肢体末端和口唇周围麻木、并有刺痛感，后出现手部动作、知觉、视力等障碍，伴有语态、步态失调，严重者精神紊乱，进而疯狂、痉挛致死。此外，甲基汞还可通过胎盘屏障和血睾屏障引起胎儿损害，表现为发育不良、智力减退、畸形甚至发生脑瘫儿或死亡。

食品中汞的含量可以按 GB/T 5009.17—2021 规定的方法测定，按照食品中污染物限量标准 GB 2762—2017 规定的部分食品中汞限量指标如表 4-7 所示。

表 4-7　部分食品中汞限量指标

食品类别	限量（mg/kg）	食品类别	限量（mg/kg）
新鲜蔬菜	0.01	鲜蛋	0.05
生乳	0.01	食用菌及其制品	0.1
食用盐	0.1	肉类	0.05
肉食性鱼类及其制品	1.0	水产动物及其制品（肉食性鱼类及其制品除外）	0.5

4.2.1.5　砷

环境及食品加工中使用不纯的酸、碱类和不纯的食品添加剂、含砷农药（包括除草剂、杀菌剂、杀虫剂、抑制剂等）以及含砷废水灌溉等都是食品中砷的污染源。砷在自然界分布很广，动、植物机体中都含有微量的砷。粮食、肉类、海产食品、淡水鱼、茶叶、蛋类、蔬菜和水果中的砷主要以毒性较弱、较易排出体外的有机砷形式存在，而砷在动物体内主要蓄积在毛发、指甲和骨骼等部位，因此，肉类样品和植物性样品中的无机砷含量均很低。砷可通过食道、呼吸道和皮肤黏膜进入机体，进入人体的砷大部分与血红蛋白结合，随血液循环分布到全身各器官组织。在肝脏中无机砷经甲基化后主要代谢为二甲砷酸，经肾脏排出体外。人体每天大约有70%的砷可通过甲基化作用由尿液排出体外，砷与毛发和指甲中的角蛋白巯基有强的结合力，因此毛发和指甲也是其重要的排泄途径。剩余的以肝、肾、脾、肺、皮肤、毛发、指甲和骨骼等器官和组织中蓄积量最高。

元素砷基本没有毒性，但砷的化合物具有不同的毒性，三价砷在体内的蓄积性和毒性均大于五价砷。不同形态砷化物的毒性大小规律为：$AsH_3 > As^{3+} > As^{5+} > R-As-X$。长期饮用、食用被砷污染的水和食品，可在人体内产生蓄积性，砷与体内巯基酶结合，致使细胞正常的代谢功能出现障碍，同时，砷可导致毛细血管通透性增强，引起多器官的广泛病变。慢性中毒表现为疲劳、乏力、心悸、惊厥；急性中毒的症状是口腔有金属味，口、咽、食道有烧灼感、恶心、剧烈呕吐、腹泻，体温和血压下降，重症病人呼吸麻痹，四肢疼痛，休克。砷还能引起皮肤损伤，出现角质化、蜕皮、脱发、色素沉积等。

食品中砷的含量可以按 GB 5009.11—2014 规定的方法测定，按照食品中污染物限量标准 GB 2762—2017 规定的部分食品中砷限量指标如表4-8所示。

表4-8　部分食品中砷限量指标

食品类别	限量（mg/kg）	食品类别	限量（mg/kg）
新鲜蔬菜	0.5	油脂及其制品	0.1
生乳	0.1	食用菌及其制品	0.5
食糖及淀粉糖	0.5	肉及肉制品	0.5
鱼类及其制品	0.1	水产动物及其制品（鱼类及其制品除外）	0.5

4.2.1.6　镍

环境中镍的污染主要是镍矿的开采和冶炼、合金钢的生产和加工过程、含镍合金钢用于加工磨碎食品过程的污染、煤、石油燃烧时排放的烟尘、电镀生产过程等。镍在自然界分布很广，但在人体内含量却极微。正常情况下，成人体内含镍约 10 mg，血液中的正常浓度为0.11 μg/mL。植物性食品中的含镍量要比动物性食品高，如丝瓜、蘑菇、茄子、洋葱、竹笋和海带等，动物性食品中的肉类和海产类镍含量较多，如鸡肉、牛肉、羊肉、黄鱼、虾等。人体吸收镍的途径是口腔食入、呼吸吸入和表皮吸收。通常情况下镍的吸收量低于摄入量的10%（但妊娠期吸收率会增高）。镍具有积蓄性，可在人体各器官中积累，广泛分布于骨骼、肺、肝、肾、皮肤等器官和组织中，其中以骨骼中的浓度较高。机体中的镍经代谢从粪便排出，少量从尿中排泄。

人体对镍的日需要量为 0.3 mg。缺镍可引起糖尿病、贫血、肝硬化、尿毒症、肾衰和肝脂质和磷脂质代谢异常等。而人体内镍过量将引起皮炎、气管炎、肺炎，中枢性循环和呼吸紊乱，使心肌、脑、肺和肾出现水肿、出血和变性。镍还有降低生育能力、致畸和致突变作用。

食品中镍的含量可以按 GB 5009.138—2017 规定的方法测定，食品中污染物限量标准 GB 2762—2017 规定氢化植物油及以氢化植物油为主的产品中镍限量指标为 1.0 mg/kg。

4.2.1.7 锡

随着锡及其化合物、合金等被越来越多地用于现代生活，环境锡污染也随之而来。自然风化、锡冶炼加工、含锡废弃物、含有机锡化合物稳定剂的各种塑料制品和包装材料、含有机锡的杀虫剂等都在向环境输送锡。许多海洋生物体内锡含量较高，且对锡有一定的富集作用。水体中的锡对许多水生和底栖动物，如鱼类、甲壳类和软体动物等都有较强毒性。特别是栖息在底泥中的螺类软体动物，受毒害最严重，出现严重的"性畸变"。人体中的锡主要从普通膳食及饮水中摄取，少量从大气获得。无机锡在肠胃系统中吸收很弱，最初大多分布在软组织中，但很快就被血液运输到全身其他组织，被吸收的无机锡主要从尿中排出体外，一部分从胆汁中排出，而从粪便中排出的则是没有被吸收的部分。有机锡在体内吸收很少，约90%要从粪中排出。进入人体内的锡大部分分布于肝、肾、肺、脾、心脏、骨骼等处。

锡过量会使肝脏变性、肾小管变化以及缩短动物的寿命。无机锡化物主要引起生长受阻、睾丸退化和大脑白质改变等疾病，有机锡化合物中毒会影响神经系统能量代谢和氧自由基的清除，引起严重疾病，如脑水肿、脑软化、头晕、健忘和脊髓病变性疾病等。

食品中锡的含量可以按 GB 5009.16—2014 规定的方法测定，按照食品中污染物限量标准 GB 2762—2017 规定的部分食品中锡限量指标如表 4-9 所示。

表 4-9　部分食品中锡限量指标

食品类别	限量（mg/kg）
饮料类	150
婴幼儿配方食品、婴幼儿辅助食品	50
食品（除饮料、婴幼儿配方食品、婴幼儿辅助食品外）	250

控制重金属对食品的污染首先要从源头上把关，严格控制工业"三废"和城市生活垃圾对农业环境的污染，加快推行标准化生产，加强农产品质量安全关键控制技术研究与推广，加强食品安全监督与检验，强化质量管理，完善食品安全检验检测体系。另外，还要加强食品安全教育，提高公众环保意识，增加膳食纤维摄入量，改善机体营养状况。

4.2.2　有害有机物

环境中稳定的有机废物有多种来源，而不是单一的来源，它们大多沉积在脂肪食品中，是一种普遍的食品污染物。这些有机物多数与癌症有关。

4.2.2.1　多氯联苯（PCB）

多氯联苯（PCB）又称氯化联苯，是联苯苯环上的氢原子为氯所取代而形成的一类氯化物，在大气、水体和土壤中具有持久性、生物蓄积性、长距离大气传输性等特性，是影响食品安全的重要环境污染物。PCB 世界性污染主要来源于大量使用 PCB 的工厂，如用 PCB 作绝缘油的电机工厂，大量使用 PCB 作热载体和润滑油的化学工厂、造纸厂特别是再生纸厂。船舶的耐腐蚀涂料中含有 PCB，被海水溶出也是相当大的污染源。这些污染源的 PCB 以废油、渣浆、涂料剥皮等形式进入水系，沉积于水底，然后缓慢地向水中迁移，污染生态系统。食品中高浓度的多氯联苯主要存在于鱼类、乳制品和脂肪含量高的肉类中，摄取这些被多氯联苯污染的食物是人类暴露于 PCB 的主要途径。多氯联苯具有耐高温，耐酸碱，不受光、氧、微生物的作用，不易分解，比热大，不易挥发等特点。PCB 可被哺乳动物的胃肠道、肺和皮肤很好地吸收。PCB 进入机体后，广泛分布于全身组织，以脂肪和肝脏中含量较高。母体中的 PCB 能通过胎盘转移到胎儿体内，而且胎儿肝和肾中的 PCB 含量往往高于母体相同组织中的含量。多氯联苯极难溶于水而易溶于脂肪和有机溶剂，并且极难分解，因而能够在生物体脂肪中大量富集。PCB 在体内的代谢速率随氯原子的增加而降低。在哺乳动物体内的 PCB，部分以含酚代谢物的形式从粪便中排出，所有羟基代谢物都通过胆汁经胃肠道从粪便排出。

多氯联苯对皮肤、牙齿、神经行为、免疫功能、肝脏有影响，且具有生殖毒性和致畸性、致癌性。多氯联苯有 209 种异构体，具有多种氯化形式，也有多种体内代谢产物。某些多氯联苯混合物的毒性通过芳烃受体依赖机制介导；某些多氯联苯异构体是雌激素受体（ER）的配体，通过 ER 依赖机制介导；一些多氯联苯能改变第二信使的体内平衡，影响钙的细胞内外平衡以及蛋白激酶 C 的活性，进而影响神经递质的合成，损害大脑发育及神经内分泌；一些 PCB 的羟化代谢物能抑制雌激素转硫酶，提高内源性雌激素的活性，表现出类雌激素样活性。研究人员认为多氯联苯可引起机体的免疫抑制，还可能通过免疫抑制机制引发人类癌症。多氯联苯中毒病人有下列症状：痤疮增皮疹，眼睑浮肿和眼分泌物增多，皮肤、黏膜、指甲色素沉着，黄疸，四肢麻木，胃肠道功能紊乱等；全身中毒时，则表现嗜睡、全身无力、食欲不振、恶心、腹胀、腹痛、肝肿大、腹水、水肿、指甲变形、肝脏受损、月经不调、性欲减退等。

对致癌物 PCB 采取的措施主要是预防，即加强对致癌物的控制，减少与避免接触。对已造成的大范围环境污染，要及时采取有效措施，进行治理。我国规定检测食品中的指示性多氯联苯要按照国标 GB 5009.190—2014 进行，本标准适用于鱼类、贝类、蛋类、肉类、奶类及其制品等动物性食品和油脂类试样中指示性 PCB 的测定。食品中污染物限量国标 GB 2762—2017 规定了水产动物及其制品中多氯联苯的限量指标为 0.5 mg/kg。

4.2.2.2　二噁英

二噁英实际上是二噁英类化合物的一个简称，它指的并不是一种单一物质，而是结构和性质都很相似的包含众多同类物或异构体的两大类有机化合物。二噁英是由 2 个或 1 个氧原子连接 2 个苯环的含氯有机化合物，由于氯原子在 1~9 的取代位置不同，形成了 75 种异构体多氯代二苯（PCDD）和 135 种异构体多氯二苯并呋喃（PCDF），含有 1~3 个氯原子的被认为无明显毒性；含 4~8 个氯原子的有毒，其中 2，3，7，8-四氯代二苯-并-对二噁英（2，3，7，8-TCDD）是迄今为止人类已知的毒性最强的污染物，国际癌症研究中心已将其列为人类一级致癌物。二噁英类化合物的物理化学性质相似，遇热极其稳定，温度超过 800℃时才会降解，因此一旦形成，很难除去。这些化合物的蒸汽压极低，易吸附于土壤、沉积物和空气中的飞尘上。二噁英还极具脂溶性，因而食物链是二噁英经脂质发生转移和生物富集的主要途径。此外，二噁英对于理化因素和生物降解具有抵抗作用，因而可以在环境中持续存在。

环境中二噁英以混合物的形式存在。为评价这些混合物对健康的潜在效应提出了毒性当量（TEQ）的概念，并通过毒性当量因子（TEF）来折算，以毒性最强的2，3，7，8-TCDD的TEF为1，其他二噁英异构体的毒性折算成相对于2，3，7，8-TCDD的毒性强度。TEF是对某个化合物异构体的相对毒性，利用TEF可以估计样品中二噁英的TEQ。

二噁英在自然界中几乎不存在，只有通过化学合成才能产生，许多含氯化合物在生产和使用过程中都可能产生二噁英，并随排污而转移到水体或土壤中，最终造成食品污染，危害人体健康。垃圾焚烧处理中由于燃烧不充分，可产生大量的有害化合物，包括二噁英。此外，某些食品加工工艺如冷烟熏肉以及包装材料中的二噁英由于迁移可能造成对食品的污染。这些化合物聚积最严重的地方是土壤、沉淀物和食品，环境中的二噁英可通过食物链（如饲料）富积在动物体中，由于高亲脂性，二噁英容易存在于动物脂肪和乳汁中。因此，肉、禽、蛋、鱼、乳及其制品最易受到污染，其在植物、水和空气中的含量非常低。它侵入人体的途径包括饮食、空气吸入和皮肤接触。二噁英在人体内降解缓慢，半衰期可达5~10年，主要蓄积在脂肪组织中。

二噁英具有致死作用和"消瘦综合征"、胸腺萎缩、免疫毒性、肝脏毒性、氯痤疮、生殖毒性、发育毒性和致畸性、致癌性。二噁英可能通过下丘脑垂体改变体重的"设置点"，进而影响进食量，使体重减轻，中毒特点为染毒几天内肌肉和脂肪组织总量急剧减少，体重严重下降。二噁英引起的胸腺萎缩主要以胸腺皮质中淋巴细胞减少为主，进而导致免疫功能抑制。二噁英可直接损害免疫系统引起B淋巴细胞减少，还可间接引起T淋巴细胞减少，其作用机制可能是二噁英通过对内分泌系统的影响而作用于免疫系统，受影响的有几种内源性激素，包括类皮质激素、性激素、甲状腺素、生长素和促乳素。二噁英还可阻碍胎儿的免疫系统的正常发育而造成终生残疾。二噁英染毒动物可出现肝脏肿大、实质细胞增生与肥大、严重时发生变性和坏死。此外，二噁英还可抑制雌激素的作用，使雌性动物不孕、胎仔减少、流产等。

为预防二噁英中毒，我们应锻炼身体，提高人体免疫能力，建议国家控制食品当中的二噁英来源。积极提倡垃圾分类收集和处理，控制无组织的垃圾焚烧，通过采用新的焚烧技术，提高燃烧温度（1200℃以上），降低二噁英类的排放量。制定大气二噁英的环境质量标准以及每日可耐受摄入量。世界卫生组织规定的对饲料产品中二噁英的限量标准如表4-10所示。世界卫生组织规定的欧盟食品中二噁英和多氯联苯最大限量要求如表4-11所示。我国目前尚没有具体的针对食品中二噁英的安全国家标准，但已经规定了食品中二噁英及其类似物毒性当量的测定标准，即GB 5009.205—2013。

表4-10　世界卫生组织规定的对饲料产品中二噁英的限量标准

不良物质	饲料产品	含12%水分饲料产品中的执行限量
二噁英（氯代二苯并二噁英和多氯代二苯并呋喃总和，世界卫生组织标准）	除植物油和其副产品外的所有植物性饲料	0.75 ng WHO-PCDD/FTEQ/kg
	植物油和其副产品	0.75 ng WHO-PCDD/FTEQ/kg
	矿物源性饲料原料	1.0 ng WHO-PCDD/FTEQ/kg
	动物脂肪，包括奶脂肪、蛋脂肪	2.0 ng WHO-PCDD/FTEQ/kg
	其他陆生动物产品，包括奶和奶制品，蛋和蛋制品	0.75 ng WHO-PCDD/FTEQ/kg

续表

不良物质	饲料产品	含 12% 水分饲料产品中的执行限量
二噁英（氯代二苯并二噁英和多氯代二苯并呋喃总和，世界卫生组织标准）	鱼油	6.0 ng WHO-PCDD/FTEQ/kg
	鱼和其他水生动物以及其加工品和副产品，不包括鱼油和脂肪含量 20% 以上的鱼水解蛋白	1.25 ng WHO-PCDD/FTEQ/kg
	脂肪含量 20% 以上的鱼水解蛋白	2.25 ng WHO-PCDD/FTEQ/kg
	添加剂（黏合剂和防结块剂类）	0.75 ng WHO-PCDD/FTEQ/kg
	添加剂（微量元素复合物类）	1.0 ng WHO-PCDD/FTEQ/kg
	预混料	1.0 ng WHO-PCDD/FTEQ/kg
	配合饲料（毛皮动物和鱼饲料除外）	0.75 ng WHO-PCDD/FTEQ/kg
	鱼饲料，宠物食品	2.25 ng WHO-PCDD/FTEQ/kg

表 4-11　世界卫生组织规定的欧盟食品中二噁英和多氯联苯最大限量要求

食物类别	二噁英化合物的最大限量（WHO-PCDD/F-TEQ）（pg/g 脂肪）	二噁英和多氯联苯总和的最大限量（WHO-PCDD/F-PCB-TEQ）（pg/g 脂肪）
牛、羊肉及其肉制品	3.0	4.5
家禽类肉制品	2.0	4.0
鱼类肌肉及其制品（鳗鱼除外）	4.0	8.0
鳗鱼肌肉及其制品	4.0	12.0
生奶及其乳制品	3.0	6.0
鸡蛋及蛋制品	3.0	6.0
牛和羊的脂肪	3.0	4.5
家禽的脂肪	2.0	4.0
猪的脂肪	1.0	1.5
混合动物脂肪	2.0	3.0
植物油和脂肪	0.75	1.5
海洋油（鱼体油、鱼肝油和从其他海洋组织提炼的油）	2.0	10.0

4.2.2.3　塑化剂

塑化剂或称增塑剂，是一种邻苯二甲酸酯类化工用塑料软化剂，普遍应用于塑料制品、混凝土、泥灰、水泥、石膏、化妆品及清洗剂等材料中。塑化剂属无色无味液体，黏度中等，稳定性高，挥发性低，成本低廉，添加后通过增加聚合物分子链的移动性、降低聚合物分子链的结晶度，可让微粒分子散布更均匀，因此能增加延展性、弹性及柔软度，一般常添加于保鲜膜、玩具以及某些塑料制品中。塑化剂品种繁多，高达 100 多种，添加较为普遍的有邻苯二甲酸二（2-乙基己基）酯（DEHP）、邻苯二甲酸二乙酯（DEP）、邻苯二甲酸二丁酯

（DBP）、邻苯二甲酸二辛酯（DOP）等。食品包装、制作工艺中的很多用具，都有可能是塑料制品，像酿酒工艺里的管道、容器就可能是塑料产品，其中很大一部分可能是含有塑化剂成分相对比较多的聚氯乙烯（PVC）。虽然邻苯二甲酸酯与塑料分子的相容性很好，但是两者间没有紧密的化学键结合，彼此保持着独立的化学结构，因此当塑料制品接触到食品中的油、酒精、脂肪时，其中的邻苯二甲酸酯便会溶入其中。塑化剂的"迁移"与温度和时间因素成正比，温度越高、时间越久，"迁移"的塑化剂就越多。所以短时间、低温用塑料制品装一下肉类等食品不会产生问题。一般来说，酒是很少用塑料容器装盛的，因为乙醇（酒的主要成分）本身就是一种溶剂，和塑料长时间相处，塑化剂很容易发生"迁移"。塑化剂通过环境迁移进入到食物链中是食品中能检测出塑化剂的另一个原因。由于邻苯二甲酸酯类物质（PAEs）与塑料的成型过程中并没有与塑料高分子碳链聚合，而是以分子间力连接，结合不牢固，PAEs可以不断地迁移至大气、土壤等环境中。邻苯二甲酸酯类塑化剂可通过呼吸道、消化道和皮肤吸收进入人体，尽管其大部分可以较快代谢、分解并通过尿液、粪便排出，但仍可能有少量在人体内积累。

长期大量食用塑化剂，仍然会给人体的生殖系统、免疫系统、消化系统带来慢性危害。邻苯二甲酸二酯类塑化剂分子结构与激素类似，可以模拟雌激素效应，所以被称为环境雌激素。通过毒性试验显示，塑化剂对人体的生殖系统造成损坏，可以导致男性生殖能力减弱，女性性早熟，并且可以通过胎盘的脂质和锌代谢影响胚胎发育。大量服用塑化剂可引起胃肠道刺激，中枢神经系统抑制、麻痹、血压降低等。塑化剂的慢性毒性还表现在肾功能下降、病灶性肾囊肿数量增加以及肾小管色素沉着，此外塑化剂还可产生肝脏毒性、肺毒性、心脏毒性。长期接触塑化剂，可引起多发性神经炎和感觉迟钝、麻木等症状。有学者认为哮喘病的增多，也可能与人们在日常生活中接触塑化剂有关。

塑料制品已经成为我们生活中不可或缺的部分，塑化剂事件的出现又一次向我们敲响了警钟，食品安全不容忽视。为了保证食品安全，第一，要求相关部门应加大监管和检测的力度，加强控制措施，避免塑化剂被人为直接添加入食品中；第二，控制住食品中塑化剂的来源，尤其应注意食品包装中塑化剂的"迁移"问题，在日常生活中我们应规范、正确地使用塑料制品；第三，加大对环保、安全无毒、高性能、低成本塑化剂的研制，避免塑化剂对人类生命健康的危害。

4.2.2.4 酚类化合物

酚类化合物是指芳香烃中苯环上的氢原子被羟基取代所生成的化合物，是芳烃的含羟基衍生物，根据其分子所含的羟基数目可分为一元酚和多元酚。而根据其挥发性又可分挥发性酚和不挥发性酚。酚类化合物都具有特殊的芳香气味，均呈弱酸性，在环境中易被氧化。在许多工业领域诸如煤气、焦化、炼油、冶金、机械制造、玻璃、石油化工、木材纤维、化学有机合成工业、塑料、医药、农药、油漆等排出的工业废水中均含有酚。这些废水若不经过处理，直接排放、灌溉农田则可污染大气、水、土壤和食品。

酚是一种中等强度的化学毒物，毒性以苯酚为最大，此类化合物与细胞原浆中的蛋白质发生化学反应。低浓度时使细胞变性，高浓度时使蛋白质凝固。酚类化合物可经皮肤黏膜、呼吸道及消化道进入体内。低浓度可引起蓄积性慢性中毒，高浓度可引起急性中毒以致昏迷死亡。一般来讲，酚进入人体后机体可通过自身的解毒功能将其转化为无毒物质而排出体外。

只有当摄入量超过解毒功能时才有蓄积而导致慢性中毒，表现为头晕、头痛、精神不安、食欲不振、呕吐腹泻等症状。

由于酚的用途极为广泛，预防其污染的工作也很困难。在生产和使用酚的工厂必须建立严格的操作制度，谨防酚的外泄。同时要搞好废水的回收利用和生物氧化处理，严禁含酚废水排入渗井、渗坑，以免污染地下水。

4.2.3　农药

农药广义的定义是指用于预防、消灭或者控制危害农业、林业的病、虫、草和其他有害生物以及有目的地调节、控制、影响植物和有害生物代谢、生长、发育、繁殖过程的化学合成或者来源于生物、其他天然产物及应用生物技术产生的一种物质或者几种物质的混合物及其制剂；狭义上是指在农业生产中，为保障、促进植物和农作物的成长，所施用的杀虫、杀菌、杀灭有害动物（或杂草）的一类药物统称。目前在世界各国注册的农药有近 2000 种，其中常用的有 500 多种；根据防治对象，可分为杀虫剂、杀菌剂、杀螨剂、杀线虫剂、杀鼠剂、除草剂、脱叶剂、植物生长调节剂等；根据来源又可分为无机农药、生物农药和有机农药。无机农药是从天然矿物中获得的农药，来自自然，环境可溶性好，一般对人毒性较低，但一般相对分子质量较小，稳定性差，多数不宜与其他农药混用，如石硫合剂、硫黄粉、波尔多液等。生物农药是指利用生物或其代谢产物防治病虫害的产品，一般只针对某一种或者某类病虫发挥作用，对人无毒或毒性很小。有机农药种类繁多，结构复杂，按其化学结构可分为有机氯、有机磷、氨甲基酸酯、拟除虫菊酯等。有机农药应用最广，但毒性较大。

农药残留是农药使用后一段时期内没有被分解而残留于生物体、收获物、土壤、水体、大气中的微量农药原体、有毒代谢物、降解物和杂质的总称。农药对食品的污染可通过以下途径：①农药对作物的直接污染；农药喷施后残留于作物上，可能黏附在农作物体表，可能渗进植物表皮蜡质层或组织内部，也可能被作物吸收、输导分布在植物各部分汁液中，作物等经过加工后仍然会有残留。②作物对污染环境中农药的吸收；在田间喷药时，大部分农药是洒落在农田中，有些残存在土壤中，有些被冲刷至池塘、湖泊、河流中，造成对自然环境的污染。在有农药污染的土壤中栽培作物时，残存的农药又可能被吸收而造成污染；池塘、湖泊、河流等被污染后，农药被鱼等水生生物吸收而造成水生食品的污染。③农药微粒等在空中随雨雪降落；喷洒农药后，有一小部分以极细的微粒漂浮于大气中，长时间随雨雪降落到土壤和水域，也能造成食品的污染。④通过食物链的生物富集作用污染食品；生物体从环境中能不断吸收低剂量的农药，并逐渐在其体内积累。⑤运输和贮存中与农药混放或者施用熏蒸剂。

常用的农药为人工合成的有机农药，由于其良好有效的杀虫效果以及其残留于食物中造成的毒害作用而引起人们的关注。

（1）有机氯农药

有机氯农药是用于防治植物病、虫害的含有氯元素的有机化合物农药，主要分为以苯为原料和以环戊二烯为原料的两大类。前者包括使用最早、应用最广的杀虫剂 DDT 和六六六等，后者包括作为杀虫剂的氯丹、七氯、艾氏剂等。此外以松节油为原料的莰烯类杀虫剂、毒杀芬和以萜烯为原料的冰片基氯也属于有机氯农药。有机氯农药对光、酸均很稳定，对碱不稳定，遇碱脱去 HCl。有机氯农药的化学性质稳定，进入土壤后能较多地吸附于土壤颗粒，尤其是有机质含量丰富的土壤中更易被吸附，因此有机氯农药在土壤中的滞留期可长达数年。部分有机氯农药在土壤中的消失速度见表 4-12。有些有机氯农药在水中能悬浮于水层表面，在气水界面上随水分子一起蒸发，导致在没有使用过此类农药的区域也能检测到。氯苯结构较稳定，生物体内酶难以降解，所以积存在动、植物体内的有机氯农药分子消失缓慢。由于这一特性，通过生物富集和食物链的作用，环境中的残留农药会进一步得到富集和扩散。通过食物链进入人体的有机氯农药能在肝、肾、心脏等组织中蓄积，特别是由于这类农药脂溶性大，所以在体内脂肪中的积聚贮存更突出。它们在体内代谢后经尿、粪、乳汁排出，还可通过血胎屏障传递给胎儿。

表 4-12　有机氯农药在土壤中的消失速度

农药种类	消失 95% 所需要的 时间范围（年）	消失 95% 需要的 平均时间（年）
滴滴涕（DDT）	4~30	10
狄氏剂（dieldrin）	5~25	8
林丹（lindane）	3~10	6.5
氯丹（chlordan）	3~5	4
碳氯特灵（isobenzan）	2~7	4
七氯（heptachlor）	3~5	3.5
艾氏剂（aldrin）	1~6	3

有机氯农药具有神经毒性，如 DDT 进入体内的量达到一定程度后会危害神经细胞，导致痉挛等症状的发生。对神经系统产生毒作用的机理是 DDT 使 Na^+-K^+ 泵活性下降，K^+ 通透性下降，从而改变神经细胞的功能；神经膜上受体与 DDT 受体结合，造成神经膜结构扭曲，使 Na^+ 泄露，导致不正常的神经冲动；还可刺激突触前膜，增加乙酰胆碱释放。有机氯农药对体内酶活性有一定的影响，能诱发肝微粒体细胞色素 P450 酶活力的改变，从而改变体内生化过程，使肝脏肿大以致坏死。此外，有机氯农药还能侵犯肾脏并引起病变，对动物有致癌作用。

（2）有机磷农药

有机磷农药，是用于防治植物病、虫、害的含有磷元素的有机化合物农药。有机磷农药多为磷酸酯类或硫代磷酸酯类，我国生产的有机磷农药绝大多数为杀虫剂，如常用的对硫磷、内吸磷、马拉硫磷、乐果、敌百虫及敌敌畏等。有机磷农药大多呈油状或结晶状，工业品呈淡黄色至棕色，除敌百虫和敌敌畏之外，大多有蒜臭味，一般不溶于水，易溶于有机溶剂，对光、热、氧均较稳定，遇碱易分解破坏，而敌百虫例外。敌百虫为白色结晶，能溶于水，遇碱可转变为毒性较大的敌敌畏。有机磷不稳定，在自然环境中容易分解，进入生物体内也易被酶分解，不易蓄积，有机磷农药在土壤中的残留时间见表 4-13。因此有机磷农药在食物中残留的时间短，其毒性以急性毒性为主，慢性中毒较少。有机磷农药可以经皮肤、黏膜、消化道、呼吸道被吸收进入体内，吸收后 6~12 h 在血液中浓度达到高峰，很快分布到全身各脏器，以肝中的浓度最高，肌肉和脑中最少，24 h 后在血液中难以测出，48 h 后完全消失。

体内的有机磷首先进行氧化和水解两种生物转化方式，氧化使毒性增强，如对硫磷在肝脏滑面内质网的混合功能氧化酶作用下，氧化为毒性较大的对氧磷；水解可使毒性降低，对硫磷在氧化的同时，被磷酸酯酶水解而失去作用。

表 4-13　有机磷农药在土壤中的残留时间

有机磷农药	残留时间（d）
乐果（dimethioate）	4
马拉硫磷（malathion）	7
对硫磷（parathion）	7
甲拌磷（phorate）	15
乙拌磷（disulfoton）	30
二嗪农（diazinon）	50~180

　　有机磷农药可在体内选择性且不可逆地与胆碱酯酶形成磷酰化胆碱酯酶，使胆碱酯酶活性受抑制，不能起分解乙酰胆碱的作用，致组织中乙酰胆碱过量蓄积，胆碱能神经过度兴奋，冲动不能休止，引起毒蕈碱样、烟碱样和中枢神经系统症状。某些酯烃基及芳烃基磷酸酯类化合物尚有迟发性神经毒作用，是由于有机磷农药抑制体内神经病靶酯酶（神经毒性酯酶）活性，并使之"老化"，而引起迟发性神经病。有机磷农药轻度中毒者，在 24 h 内出现头晕、头痛、恶心、呕吐、多汗、胸闷、视力模糊、无力等症状，瞳孔可能缩小。中度中毒者表现为肌束震颤、瞳孔缩小、轻度呼吸困难、腹痛、腹泻、步态蹒跚、意识模糊。重度中毒者除上述症状外，发病后很快昏迷，瞳孔缩小如针尖状、呼吸极度困难、肺水肿、大小便失禁。在急性重度中毒症状消失后 2~3 周，有的病例可出现感觉、运动型周围神经病，神经-肌电图检查显示神经源性损害，表现出迟发性神经病的症状。

　　（3）氨基甲酸酯类农药

　　氨基甲酸酯类农药是人类针对有机氯和有机磷农药的缺点而开发出的一种新型广谱杀虫、杀螨、除草剂，是氨基甲酸的 N-甲基取代酯类。氨基甲酸酯类农药具有选择性强、高效、广谱、对人畜低毒、易分解和残毒少的特点，在农业、林业和牧业等方面得到了广泛的应用。氨基甲酸酯类农药已有 1000 多种，使用量较大的有速灭威、西维因、涕灭威、克百威、叶蝉散和抗蚜威等。氨基甲酸酯类农药一般在酸性条件下较稳定，遇碱易分解，暴露在空气和阳光下易分解，在土壤中的半衰期为数天至数周。进入环境中的氨基甲酸酯类农药易被土壤微生物分解，所产生的氨基酸和脂肪酸又可作为土壤微生物的营养来源，促进微生物的繁殖，不易在生物体内蓄积。氨基甲酸酯类农药可经呼吸道、消化道侵入机体，也可经皮肤黏膜缓慢吸收。氨基甲酸酯类农药进入人体，在组织器官中浓度明显低于体液浓度。在体内代谢迅速，经水解、氧化和结合代谢产物随尿排出，24 h 一般可排出摄入量 70%~80%，因此它们的毒性作用以急性毒性为主。

　　氨基甲酸酯类农药的毒性机理和有机磷农药相似，都是哺乳动物乙酰胆碱酶的阻断剂，主要是抑制胆碱酯酶活性，使酶活性中心丝氨酸的羟基被氨基甲酰化，因而失去对乙酰胆碱的水解能力，造成组织内乙酰胆碱的蓄积而中毒。氨基甲酸酯类农药不需经代谢活化，即可直接与胆碱酯酶形成疏松的复合体。由于氨基甲酸酯类农药与胆碱酯酶结合是可逆的，且在机体内很快被水解，胆碱酯酶活性较易恢复，故其毒性作用较有机磷农药更低。氨基甲酸酯类农药是乙酰胆碱酶的直接阻断剂，与有机磷类农药不同，它们不能使神经毒性脂酶钝化，因此与迟发性神经疾病的症状无关。氨基甲酸酯类农药的中毒症状是特征性的胆碱性流泪、流涎、瞳孔缩小、惊厥和死亡。

（4）拟除虫菊酯类农药

拟除虫菊酯类农药是模拟天然除虫菊素由人工合成的一类杀虫剂，主要有氯氰菊酯（灭百可）、溴氰菊酯（敌杀死）、氰戊菊酯（速灭杀丁）等。拟除虫菊酯类农药分子结构的共同特点之一是含有数个不对称碳原子，因而包含多个光学和立体异构体。由于其杀虫谱广、效果好、低残留和无蓄积作用等优点，近 30 年来应用日益普遍。本类农药多不溶于水或难溶于水，可溶于多种有机溶剂，对光热和酸稳定，遇碱（pH>8）时易分解。在光和土壤微生物的作用下易转变成极性化合物，不易造成环境污染。拟除虫菊酯类农药可经消化道、呼吸道和皮肤黏膜进入人体。但因其脂溶性小，所以不易经皮肤吸收，在胃肠道吸收也不完全。毒物进入血液后，立即分布于全身，特别是神经系统及肝肾等脏器浓度较高，但浓度的高低与中毒表现不一定平行。进入体内的毒物，在肝微粒体混合功能氧化酶和拟除虫菊酯酶的作用下，进行氧化和水解等反应而生成酸（如游离酸、葡萄糖醛酸或甘氨酸结合形式）、醇（对甲基羧化物）的水溶性代谢产物及结合物而排出体外，主要经肾排出，少数随粪便排出。24 h 内排出 50% 以上，8 d 内几乎全部排出，仅有微量残存于脂肪和肝脏中。

拟除虫菊酯类农药属于神经毒物，能使中枢神经系统的兴奋性增高。它们毒作用的机理还未完全阐明，一般认为是选择性地作用于神经细胞膜的钠离子通道，使去极化后的钠离子通道关闭延迟，钠离子通道开放延长，产生一系列兴奋症状。拟除虫菊酯类农药还可直接作用于神经末梢和肾上腺髓质，使血糖、乳酸、肾上腺素和去肾上腺素含量增高，导致血管收缩、心率失常等。中毒后一般 2~6 h 发病，口服中毒发病较快，可在 10~30 min 内出现中毒症状。轻度中毒症状有头痛、头晕、乏力、视力模糊、恶心、呕吐、流涎、多汗，食欲不振和瞳孔缩小。中度中毒除上述症状加重外，尚有肌纤维颤动。重度中毒症状有昏迷、肺水肿、呼吸衰竭、心肌损害和肝、肾功能损害等。

应采取必要的措施加强对食品中农药残留的控制：①加强对农药生产和经营的管理，未取得农药登记和农药生产许可证的农药不得生产、销售和使用。②安全合理使用农药，严格参照《农药安全使用准则》、《农药合理使用准则》、绿色食品农药使用准则以及各种作物生产技术规范中涉及农药使用的部分，严格掌握主要农作物和常用农药的最高用药量或最低稀释倍数、最多使用次数和安全间隔期（最后一次施药到收获期的天数），以保证食品中农药残留不超过最大允许残留限量标准。③加强农药残留的检测，使人们能准确、及时地了解农药残留的状况。④推行绿色技术或清洁生产和清洁工艺，防止农产品受到农药残留污染，发展绿色食品。⑤农产品在食用前和烹调时，使用水洗、浸泡、碱洗、去皮、贮藏、蒸煮等手段处理，不同程度地降低农产品中农药的残留量。⑥制定和严格执行食品中农药残留限量标准。具体某种农药在某种食品中的残留限量标准可参照 GB 2763—2021。

4.2.4　兽药与饲料添加剂

由于科学知识的缺乏和经济利益的驱使，养殖业中滥用药物的现象普遍存在。滥用兽药的直接后果是导致兽药在动物性食品中的残留，摄入人体后，影响人类的健康并且影响畜牧业发展和畜产品国际、国内贸易。动物性食品中的兽药残留对人的潜在危害越来越引起人们的重视。

兽药是指用于预防、治疗、诊断动物疾病或者有目的地调节动物生理机能的物质。兽药残留是"兽药在动物源食品中的残留"的简称，根据联合国粮农组织和世界卫生组织（FAO/WHO）食品中兽药残留联合立法委员会的定义，兽药残留是指动物产品的任何可食部分所含兽药的母体化合物及（或）其代谢物，以及与兽药有关的杂质。所以，兽药残留既包括原药，也包括药物在动物体内的代谢产物和兽药生产中所伴生的杂质。同时，由于改善营养和防病的需要，必然要在天然饲料中添加一些化学控制物质来改善饲喂效果。这些饲料添加剂的主要作用包括完善饲料的营养特性、提高饲料的利用效率、促进动物生长和预防疾病、减少饲料在贮存期间的营养物质损失以及改进畜、禽、鱼等产品的某些品质。养殖环节用药不当是产生兽药残留的最主要原因。产生兽药残留的主要原因大致有以下几个方面：①非法使用。养殖户为了追求最大的经济效益，将禁用药物当作添加剂使用的现象相当普遍，如饲料中添加盐酸克仑特罗（瘦肉精）引起的猪肉中毒事件等。②不按规定施行应有的休药期。③滥用药物。在养殖过程中，普遍存在长期使用药物添加剂，随意使用新的或高效抗生素，大量使用医用药物等现象。④屠宰前用药。屠宰前使用兽药来掩饰有病畜禽临床症状，以逃避宰前检验，这也能造成肉食畜产品中的兽药残留。此外，在休药期结束前屠宰动物同样能造成兽药残留量超标。

兽药在动物体内残留量与兽药种类、给药方式及器官和组织的种类有很大关系。在一般情况下，对兽药有代谢作用的脏器，如肝脏、肾脏，其兽药残留量高。由于不断代谢和排出体外，进入动物体内兽药的量随着时间推移而逐渐减少。在动物源食品中较容易引起兽药残留量超标的兽药主要有抗生素类、磺胺类、呋喃类、抗寄生虫类和激素类药物。

（1）抗生素类

抗生素是由细菌、真菌或其他微生物在生活过程中所产生的物质，具有抑制或杀灭细菌、真菌、螺旋体、支原体、衣原体等致病微生物的作用。还有些是由人工合成的具有抑制或杀灭病原微生物作用的化学物质。根据其化学结构，可将常见抗生素分为 β-内酯胺类、胺苯醇类、大环内酯类、氨基糖苷类和四环素类。

一般而言，动物性食品中残留的抗生素对人并不表现出急性毒性作用，但如果从食品中长期摄入低剂量的残留抗生素，一定时间后抗生素可能在人体内蓄积而导致各种慢性毒性作用；某些过敏体质的人在接触残留的抗生素后，可能引起过敏反应，与此有关的抗生素主要是青霉素、四环素及某些氨基糖苷类抗生素。氯霉素在体内代谢慢，动物食用氯霉素后容易残留在体内，抑制骨髓造血细胞线粒体中与细菌相同的 70S 核糖体合成，破坏人体的骨髓造血机能，可能导致食入者发生不可逆的再生障碍性贫血和可逆性的粒细胞减少症等疾病。长期食用残留有四环素类药物的食品将导致对胃、肠、肝脏的损害，该药物还能与骨骼中的钙结合，抑制骨骼和牙齿的发育。红霉素、泰乐菌素等大环内酯类的抗生素，易导致肝损害和听觉障碍。链霉素、庆大霉素等氨基糖苷类抗生素共有的毒副作用是耳毒和肾脏毒，可能导致食用者晕眩和听力减退，它们还能透过血胎屏障直接损害胎儿的听觉。经常食用抗生素残留的食品可使自身的一部分敏感菌株逐渐产生耐药性而成为耐药菌株，给治疗带来较大的困难。此外，抗生素类兽药残留还可引起人体的正常菌群失调，破坏人体内外的微生态环境，危害人体健康。

（2）磺胺类

磺胺类药物是以对位氨基苯磺酰胺为基本结构的衍生物，其抗菌谱较广，对大多数革兰阳性菌以及革兰氏阴性菌有抑制作用。磺胺类药物一般为白色或微黄色结晶性粉末，无臭，味微苦，遇光易变质，色渐变深，大多数在水中溶解度极低，较易溶于稀碱，但形成钠盐后则易溶于水，其水溶液呈强碱性。磺胺类药物大部分以原形自机体排出，且在自然环境中不易被生物降解，从而容易导致水、牧草等被磺胺类药物污染，然后导致对动物性食品的二次污染。磺胺类药物一般在代谢器官和血液中浓度最高，脂肪和肌肉中的含量较低，乳中的残留量与血清中的相似。药物吸收入血后有相当一部分与血浆蛋白结合，结合后的磺胺药暂时失去抗菌作用，不能透入到脑脊液中，不被肝代谢，不被肾排泄，但结合比较疏松，时有小量释放，故不影响药效。磺胺药主要在肝内代谢，部分与葡萄糖醛酸结合而失效，部分经过乙酰化形成乙酰化磺胺而失效，主要排泄器官是肾脏，以原形和乙酰化磺胺以及少量葡萄糖醛酸结合物从尿中排出。

磺胺药能抑制骨髓白细胞形成，引起白细胞减少症，偶见粒细胞缺乏，对先天缺乏6-磷酸葡萄糖脱氢酶者可引起溶血性贫血。由于磺胺类药物在体内经肝脏代谢为乙酰化磺胺，而乙酰化磺胺无抗菌活性却保留其毒性，因此它们可以增加肝脏的负担甚至损害肝脏的功能。同时，由于乙酰化磺胺溶解度低，尤其在尿液偏酸时，易在肾小管中析出结晶，引起血尿、尿痛、尿闭等症状。试验证明，长期摄入磺胺类药物残留的食品，可引起一部分人皮肤过敏、瘙痒等症状，严重者可出现剥脱性皮炎，少数患者可发生多形性红斑，有时造成死亡，而且同类药间有交叉过敏现象。此外，磺胺二甲基嘧啶还有致畸作用。

磺胺类兽药与饲料添加剂应根据农业部颁布的《食品安全国家标准 食品中兽药最大残留限量》规定，按质量标准、产品使用说明书规定用于食品动物，且不能超过最高残留限量。动物性食品中磺胺类的最高限量规定见表4-14。

表4-14 动物性食品中磺胺类的最高限量规定

药物名	食品种类	残留限量（μg/kg）
磺胺类	肌肉	100
	脂肪	100
	动物肝	100
	动物肾	100
	牛/羊奶	100（除磺胺二甲嘧啶）
磺胺二甲嘧啶	牛奶	25

（3）激素类

激素残留是指在畜牧业生产中应用激素作为动物饲料添加剂或埋植于动物皮下，达到促进动物生长发育、增加体重和肥育的目的，结果却导致所用激素在动物性食品中残留的现象。激素类药物作为畜禽及水产品养殖中的生长促进剂能加快动物的增重速度，提高饲料的转化利用率，改进胴体品质，显著提高养殖业的经济效益。但激素类药物的残留严重威胁着人类的健康，特别是近年来以克伦特罗为代表的 β-受体激动剂和性激素在动物性食品中导致的中毒事件频频发生，控制和禁止激素类药物在养殖业中的使用已日益引起各方面的关注。

β-受体激动剂是一组化学结构和药理性质与肾上腺素相似的化合物，主要有盐酸克伦特罗（瘦肉精）、沙丁胺醇、莱克多巴胺等。它们能被迅速且良好地吸收，吸收后快速分布于体内各组织和体液中，主要在肝脏进行代谢，代谢相对缓慢，可食组织中以肝、肺残留最高，其次是肾和心，然后是脂肪和肌肉组织，血液中残留相对较少。长期摄入可能会造成人和实验动物多器官系统损伤，尤以心脏损伤最严重，能够加强心脏收缩、扩张骨骼肌血管和支气管平滑肌，此外还可引起机体代谢紊乱。急性中毒者通常会出现面部潮红、出现皮肤过敏性红色丘疹、心跳过速、血管扩张、血压升高、低血钾等心血管系列症状，以及头晕、头痛、乏力、胸闷、心悸、四肢或面部骨骼肌震颤、四肢麻木甚至不能站立、神经过敏、烦躁不安等中枢神经系统症状，此外还常伴有口干、恶心、呕吐、腹痛、腹泻等消化道症状，有时还表现出呼吸急促、体温升高等。严重时可出现心肌梗死。

性激素进入动物体后不易排出，残留于动物源性食品中，稳定性较好，一般的烹调、加工处理方式不能将其破坏。动物性食品中的性激素残留存在着易浓缩、有协同效应和作用复杂等特点。吸收后大多数在肝脏内代谢，代谢物由尿或粪便排出，且代谢消化快。其代谢物可在体内尤其是肝、肾、脂肪等可食组织中残留，其中孕酮、炔雌醚等孕激素主要残留于脂肪组织，己烯雌酚则主要残留于肝肾。长期大量使用会对人和动物健康造成潜在危害：对人体生殖系统和生殖功能造成严重影响，影响第二性征；对肝脏有一定的损害作用，流行病学及实验研究均提示，性激素对肝硬化甚至肝癌的发生都有一定影响；此外，多数激素类药物具有潜在的致癌性，如果长期经食物摄入雌激素，可使子宫癌、乳腺癌、睾丸肿瘤等癌症的发病率增加。

中国、欧盟、美国、日本、CAC 畜禽兽药残留限量标准中，我国畜禽兽药残留限量标准更新较为缓慢，远远落后于其他国家，且他们的标准中已经有较大比例严于我国标准，因此我国应加快畜禽兽药残留限量中尚未覆盖的兽药限量标准制定，结合我国畜禽饲养过程中的兽药使用情况，科学合理地制定限量值。我国的兽药残留监控工作起步较晚，但有关部门已经开始重视动物性食品中的兽药残留问题，制订了各种监控兽药残留的法规，这是我国对兽药残留监控保证动物性食品安全的有力措施。此外，还应严格规范兽药的安全生产和使用，加大对饲料生产企业的监控、严禁使用农业部规定以外的兽药作为饲料添加剂。加强饲养管理、改变饲养观念，增强动物机体的免疫力，实施综合卫生防疫措施，降低畜禽的发病率，减少兽药的使用。充分利用各种媒体的宣传力度，使全社会充分认识到兽药残留对人类健康和生态环境的危害，全面提高广大养殖户的科学技术水平，使其能自觉地按照规定使用兽药和自觉遵守休药期。加强兽药残留监控、完善兽药残留监控体系。加快兽药残留检测方法的建立，积极开展兽药残留控制技术的国际交流与合作，积极开展兽药残留的立法和方法标准化等方面的国际交流与合作，使我国的兽药残留监控与国际接轨。

4.2.5　工厂中使用的化学品

食品工厂中使用的化学药品是那些在食品生产和制备过程中使用的化合物，其中包括清洗剂、消毒剂、杀虫剂、灭鼠剂和空气清新剂。这些物质作为食品污染的传递载体，可能会污染设备、器具或食品接触表面。

食品工业中使用的多数清洗剂属于混合物，将各成分混合起来得到一种具有一定特性和多种清洗功能的产品。在食品经营业和加工厂中，最常用清洗剂的类型有碱性清洗剂、酸性清洗剂、溶剂清洗剂和其他清洗剂。洗涤剂被广泛地用于宾馆、酒店餐具的洗涤，含有大量洗涤剂的泔水又用于养猪，更有甚者，为了加快育肥的速度，在饲料中掺加合成洗涤剂，从而造成对猪肉及其制品的污染。食品加工业所用清洁剂和家用洗涤剂的表面活性剂多属于环境雌激素类化合物，环境雌激素具有蓄积性、生物放大作用和危害隐蔽性等特点，无最低安全剂量，其主要的危害作用为长期及潜在的慢性毒性。一般洗涤剂中各种成分对人体的危害有：伤害皮肤形成皮肤病，污染血液，酸化体质，致癌，伤害肝肾，致不孕不育，损害淋巴系统、降低免疫力，污染环境等。

消毒剂用于杀灭传播媒介上病原微生物，使其达到无害化要求，将病原微生物消灭于人体之外，切断传染病的传播途径，达到控制传染病的目的。消毒剂按照其作用的水平可分为灭菌剂、高效消毒剂、中效消毒剂、低效消毒剂。其中①过氧乙酸系广谱、速效、高效灭菌剂，该品是强氧化剂，可以杀灭一切微生物，对病毒、细菌、真菌及芽孢均能迅速杀灭，可广泛应用于各种器具及环境消毒。该品对眼睛、皮肤、黏膜和上呼吸道有强烈刺激作用，吸入后可引起喉、支气管的炎症、水肿、痉挛、化学性肺炎、肺水肿，接触后可引起烧灼感、咳嗽、喘息、喉炎、气短、头痛、恶心和呕吐。②高锰酸钾强氧化剂，遇有机物即放出新生态氧而且杀灭细菌，杀菌力极强，浓溶液或结晶对皮肤有腐蚀性。口服腐蚀口腔和消化道，出现口内烧灼感、上腹痛、恶心、呕吐、口咽肿胀等。口服剂量大者，口腔黏膜呈棕黑色、肿胀糜烂，剧烈腹痛，呕吐，血便，休克，最后死于循环衰竭。③过氧化氢溶液，俗称双氧水，为无色无味的液体，添加入食品中可分解放出氧气，起漂白、防腐和除臭等作用。因此，部分商家在一些需要增白的食品如水发食品的牛百叶和海蜇、鱼翅、虾仁、带鱼、鱿鱼、水果罐头和面制品等的生产过程中违禁浸泡双氧水，以改善产品的外观。但是过量的过氧化氢对人体有害，吸入过氧化氢蒸汽或雾对呼吸道有强烈刺激性。眼直接接触液体可致不可逆损伤甚至失明。口服中毒出现腹痛、胸口痛、呼吸困难、呕吐、一时性运动和感觉障碍、体温升高等。个别病例出现视力障碍、癫痫样痉挛、轻瘫。长期接触该品可致接触性皮炎。

杀虫剂是主要用于防治农业害虫和城市卫生害虫的药品。在 20 世纪，随着农业的迅速发展，杀虫剂令农业产量大升。但是，几乎所有杀虫剂都会严重地改变生态系统，大部分对人体有害，其他的会被集中在食物链中，因此我们必须在农业发展与环境及健康中取得平衡。杀虫剂按来源可分为生物源杀虫剂和化学合成杀虫剂两类。长期接触杀虫剂会使男性雌二醇分泌增加，而对睾丸起重要刺激作用的促黄体生长素分泌减少，影响男子的生育能力。此外，孕妇过多接触杀虫剂可能造成婴儿早产；杀虫剂可能使孕妇患上甲状腺疾病，从而影响胎儿发育。

注意预防工厂用化学药品污染，应建立严格的卫生管理制度并在生产、清洗、消毒过程中监督执行，以确保有效防止工厂中化学药品的污染。除需要注意一般性问题和细节之外，实施卫生操作规程可防止用于食品的容器、玻璃、金属、塑料、纸张、纸板和异物引起的污染。只要工厂工作人员重视并养成卫生清洁的个人习惯，就可以减少甚至消除这方面的污染。

4.3 有意加入的化学品

食品中有意加入的化学品主要指为改善食品品质和色、香、味以及为防腐和加工工艺的需要而加入食品中的各类食品添加剂，以及不法商贩为牟取利益违法添加的非食用物质。投毒亦属于在食品中有意添加危害物。

4.3.1 食品添加剂

世界各国对食品添加剂的定义不尽相同，联合国粮农组织（FAO）和世界卫生组织（WHO）联合食品法规委员会对食品添加剂定义为：食品添加剂是有意识地一般以少量添加于食品，以改善食品的外观、风味和组织结构或贮存性质的非营养物质。按照这一定义，以增强食品营养成分为目的的食品强化剂不应该包括在食品添加剂范围内。我国制定的 GB 2760—2014《食品安全国家标准 食品添加剂使用标准》对食品添加剂定义为："为改善食品品质和色、香、味，以及为防腐、保鲜和加工工艺的需要而加入食品中的人工合成或者天然物质。营养强化剂、食品用香料、胶基糖果中基础剂物质、食品工业用加工助剂也包括在内。"

食品添加剂大大促进了食品工业的发展，并被誉为现代食品工业的灵魂，这主要是它给食品工业带来许多好处，可以延长食品的保质期、防止腐败变质；改善食品的感官性质，提高风味，赋予食品颜色；有利于食品加工操作；保持及提高食品的营养价值以及满足特殊人群的特殊需要。食品添加剂使用时应符合以下基本要求：①不应对人体产生任何健康危害；②不应掩盖食品腐败变质；③不应掩盖食品本身或加工过程中的质量缺陷或以掺杂、掺假、伪造为目的而使用食品添加剂；④不应降低食品本身的营养价值；⑤在达到预期效果的前提下尽可能降低在食品中的使用量。

食品添加剂发展到今天，除一些偶发事件外，几乎不再有引起急性或直接毒性作用的食品添加剂的应用，但食品添加剂的使用仍需得到广泛关注。虽然食品中添加剂的含量甚微，但是它们有可能在体内产生蓄积毒性，也有可能与食品成分或其他添加剂相互作用，产生新的有毒物质；食品添加剂还有可能产生叠加毒性，即两种以上的化学物质组合之后产生的毒性作用，比如当食品添加剂和农药、重金属等一起摄入时，可能使原本无致癌性的化学物质转化为致癌物质。食品添加剂的毒性除与物质本身的化学结构和理化性质有关外，还与其有效浓度、作用时间、接触途径和部位、物质的相互作用以及机体的机能状态等条件有关。因此，不论食品添加剂的毒性强弱、剂量大小，对人体均有一个剂量与效应关系的问题，即物质只有达到一定浓度或剂量水平，才显现毒害作用。因此，国家要加强对食品添加剂使用的监督和管理，在食品的生产、检验、管理等环节对食品添加剂进行检测，严格按照 GB 2760—2014 食品添加剂使用标准规定的各类食品添加剂的使用范围和最大使用量进行，是保证食品质量，避免食品添加剂使用不当造成不合格食品进入家庭的有效措施。目前我国因食品添加剂引起的食品安全事故主要是由于食品添加剂的滥用和误用造成的。

食品添加剂的种类很多，应用也非常广泛。中国食品添加剂共分为 23 大类，包括酸度调节剂、抗结剂、消泡剂、抗氧化剂、漂白剂、膨松剂、着色剂、护色剂、乳化剂、酶制剂、增味剂、面粉处理剂、被膜剂、水分保持剂、营养强化剂、防腐剂、稳定和凝固剂、甜味剂、增稠剂、香料、胶姆糖基础剂、咸味剂和其他。

（1）抗氧化剂

抗氧化剂是指能防止或延缓食品氧化，提高食品的稳定性和延长贮存期的食品添加剂。抗氧化剂的正确使用不仅可以延长食品的贮存期、货架期，给生产者、消费者带来良好的经济效益，而且给消费者带来更好的食品安全。抗氧化剂的作用机理是比较复杂的，存在着多种可能性。如有的抗氧化剂是由于本身极易被氧化，首先与氧反应，从而保护了食品，如维生素E；有的抗氧化剂可以放出氢离子将油脂在自动氧化过程中所产生的过氧化物分解破坏，使其不能形成醛或酮的产物如硫代二丙酸二月桂酯等；有些抗氧化剂可与油脂氧化所产生的过氧化物结合，形成氢过氧化物，使油脂氧化过程中断，从而阻止氧化过程的进行；还有些则将能催化及引起氧化反应的物质封闭，如络合能催化氧化反应的金属离子等。常用的抗氧化剂有茶多酚（TP）、生育酚、黄酮类、丁基羟基茴香醚（BHA）、二丁基羟基甲苯（BHT）、叔丁基对苯二酚（TBHQ）等。

丁基羟基茴香醚，因为加热后效果保持性好，在弱碱性条件下不易被破坏，在保存食品上有效，是国际上广泛使用的抗氧化剂之一。BHA可引起慢性过敏反应和代谢紊乱，还可造成实验动物胃肠道上皮细胞损伤，具有防癌和致癌的双重作用。

二丁基羟基甲苯，与其他抗氧化剂相比，稳定性较高，耐热性好，在普通烹调温度下影响不大，抗氧化效果也好，用于长期保存的食品与焙烤食品很有效。急性毒性比BHA稍大，被认为具有致癌性，还可能抑制人体呼吸酶的活性。

没食子酸丙酯（PG），对热比较稳定，对猪油的抗氧化作用较BHA和BHT强些，可在体内水解，最终以葡萄糖醛酸的形式随尿排出体外，不在体内蓄积，毒性较小。

我国GB 2760—2014食品添加剂使用标准规定了BHA、BHT、PG适用的食品添加范围和最大使用量，具体见表4-15。

表4-15　BHA、BHT、PG适用的食品添加范围和最大使用量

食品名称	最大使用量（g/kg）		
	BHA	BHT	PG
脂肪、油和乳化脂肪制品	0.2	0.2	0.1
基本不含水的脂肪和油	0.2	0.2	0.1
熟制坚果和籽类	0.2	0.2	0.1
坚果和籽类罐头	0.2	0.2	0.1
胶基糖果	0.2	0.2	0.4
油炸面制品	0.2	0.2	0.1
杂粮粉	0.2	0.2	—
即食谷物	0.2	0.2	—
方便米面制品	0.2	0.2	0.1
饼干	0.2	0.2	0.1

续表

食品名称	最大使用量（g/kg）		
	BHA	BHT	PG
腌腊肉制品类	0.2	0.2	0.1
风干、烘干、压干等水产品	0.2	0.2	0.1
固体复合调味料（仅限鸡肉粉）	0.2	0.2	0.1
膨化食品	0.2	0.2	0.1

（2）漂白剂

漂白剂是破坏、抑制食品的发色因素，使其褪色或使食品免于褐变的物质。漂白剂有氧化型和还原型两种，氧化型漂白剂是将着色物质氧化分解后漂白，用途及用量都有所限制，主要用于面粉漂白。还原型漂白剂是通过还原等化学作用消耗食品中的氧，破坏、抑制食品氧化酶活性和食品的发色因素，使食品褐变色素褪色或免于褐变，同时还具有一定的防腐作用。中国允许使用的漂白剂主要有二氧化硫、亚硫酸钠、硫黄等，它们都通过产生二氧化硫发挥漂白、杀菌、防腐、抗氧化的作用。

亚硫酸盐在人体内可被代谢成为硫酸盐，并与钙离子结合成 $CaSO_4$，通过解毒过程从尿中排出，因此代谢过程中可引起体内钙的流失。硫黄中含有微量砷、硒等有害杂质，在熏蒸时可变成氧化物随二氧化硫进入食品，食用后可产生蓄积毒性。硫黄适用的食品添加范围和最大使用量见表4-16。亚硫酸盐这类化合物不适用于动物性食品，以免产生不愉快的气味。亚硫酸盐对维生素 B_1 有破坏作用，故维生素 B_1 含量较多的食品如肉类、谷物、乳制品及坚果类食品也不适合使用。近年有研究证明亚硫酸盐可能会造成哮喘和皮肤过敏症状，而低亚硫酸钠和焦亚硫酸钠毒性很小，但过多可破坏食品中的硫胺素。

表4-16　硫黄适用的食品添加范围和最大使用量

食品类别	最大使用量（g/kg）	食品类别	最大使用量（g/kg）
水果干类	0.1	经表面处理的鲜食用菌和藻类	0.4
蜜饯凉果	0.35	食糖	0.1
干制蔬菜	0.2	其他（仅限魔芋粉）	0.9

注：只限于熏蒸，最大使用量以二氧化硫残留量计。

（3）着色剂

着色剂又称色素，是使食品着色后提高其感官性状的一类物质。食用色素按其性质和来源，可分为食用天然色素和食用合成色素两大类。食用天然色素主要是由动植物组织中提取，也包括来自动物和微生物的一些色素，品种甚多。然而天然色素成分较为复杂，经过纯化后的天然色素，其作用也有可能和原来的不同。而且在精制的过程中，其化学结构也可能发生变化；此外在加工的过程中，还有被污染的可能，故不能认为天然色素就一定是纯净无害的。

食用合成色素，属于人工合成色素，按其化学结构又可分为偶氮类和非偶氮类两类。食用合成色素的特点：色彩鲜艳、性质稳定、着色力强、牢固度大、可取得任意色彩，而且成本低廉，使用方便。但合成色素大多数对人体有害，毒性为对脏器功能损害、致畸、致癌，其毒性有的为本身对人体有直接毒性；有的会在代谢过程中产生有害物质；有的在生产过程还可能被砷、铅或其他有害化合物污染。

我国目前允许使用的合成色素有苋菜红、胭脂红、赤藓红、新红、柠檬黄、日落黄、亮蓝、牢固绿等。

苋菜红为水溶性偶氮类色素，耐光、耐热性强，对柠檬酸、酒石酸稳定，在碱液中则变为暗红色，易被细菌分解，耐氧化，还原性差，不适于发酵食品。苋菜红从消化道吸收较少，其主要经肠道内细菌分解，并且一部分在肝脏内还原引起偶氮基的断裂，后从胆汁与尿液中排出。对其使用的争议主要在致癌性方面，因为它在胃肠道内还原产物为亚胺类致癌物。我国 GB 2760—2014 食品添加剂使用标准规定了苋菜红可添加于蜜饯凉果、装饰性果蔬、糖果、糕点上彩装、果蔬汁（浆）类饮料、碳酸饮料、风味饮料（仅限果味饮料）、配制酒、果冻类食品中，最大使用量均为 0.25 g/kg。

胭脂红为水溶性偶氮类色素，耐光、耐热性强，对柠檬酸、酒石酸稳定，易溶于水呈红色溶液，为红色食用色素中应用最广泛的一种。胭脂红的急性毒性较低，未发现有致癌性和致畸形。胭脂红的使用范围及使用最大量见表 4-17。

表 4-17　胭脂红适用的食品添加范围和最大使用量

添加剂名称	食品名称	最大使用量（g/kg）
胭脂红	调制乳、风味发酵乳、调制炼乳（包括加糖炼乳及使用了非乳原料的调制炼乳等）、冷冻饮品（食用冰除外）、蜜饯凉果、腌渍的蔬菜、可可制品、巧克力和巧克力制品（包括代可可脂巧克力及制品）以及糖果（装饰糖果、顶饰和甜汁除外）、虾味片、糕点上彩装、焙烤食品馅料及表面用挂浆（仅限饼干夹心和蛋糕夹心）、果蔬汁（浆）类饮料、含乳饮料、碳酸饮料、风味饮料（仅限果味饮料）、配制酒、果冻、膨化食品	0.05
	调制乳粉和调制奶油粉	0.15
	水果罐头、装饰性果蔬、糖果和巧克力制品包衣	0.1
	果酱、水果调味糖浆、半固体复合调味料（蛋黄酱、沙拉酱除外）	0.5
	蛋卷	0.01
	肉制品的可食用动物肠衣类、植物蛋白饮料、胶原蛋白肠衣	0.025
	调味糖浆、蛋黄酱、沙拉酱	0.2

柠檬黄是水溶性色素，对热、酸、光及盐均稳定，耐氧性差，遇碱变红色。柠檬黄虽属于偶氮染料，但被认为是合成色素中毒性最弱的。柠檬黄的主要问题是其致敏性，据统计，每万人中就有一人对柠檬黄敏感，其过敏症状包括风疹、哮喘和血管性浮肿等，具有潜在的生命危险。

赤藓红为水溶性非偶氮类色素，急性毒性作用较其他食用合成色素稍大，可抑制甲状腺的脱碘作用和在高水平时激活垂体中促甲状腺激素的分泌。

（4）护色剂

护色剂又称发色剂，在食品的加工过程中，为了改善或保护食品的色泽，除了使用色素直接对食品进行着色外，有时还需要添加适量的护色剂，使制品呈现良好的色泽。为使肉制品呈鲜艳的红色，在加工过程中多添加硝酸盐（钠或钾）或亚硝酸盐。硝酸盐在细菌硝酸盐还原酶的作用下，还原成亚硝酸盐。亚硝酸盐在酸性条件下会生成亚硝酸。在常温下，也可分解产生亚硝基（—NO），此时生成的亚硝基会很快地与肌红蛋白反应生成稳定的、鲜艳的、亮红色的亚硝化肌红蛋白，故使肉可保持稳定的鲜艳。亚硝酸盐在肉制品中，对抑制微生物的增殖有一定的作用。

亚硝酸盐是添加剂中急性毒性较强的物质之一，可使正常的血红蛋白变成高铁血红蛋白，失去携带氧的能力，导致组织缺氧，引起呼吸中枢麻痹、血管扩张、血压降低，严重时可引起窒息甚至死亡。亚硝酸盐在自然界和胃肠道的酸性环境中，可以与存在的仲胺、叔胺及氨基酸等形成具有强烈致癌作用的 N–亚硝基化合物，还能够透过血胎屏障进入胎儿体内而使其致畸。此外，亚硝酸盐还可通过乳汁进入婴儿体内，造成婴儿机体组织缺氧，皮肤、黏膜出现青紫斑，有极大的危害。

我国 GB 2760—2014 食品添加剂使用标准规定了亚硝酸钠和亚硝酸钾适用的食品添加范围为腌腊肉制品类（如咸肉、肉、板鸭、中式火腿、腊肠），卤肉制品类，熏、烧、烤肉类，油炸肉类，西式火腿（熏烤、烟熏、蒸煮火腿）类，肉灌肠类，发酵肉制品类以及肉罐头类，最大使用量为 0.15 g/kg。

（5）甜味剂

甜味剂是指赋予食品甜味的食品添加剂。按来源可分为天然甜味剂和人工合成的甜味剂。蔗糖、葡萄糖、果糖等是天然甜味剂，由于这些糖类除赋予食品以甜味外，还是重要的营养素，供给人体以热能，因此通常被视做食品原料，一般不作为食品添加剂加以控制。人工合成的甜味剂是一些具有甜味的化学物质，甜度比较高但无营养价值。近年来陆续发现人工合成甜味剂对人体具有潜在的危害性。

糖精是世界各国广泛使用的一种人工合成甜味剂，价格低廉，甜度大。由于糖精在水中的溶解度低，故中国添加剂标准中规定使用其钠盐作为甜味剂。糖精钠在体内不被分解，不被利用，大部分从尿排出而不损害肾功能，不改变体内酶系统的活性。20 世纪 70 年代在动物试验中发现糖精有致膀胱癌的可能而开始限制糖精的使用，随后通过大规模的流行病学调查，未观察到使用糖精有增高膀胱癌发病率的危险，目前尚无定论。

我国 GB 2760—2014 食品添加剂使用标准规定了糖精适用的食品添加范围和最大使用量，具体见表 4-18。

表 4-18　糖精适用的食品添加范围和最大使用量

添加剂名称	食品名称	最大使用量（g/kg）
糖精	冷冻饮品（食用冰除外），腌渍蔬菜，复合调味料，配制酒	0.15
	果酱	0.2
	蜜饯凉果，熟制豆类，新型豆制品	1.0
	带壳熟制坚果与籽类，面包，糕点	1.2
	水果干类（仅限芒果干、无花果干），凉果类，话化类，果糕类	5.0

环己基氨基磺酸钠又称甜蜜素，水溶液呈中性，对酸、碱、光、热稳定。食用甜蜜素后由尿和粪便排出，由尿排出的占 40%，粪便占 60%。在美国甜蜜素有无致癌性仍存在争论，因此在美国至今仍属于禁用于食品的物质。

我国 GB 2760—2014 食品添加剂使用标准规定了环己基氨基磺酸钠、环己基氨基磺酸钙适用的食品添加范围和最大使用量，具体见表 4-19。

表 4-19 环己基氨基磺酸钠、环己基氨基磺酸钙适用的食品添加范围和最大使用量

添加剂名称	食品名称	最大使用量（g/kg） （以环己基氨基磺酸计）
环己基氨基磺酸钠、环己基氨基磺酸钙	冷冻饮品（食用冰除外），水果罐头，腐乳类，饼干，复合调味料，饮料类，配制酒，果冻	0.65
	果酱，蜜饯凉果，腌渍蔬菜，熟制豆类	1.0
	脱壳熟制坚果与籽类	1.2
	面包，糕点	1.6
	带壳熟制坚果与籽类	6.0
	凉果类，话化类，果糕类	8.0

天门冬酰苯丙氨酸甲酯俗称阿斯巴甜，是一种二肽衍生物，食用后在体内分解成相应的氨基酸。我国规定可用于罐头食品外的其他食品，其用量按生产需要适量使用。

（6）防腐剂

是指能抑制食品中微生物的繁殖，防止食品腐败变质，延长食品保存期的物质。防腐剂一般分为酸型防腐剂、酯型防腐剂和生物防腐剂。

酸型防腐剂常用的有苯甲酸、山梨酸和丙酸（及其盐类）。这类防腐剂的抑菌效果主要取决于它们未解离的酸分子，其效力随 pH 而定，酸性越大，效果越好，在碱性环境中几乎无效。苯甲酸能抑制微生物呼吸酶系统的活性，特别对乙酰辅酶 A 缩合反应具有强的抑制作用，从而抑制细菌生长，对产酸细菌、大部分霉菌及酵母的效果较差。苯甲酸进入机体后，大部分在 9~15 h 内与甘氨酸化合成马尿酸而从尿中排出，剩余部分与葡萄糖醛酸结合而解毒。曾有苯甲酸可能会引起叠加中毒现象的报道，在使用上存在一定争议，虽仍为各国允许使用，但应用范围较窄。山梨酸是一种不饱和脂肪酸，能抑制细菌、霉菌和酵母的生长，防腐效果好，可参与机体的正常代谢过程，并被同化产生二氧化碳和水，故山梨酸可看成是食品的成分，按照资料可以认为对人体是无害的。丙酸及其盐类的抑菌作用较弱，使用量较高，常用于面包糕点类，其毒性低，可认为是食品的正常成分，也是人体内代谢的正常中间产物。脱氢醋酸及其钠盐为广谱防腐剂，特别是对霉菌和酵母的抑菌能力较强，为苯甲酸钠的 2~10 倍。该品能迅速被人体吸收，并分布于血液和许多组织中，但有抑制体内多种氧化酶的作用，其安全性受到怀疑，故已逐步被山梨酸取代。山梨酸及其钾盐适用的食品添加范围和最大使用量见表 4-20。

表 4-20　山梨酸及其钾盐适用的食品添加范围和最大使用量

添加剂名称	食品名称	最大使用量（g/kg）（以山梨酸计）
山梨酸及其钾盐	熟肉制品，预制水产品（半成品）	0.075
	葡萄酒	0.2
	配制酒	0.4
	风味冰、冰棍类，经表面处理的鲜水果，蜜饯凉果，经表面处理的新鲜蔬菜，加工食用菌和藻类，酱及酱制品，饮料类（包装饮用水除外），胶原蛋白肠衣，果冻	0.5
	果酒	0.6
	人造黄油（人造奶油）及其类似制品（如黄油和人造黄油混合品），腌渍的蔬菜，果酱，豆干再制品，新型豆制品，除胶基糖果以外的其他糖果，面包，糕点，焙烤食品馅料及表面用挂浆，风干、烘干、压干等水产品，水产品，调味糖浆，醋，酱油，复合调味料，乳酸菌饮料	1.0
	胶基糖果，其他杂粮制品（仅限杂粮灌肠制品），方便米面制品（仅限米面灌肠制品），肉灌肠类，蛋制品（改变其物理性状）	1.5
	浓缩果蔬汁（浆）（仅限食品工业用）	8.0

酯型防腐剂包括对羟基苯甲酸酯类（有甲、乙、丙、异丙、丁、异丁、庚等），对霉菌、酵母与细菌有广泛的抗菌作用，在 pH 4~8 的范围内均有较好效果，与酸型防腐剂效果随 pH 变化而变化不同，因此可被用于替代酸型防腐剂。酯型防腐剂对霉菌和酵母的作用较强，但对细菌特别是革兰氏阴性杆菌及乳酸菌的作用较差。作用机理为抑制微生物细胞呼吸酶和电子传递酶系的活性，以及破坏微生物的细胞膜结构。其抑菌的能力随烷基链的增长而增强；溶解度随酯基碳链长度的增加而下降，但毒性则相反。在胃肠道内能迅速被完全吸收，并水解成对羟基苯甲酸而从尿中排出，不在体内蓄积。我国仅能应用丙酯和乙酯。

生物型防腐剂主要是乳酸链球菌素，是乳酸链球菌属微生物的代谢产物，可用乳酸链球菌发酵提取而得，需在酸性条件下才能保证其稳定性，一般仅用于乳制品、罐装食品、植物蛋白食品的防腐。乳酸链球菌素的优点是在人体的消化道内可为蛋白水解酶所降解，因而不以原有的形式被吸收入体内，是一种比较安全的防腐剂，不会改变肠道正常菌群和引起常用其他抗生素的耐药性，更不会与其他抗生素出现交叉抗性。

4.3.2　违法添加的非食用物质

近几年来，我国相继发生若干起食品安全重大事件，大多都是不法分子为了达到牟利的目的，将非食用物质非法添加到食品中。为进一步打击在食品生产、流通、餐饮服务中违法添加非食用物质和滥用食品添加剂的行为，保障消费者健康，全国打击违法添加非食用物质和滥用食品添加剂专项整治领导小组自 2008 年以来陆续发布了六批《食品中可能违法添加的非食用物质和易滥用的食品添加剂名单》，现将食品中可能违法添加的非食用物质整理如下，见表4-21。

表4-21 食品中可能违法添加的非食用物质名单

序号	名称	主要成分	可能添加	可能的主要作用	检测方法
1	吊白块	次硫酸钠甲醛	腐竹、粉丝、面粉、竹笋	增白、保鲜、增加口感、防腐	GB/T 21126—2007 小麦粉与大米粉及其制品中甲醛次硫酸氢钠含量的测定；卫生部《关于印发面粉、油脂中过氧化苯甲酰测定等检验方法的通知》（卫监发〔2001〕159号）附件2食品中甲醛次硫酸氢钠的测定方法
2	苏丹红	苏丹红 I	辣椒粉	着色	GB/T 19681—2005 食品中苏丹红染料的检测方法 高效液相色谱法
3	王金黄、块黄	碱性橙 II	腐皮	着色	
4	蛋白精、三聚氰胺		乳及乳制品	虚高蛋白含量	GB/T 22388—2008 原料乳与乳制品中三聚氰胺检测方法 GB/T 22400—2008 原料乳中三聚氰胺快速检测 液相色谱法
5	硼酸与硼砂		腐竹、肉丸、凉粉、凉皮、面条、饺子皮	增筋	无
6	硫氰酸钠		乳及乳制品	保鲜	无
7	玫瑰红 B	罗丹明 B	调味品	着色	无
8	美术绿	铅铬绿	茶叶	着色	无
9	碱性嫩黄		豆制品	着色	
10	酸性橙		卤制熟食	着色	
11	工业用甲醛		海参、鱿鱼等干水产品	改善外观和质地	SC/T 3025—2006 水产品中甲醛的测定
12	工业用火碱		海参、鱿鱼等干水产品	改善外观和质地	无
13	一氧化碳		水产品	改善色泽	无
14	硫化钠		味精		无
15	工业硫黄		白砂糖、辣椒、蜜饯、银耳	漂白、防腐	无
16	工业染料		小米、玉米粉、熟肉制品等	着色	无
17	罂粟壳		火锅		
18	皮革水解物	皮革水解蛋白	乳与乳制品	增加蛋白质含量	乳与乳制品中动物水解蛋白鉴定 L (-)—羟脯氨酸含量测定

续表

序号	名称	主要成分	可能添加	可能的主要作用	检测方法
19	溴酸钾	溴酸钾	小麦粉	增筋	GB/T 20188—2006 小麦粉中溴酸盐的测定 离子色谱法
20	β-内酰胺酶	β-内酰胺酶	乳与乳制品	掩蔽	液相色谱法
21	富马酸二甲酯	富马酸	糕点	防腐	气相色谱法
22	废弃食用油脂		食用油脂	掺假	无
23	工业用矿物油		陈化大米	改善外观	
24	工业明胶		冰淇淋、肉皮冻等	改善形状、掺假	无
25	工业酒精		勾兑假酒	降低成本	无
26	敌敌畏		火腿、鱼干、咸鱼等制品	驱虫	GB/T 5009.20—2003 食品中有机磷农药残留量的测定
27	毛发水		酱油等	掺假	无
28	工业用乙酸	游离矿酸	勾兑食醋	调节酸度	GB/T 5009.41—2003（部分有效）食醋卫生标准的分析方法
29	β-兴奋剂类药物	盐酸克伦特罗（瘦肉精）、莱克多巴胺等	猪肉、牛羊肉及肝脏等	提高瘦肉率	GB/T 22286—2008 动物源性食品中多种β-受体激动剂残留量的测定　液相色谱串联质谱法
30	硝基呋喃类药物	呋喃唑酮、呋喃它酮、呋喃西林、呋喃妥因	猪肉、禽肉、动物性水产品	抗感染	GB/T 21311—2007 动物源性食品中硝基呋喃类药物代谢物残留量检测方法　高效液相色谱/串联质谱法
31	玉米赤霉醇	玉米赤霉醇	牛羊肉及肝脏、牛奶	促进生长	GB/T 21982—2008（部分有效）动物源食品中玉米赤霉醇、β-玉米赤霉醇、α-玉米赤霉烯醇、β-玉米赤霉烯醇、玉米赤霉酮和赤霉烯酮残留量检测方法　液相色谱-质谱/质谱法
32	抗生素残渣	万古霉素	猪肉	抗感染	无，需要研制动物性食品中测定万古霉素的液相色谱-串联质谱法
33	镇静剂	氯丙嗪	猪肉	镇静，催眠，减少能耗	参考 GB/T 20763—2006 猪肾和肌肉组织中乙酰丙嗪、氯丙嗪、氟哌啶醇、丙酰二甲氨基丙吩噻嗪、甲苯噻嗪、阿扎哌垄、阿扎哌醇、咔唑心安残留量的测定　液相色谱-串联质谱法
34	荧光增白物质		双孢蘑菇、金针菇、白灵菇、面粉	增白	蘑菇样品可通过照射进行定性检测

续表

序号	名称	主要成分	可能添加	可能的主要作用	检测方法
35	工业氯化镁	氯化镁	木耳	增加重量	无
36	磷化铝	磷化铝	木耳	防腐	无
37	馅料原料	二氧化硫脲	焙烤食品	漂白	无，需要研制馅料原料中二氧化硫脲的测定方法
38	酸性橙Ⅱ		黄鱼	增色	无，需要研制食品中酸性橙Ⅱ的测定方法
39	抗生素	磺胺	生食水产品	杀菌防腐	GB/T 21316—2007 动物源性食品中磺胺类药物残留量的测定　液相色谱-质谱/质谱法
		喹诺酮			GB 21312—2007 动物源性食品中 14 种喹诺酮药物残留检测方法　液相色谱-质谱/质谱法
		氯霉素			GB/T 22338—2008 动物源性食品中氯霉素类药物残留量测定
		四环素			GB 21317—2007 动物源性食品中四环素类兽药残留量检测方法　液相色谱-质谱/质谱法与高效液相色谱法
		β-内酰胺类			SN/T 2127—2008 进出口动物源性食品中 β-内酰胺类药物残留检测方法，微生物抑制法
40	喹诺酮类	喹诺酮类	麻辣烫类食品	杀菌防腐	无，需要研制麻辣烫类食品中喹诺酮类抗生素的测定方法
41	水玻璃	硅酸钠	面制品	增加韧性	无
42	孔雀石绿	孔雀石绿	鱼类	抗感染	GB/T 20361—2006 水产品中孔雀石绿和结晶紫残留量的测定　高效液相色谱荧光检测法（建议研制水产品中孔雀石绿和结晶紫残留量测定的液相色谱-串联质谱法）
43	乌洛托品	六亚甲基四胺	腐竹、米线等	防腐	无，需要研制食品中六亚甲基四胺的测定方法
44	五氯酚钠	五氯酚钠	河蟹	灭螺、清除野杂鱼	水产品中五氯苯酚及其钠盐残留量的测定　气相色谱法（SC/T 3030—2006）
45	喹乙醇	喹乙醇	水产养殖饲料	促生长	水产品中喹乙醇代谢物残留量的测定　高效液相色谱法（农业部 1077 号公告-5-2008）；水产品中喹乙醇残留量的测定　液相色谱法（SC/T 3019—2004）
46	碱性黄	硫代黄素	大黄鱼	染色	无

序号	名称	主要成分	可能添加	可能的主要作用	检测方法
47	磺胺二甲嘧啶	磺胺二甲嘧啶	叉烧肉类	防腐	GB/T 20759—2006 畜禽肉中十六种磺胺类药物残留量的测定 液相色谱-串联质谱法
48	敌百虫	敌百虫	腌制食品	防腐	目前没有检测食品中敌百虫的国家标准方法，可参照《SN0125-92 出口肉及肉制品中敌百虫残留量的检验方法》

（1）甲醛

甲醛是无色水溶液或气体，有刺激性气味，甲醛是用途广泛、生产工艺简单、原料供应充足的大众化工产品。甲醛被应用于木材工业、纺织产业，还可与构成生物体（包括细菌）本身的蛋白质上的氨基发生反应而作为防腐溶液。由于甲醛具有凝固蛋白，使蛋白质变性的特点，浸泡过甲醛的水产品表面会显得比较光鲜；组织因蛋白质变性而呈均匀交错的类似橡胶的结构，其口感会得到很大的改善。一些不法生产、经营者在生产和储藏过程中将水产品浸泡在高浓度的甲醛溶液中，来延长其保质期和改善外观、口感，再进行加工或出售，以获取利益。当甲醛随这些食品进入人体的胃中，在酸性环境下又释放出甲醛，放出的甲醛能与人体蛋白质中的氨基重新结合而危害人的健康。

据世界卫生组织（WHO）的国际癌症研究机构（IARC）研究表明，甲醛不但能导致鼻腔癌和鼻窦癌，还有证据显示可以引起白血病。甲醛在食品中的毒性还表现在：食用含有甲醛的食品后会损害人的肝肾功能，甚至导致肾衰竭；进入人体的甲醛危害还表现在它能凝固蛋白质。甲醛能和蛋白质的氨基结合，使蛋白质变性，扰乱人体细胞的代谢，还容易与细胞内亲核物质发生化学反应，形成加合物，导致 DNA 损伤，对细胞具有极大的破坏作用。甲醛急性中毒时可表现为喷嚏、咳嗽、视物模糊、头晕、头痛、乏力、口腔黏膜糜烂、上腹部痛、呕吐等。随着病情加重，出现声音嘶哑、胸痛、呼吸困难等表现，严重者出现喉水肿及窒息、肺水肿、昏迷、休克。口服中毒者表现为胃肠道黏膜损伤、出血、穿孔，还可出现脑水肿、代谢性酸中毒等。

（2）吊白块

吊白块又称雕白粉，系以福尔马林结合亚硫酸氢钠再还原制得，化学名称为次硫酸氢钠甲醛或甲醛合次硫酸氢钠。吊白块在印染工业用作拔染剂和还原剂，生产靛蓝染料，还原染料等；还用于合成橡胶，制糖以及乙烯化合物的聚合反应。吊白块常温时较为稳定，高温下具有极强的还原性，有漂白作用，遇酸即分解，其水溶液在 60℃ 以上就开始分解出有害物质，120℃ 时分解产生甲醛、二氧化硫和硫化氢等有毒气体。由于吊白块有漂白、防腐、增强韧性的作用，不法商户在生产和销售面粉、腐竹、竹笋、米粉、豆制品、粉丝、银耳、白糖和单晶冰糖等食品时，经常违规大量添加。

吊白块的毒性与其分解时产生的甲醛有关。此外，吊白块进入人体后，对细胞有原浆毒作用，可能对机体的某些酶系统有损害，从而造成中毒者肺、肝、肾系统的损害。中毒以呼吸系统及消化道损伤为主要特征。人经口摄入纯吊白块 10 g 就会中毒致死，吊白块也是致癌物质之一。

（3）硼酸、硼砂

硼酸及硼砂天然存在于水和泥土中，可广泛用于多种消费品，包括防腐剂、玻璃、防火品及除害剂等。由于硼酸及硼砂能有效抑制酵母菌，对霉菌和细菌也有轻微抑制作用，故可用来防止食物腐坏。此外，这两种物质亦可令食物更有弹性和更加松脆，并防止虾变黑。因此，在20世纪中期以前硼酸和硼砂被作为食品添加剂广泛地应用于食品加工中。1961年，联合国粮食及农业组织/世界卫生组织联合食物添加剂专家委员会总结认为硼酸及硼砂不适宜用作食物添加剂。

过量的硼砂进入人体，经过胃酸的作用变成硼酸。硼酸极不易被自然代谢排出体外，它会在人体内积少成多。当体内硼酸含量积存到一定程度，会对体内消化酶产生影响，导致身体出现中毒症状，临床验证常表现为食欲不振、呕吐、消化不良、体重持续减轻。动物研究显示，长时间摄入大量硼酸会令动物的生殖能力及发育受影响。

（4）三聚氰胺

三聚氰胺俗称密胺、蛋白精，是一种三嗪类含氮杂环有机化合物，被用作化工原料。它在常温下性质稳定，水溶液呈弱碱性，遇强酸或强碱水溶液水解，氨基逐步被羟基取代，先生成三聚氰酸二酰胺，进一步水解生成三聚氰酸一酰胺，最后生成三聚氰酸。三聚氰胺可与甲醛缩合聚合可制得三聚氰胺树脂，可用于塑料及涂料工业，也可作纺织物防皱、防缩处理剂，其还可用于坚固、耐热装饰薄板，防潮纸及灰色皮革鞣皮剂，合成防火层板的粘接剂，防水剂的固定剂或硬化剂等。食品工业上普遍采用的、被定为国家标准的测定蛋白质的方法是凯氏定氮法，凯氏定氮法实际上测的不是蛋白质含量，而是通过测氮含量来推算蛋白质含量。三聚氰胺含氮量高达66.6%，白色无味，没有简单的检测方法，是理想的蛋白质冒充物，因此，在利益驱使下不法商贩将其添加到乳制品中以提升食品检测中的表观蛋白质含量指标，造成了2008年轰动全国的"毒奶粉"事件。

长期摄入三聚氰胺可能造成人类生殖能力损害、膀胱或肾结石、膀胱癌等，对于饮水较少且肾脏窄小的哺乳期婴幼儿，则较易形成结石，病情严重者甚至可致肾功能衰竭或死亡。纯的三聚氰胺毒性轻微，但在生产过程中常混有三聚氰酸，三聚氰胺进入人体后，在胃的强酸性环境中会有部分水解成为三聚氰酸。三聚氰胺和三聚氰酸通过小肠吸收进入血液循环，并最终进入肾脏，在肾细胞中两者再次结合形成大的网状结构、沉积形成结石，堵塞肾小管，最终导致肾衰竭。对于成年人，由于代谢能力强，经常喝水，结石不容易形成。但婴幼儿饮水较少且肾脏体积小，很容易受到结石伤害。

卫生部于2011年公布第10号公告，规定婴儿配方食品中三聚氰胺的限量值为1 mg/kg，其他食品中三聚氰胺的限量值为2.5 mg/kg，高于上述限量的食品一律不得销售。此标准与国际标准一致。

（5）苏丹红

苏丹红学名苏丹，共分为苏丹红Ⅰ、苏丹红Ⅱ、苏丹红Ⅲ和苏丹红Ⅳ，它们为亲脂性偶氮工业染料，主要用于油彩、机油、蜡和鞋油等产品的染色。食品良好的色泽可使人赏心悦目，增加食欲及刺激购买欲，从而提高食品企业的经济效益，因此在食品加工中，常添加色素来改善食品的色泽。由于食用合成色素的安全性问题，其用量及使用范围受到严格的限制。然而不法商贩常在食品中非法使用工业染料替代食用色素。由于用苏丹红染色后的食品颜色非常鲜艳且不易褪色，能引起人们强烈的食欲，一些不法食品企业把苏丹红添加到食品中。常见的添加苏丹红的食品有辣椒粉、辣椒油、红豆腐、红心禽蛋等。

进入体内的苏丹红主要通过胃肠道微生物还原酶、肝和肝外组织微粒体和细胞质的还原酶进行代谢，在体内代谢成相应的胺类物质。在多项体外致突变试验和动物致癌试验中发现苏丹红的致突变性和致癌性与代谢生成的胺类物质有关。国际癌症研究机构将四类苏丹红均归为三类致癌物，即动物致癌物，尚不能确定对人类有致癌作用。肝脏是苏丹红 Ⅰ 产生致癌性的主要靶器官，此外还可引起膀胱、脾脏等脏器的肿瘤。而苏丹红 Ⅲ 和 Ⅳ 的代谢产物被列为二类致癌物，即对人可能致癌，因其脂溶性强，能在动物或人体内积累，尤其是脂肪组织中容易产生富集，因此长期低剂量摄入苏丹红，也可能给健康带来潜在危害。此外，苏丹红 Ⅰ 还具有致敏性，可引起人体皮炎。

（6）β-萘酚

β-萘酚，又名 2-萘酚、乙萘酚，为白色结晶，略带苯酚气味，主要用于制杀虫剂、香料、抗氧剂、β-萘酚磺酸、β-萘胺染料、橡胶防老剂等，对于丝状真菌和酵母菌有抑制作用，曾被用作酱油的防腐剂。

β-萘酚毒性很强，对人体黏膜有刺激作用，造成肾脏障碍，引起膀胱疼痛，蛋白质、血色素尿，大量时可引起石炭酸样中毒，也可引起视觉神经萎缩，可经皮肤吸收引起膀胱癌。

（7）水杨酸

水杨酸是一种脂溶性的有机酸，在临床试验上用来降低糖尿病患者长期并发心脏病的风险，在橡胶工业中用作防焦剂及生产紫外线吸收剂和发泡剂，还可用作化妆品防腐剂和环氧树脂固化的促进剂、防腐剂。常温下稳定，急剧加热分解为苯酚和二氧化碳，具有部分酸的通性。

水杨酸及其盐类中毒，多为一次吞服大量，或在治疗过程中剂量过大及频繁的投用所引起。水杨酸对中枢神经系统的作用，开始为兴奋、呼吸增强、恐怖、烦躁不安、震颤、惊厥等，逐渐由兴奋转为抑制，甚至可发生水肿。由于水杨酸盐对氨基转移酶和脱氢酶的抑制，乙酰辅酶 A 经由三羧酸循环的代谢受到阻碍而致酮体增加，可引起代谢性酸中毒。它还可抑制肝脏制造凝血酶原，使凝血酶减少，以致引起出血。

4.3.3 投毒

在一定条件下，较小剂量就能够对生物体产生损害作用或使生物体出现异常反应的外源化学物称为毒物。毒物具有以下基本特征：①对机体有不同水平的有害性，但具备有害性特征的物质并不一定是毒物，如单纯性粉尘。②经过毒理学研究之后确定的。③必须能够进入机体，与机体发生有害的相互作用。具备上述三点才能称之为毒物。按毒物的来源、用途和毒性作用综合分类，可将毒物分为：①腐蚀性毒物，包括有腐蚀作用的酸类、碱类，如硫酸、盐酸、硝酸、苯酚、氢氧化钠、氨及一水合氨、铜盐等。②金属毒物，又称实质性毒物，包括所有以损害器官组织的实质细胞为主，并产生不同程度形态学变化的金属毒物。如砷、汞、钡、铅、铬、镁、铊及其他重金属盐类。③障碍功能的毒物，进入机体发挥作用后，改变系统功能而出现中毒症状的毒物，如脑脊髓功能障碍性毒物，如酒精、甲醇、催眠镇静安定药；呼吸功能障碍性毒物，如氰化物、硫化氢、亚硝酸盐和一氧化碳等。④农药，如有机磷、氨基甲酸酯类，拟除虫菊酯类、有机汞等。⑤杀鼠剂，磷化锌、敌鼠强、安妥、敌鼠钠、杀鼠灵等。⑥有毒植物，如乌头碱植物、钩吻、曼陀罗、夹竹桃等。⑦有毒动物，如蛇毒、河豚、斑蝥、蟾蜍、鱼胆、蜂毒、蜘蛛毒等。⑧细菌及真菌毒素，黄曲霉毒素、霉变甘蔗、黑斑病甘薯等。常见的毒物有砒霜、敌敌畏、氰化钾、鼠毒强等。投放毒物的场所很多，有的在公用的自来水池、水渠、水井、公共食堂的水缸、饭锅以及公共食品中投毒；为了毒害牲畜，有的在牧场的饮水池和牲畜饲料中投毒；为了毒害家禽，有的在饲料中投毒，等等。

4.4 食品加工中产生的化学危害

食品中除了存在着已明确危害性的物质外，还有可能含有具有潜在危害性的物质，因此，要确保食品的化学安全性，就必须在真正了解食品加工过程中食品组分的变化以及各种危害性物质或者潜在的危害物的生成的同时，通过有效抑制途径来减少或阻止这些危害物质的产生或者前瞻性地减少潜在危害物的产生。在食品加工过程中会产生的一些化学危害物质主要有 N-亚硝基化合物、多环芳烃、氯丙醇、杂环胺、丙烯酰胺、氨基甲酸乙酯和反式脂肪酸等。

4.4.1 N-亚硝基化合物

N-亚硝基化合物的分子结构通式 R_1（R_2）=N—N=O，分 N-亚硝胺和 N-亚硝酰胺，N-亚硝胺的 R_1 和 R_2 为烷基或芳基；N-亚硝酰胺的 R_1 为烷基或芳基，R_2 为酰胺基。N-亚硝基化合物的生产和应用并不多，是由两类称为前体的化合物在人体内或体外适合的条件下化合而成的：一类为仲胺和酰胺（蛋白质的分解物），一类为硝酸盐和亚硝酸盐（俗称硝）。这两类前体广泛存在于各种食物中，植物在生长过程中合成必要的植物蛋白质，就要吸收硝酸盐作为其营养成分，吸收的硝酸盐由于植物酶作用在植物体内还原为氮，并与经过光合作用合成的有机酸生成氨基酸和核酸而构成植物体。当光合作用不充分时，植物体内就积蓄多余的硝酸盐。亚硝酸盐和硝酸盐也可通过人为的添加而进入食品，如作为防腐剂和护色剂被用于保藏肉类、鱼和干酪。早在 20 世纪初，人们就发现添加亚硝酸盐是腌肉护色和风味改变的原因，并可抑制某些腐败菌和致病菌的生长，以达到防腐和着色的目的。仲胺、酰胺主要来自动物性食品肉、鱼、虾等的蛋白质分解物，尤其当这些食品腐败变质时，仲胺等可大量增加。N-亚硝基化合物的合成一般在酸性条件下最容易发生，而维生素 C、维生素 E、酚类物质可抑制 N-亚硝基化合物的形成。在城市大气、水体、土壤、鱼、肉、蔬菜、谷类及烟草中均发现存在多种 N-亚硝基化合物。分子量低的亚硝胺在常温下为黄色油状液体，如 R_1 和 R_2 均被甲基取代的 N-二甲基亚硝胺，高分子量的亚硝胺多为固体。在通常条件下，亚硝胺性质稳定，不易水解，在中性和碱性环境中不易被破坏，但在酸性溶液和紫外线作用下可缓慢分解。亚硝酰胺的化学性质活泼，在酸性和碱性条件下均不稳定，能够自发性降解。在酸性条件下可分解为相应的酰胺和亚硝酸，或经重氮甲酸酯重排，放出氮形成羟酸酯；在碱性条件下，亚硝酰胺可快速分解为重氮烷。

N-亚硝基化合物的前体物广泛存在于食品中，在食品加工过程中易转化成 N-亚硝基化合物。鱼类、肉类、蔬菜类、啤酒类和乳制品等食品中含有较多的 N-亚硝基化合物。①鱼类及肉制品中的 N-亚硝基化合物；一般新鲜的鱼、肉类食品中仅含有少量的胺类物质，但由于动物性食品富含蛋白质和脂肪，在腌制、烘烤等加工过程中，尤其是采用油煎、油炸等烹调方式时，可产生较多的胺类物质。当鱼、肉腐败变质时，这些含蛋白质丰富的食品也会分解产生较多的胺类物质。在使用硝酸盐或亚硝酸盐作发色剂时，上述胺类便会与亚硝酸盐反应生成亚硝胺。腌制食品如果再用烟熏，则 N-亚硝基化合物的含量将会更高。②蔬菜瓜果中的 N-亚硝基化合物；由于腌制或长期在室温下存放，蔬菜、水果中的硝酸盐在细菌或酶的作用下，可被还原成亚硝酸盐，然后与本身所含的胺类物质发生反应，生成微量的亚硝胺。③发酵食品中的 N-亚硝基化合物；传统的啤酒酿造是用大麦芽直接明火加热干燥的，空气中的氮被高温氧化成氮氧化合物后作为亚硝化剂与大麦芽中的胺类及发芽时形成的大麦醇溶蛋白反应生成 N-亚硝基二甲胺。近年来由于改进生产工艺，多数大型企业生产的啤酒已很难检测出亚硝胺类化合物。④乳制品中的 N-亚硝基化合物；一些乳制品中，如干奶酪、奶粉等，存在微量的亚硝胺。可能与啤酒中的 N-亚硝基化合物形成机制相同，是奶粉在干燥过程中产生的。⑤霉变食品中的 N-亚硝基化合物；某些霉菌可引起霉变，使粮食及其制品中亚硝酸盐及胺类物质的增高，为亚硝基化合物的合成创造了物质条件。

人体除通过食品摄入的亚硝基化合物外，体内合成也是亚硝基化合物的来源之一。N-亚硝基化合物在人体内的合成场所主要是胃、口腔、膀胱和尿道。唾液中含有亚硝酸盐，在不注意口腔卫生时，口腔内残余的食物在微生物的作用下发生分解并产生胺类，这些胺类与亚硝酸盐反应可生成亚硝酸；胃酸使胃内呈酸性环境，为亚硝胺的合成提供条件，而胃液的重要成分氯离子也会影响 N-亚硝基化合物的形成，但正常情况下，胃内合成的亚硝胺不是很多，而在胃酸缺乏如慢性萎缩性胃炎时，胃液的 pH 增高，细菌可以增长繁殖，硝酸盐还原菌将硝酸盐还原为亚硝酸盐，腐败菌等杂菌将蛋白质分解产生胺类，使合成亚硝胺的前体物增多，有利于亚硝胺在胃内的合成；当泌尿系统感染时，在膀胱内也可以合成 N-亚硝基化合物。

不同种类的亚硝基化合物，其毒性大小差别很大。如果一次或多次摄入含大量 N-亚硝基化合物的食物，可能会引起急性中毒。N-亚硝胺主要引起肝小叶中心性出血坏死，还可引起肺出血及胸腔和腹腔血性渗出，对眼、皮肤及呼吸道有刺激作用；N-亚硝酰胺直接刺激作用强，对肝脏的损害较小，引起肝小叶周边性损害。大量研究证明，N-亚硝基化合物对动物有很强的致癌作用，人类接触 N-亚硝基化合物及其前体物可能与某些肿瘤的发生有一定的关系。N-亚硝胺相对稳定，需要在体内经肝脏微粒体酶代谢成为活性物质才具备致癌性，也被称为前致癌物。N-亚硝酰胺类不稳定，能够在作用部位直接降解成重氮化合物，并与 DNA 结合发挥直接致癌、致突变性，因此，也将 N-亚硝酰胺称为终末致癌物。迄今为止尚未发现一种动物对 N-亚硝基化合物的致癌作用有抵抗力，不仅如此，多种给药途径均能引起试验动物的肿瘤发生，并能诱发不同组织器官的肿瘤。N-亚硝基化合物还具有致突变和致畸性，在遗传毒性研究中发现许多 N-亚硝基化合物可以通过机体代谢或直接作用，诱发基因突变、染色体异常和 DNA 修复障碍。亚硝酰胺能引起仔鼠产生脑、眼、肋骨和脊柱的畸形，而亚硝胺的致畸作用很弱。

预防 N-亚硝基化合物对人体健康的危害，可以从多方面着手。根据前述食品中 N-亚硝基类化合物的来源，可以从源头上对食品中的亚硝酸盐和硝酸盐进行控制，如防止微生物污染及食品霉变，控制食品加工中硝酸盐或亚硝酸盐用量，也可以采用阻断的方式减少或降低食品加工过程中产生的 N-亚硝基类化合物，例如，食品加工过程加入维生素 C、维生素 E、酚类、没食子酸及某些还原物质，具有抑制和减少亚硝胺合成的作用，而且对亚硝酸盐的发色和抗菌作用毫无影响。另外，制定食品中 N-亚硝基类化合物的限量标准规范，严格控制工业排放、科学施肥、加强卫生管理、监督与检测等措施也是有效控制食品中 N-亚硝基类化合物产生的合理途径。我国国标 GB 2762—2017 食品中污染物限量标准规定肉制品（肉类罐头除外）及水产制品（水产品罐头除外）的 N-二甲基亚硝胺限量指标分别为 3.0 μg/kg 和 4.0 μg/kg，具体检测方法按 GB/T 5009.26 的规定进行。

4.4.2　多环芳烃

多环芳烃（PAHs）是指具有两个或两个以上苯环的一类有机化合物，是煤、石油、木材、烟草、有机高分子化合物等有机物不完全燃烧时产生的挥发性碳氢化合物，是重要的环境和食品污染物。多环芳烃可分为稠环形和非稠环形两种，稠环形是两个碳原子为两个苯环所共用，如萘、蒽等；非稠环形是苯环与苯环之间各由一个碳原子相连，如联苯、联三苯等。苯并［a］芘是一种由 5 个苯环构成的多环芳烃化合物，由于它是第一个被发现的环境化学致癌物，而且致癌性很强，故常以苯并［a］芘作为多环芳烃的代表，它占全部致癌性多环芳烃 1%～20%。多环芳烃大部分是无色或淡黄色的结晶，个别具深色，熔点及沸点较高，蒸气压很小，大多不溶于水，易溶于苯类芳香性溶剂中，多环芳烃大多具有大的共轭体系，因此其溶液具有一定荧光。一般说来，随多环芳烃分子量的增加，熔沸点升高，蒸气压减小。

多环芳烃化合物主要由各种有机物，如煤、汽油、香烟等不完全燃烧而来。具体说：食品中的多环芳烃和苯并［a］芘主要来自：①食品在用煤、炭和植物燃料烘烤或熏制时直接受到污染；②食品成分在高温烹调加工时发生热解或热聚反应所形成，这是食品中多环芳烃的主要来源；③植物性食品可吸收土壤、水和大气中污染的多环芳烃；④食品加工中受机油和食品包装材料等的污染，在柏油路上晒粮食使粮食受到污染；⑤污染的水可使水产品受到污染；⑥植物和微生物可合成微量多环芳烃。

多环芳烃属于脂溶性化合物，可以通过肺、胃肠道和皮肤吸收。因此，人类摄入多环芳烃的主要途径为：①通过肺和呼吸道吸入含 PAHs 的气溶胶和微粒；②摄入受污染的食物和饮水使 PAHs 进入胃肠道；③通过皮肤与携带 PAHs 的物质接触。多环芳烃无论通过何种途径被吸收，都可以在整个机体广泛分布，几乎在所有脏器、组织中均可发现，而在脂肪组织中最丰富。PAHs 能够通过胎盘屏障，在胎儿组织中可以检出，有肝肠循环的特点，也可以通过乳腺进入乳汁中，有些还能够通过血脑屏障。PAHs 在体内的存在并不持久，其代谢迅速。PAHs 的代谢主要涉及 I 相代谢酶的氧化代谢，一级代谢产物有环氧化物、酚、二氢二醇等，而二级代谢产物有二醇环氧化物、四氢四醇和酚环氧化物。I 相代谢产物与谷胱甘肽、硫酸盐、葡萄糖醛酸结合形成 II 相代谢物，而具有更强的水溶性，排出体外。PAHs 代谢物通过尿和粪便排出，由胆汁排出的结合物能被肠道中的酶水解而被重吸收。

部分多环芳烃具有致癌性，其中苯并［a］芘被认为是高活性致癌剂，但并非直接致癌物，必须经细胞微粒体中的混合功能氧化酶激活才具有致癌性。苯并［a］芘进入机体后，除少部分以原形随粪便排出外，一部分经肝、肺细胞微粒体中混合功能氧化酶激活而转化为数十种代谢产物，其中转化为羟基化合物或醌类者，是一种解毒反应；转化为环氧化物者，特别是转化成 7，8-环氧化物，则是一种活化反应，7，8-环氧化物再代谢产生 7，8-二氢二羟基-9，10-环氧化苯并［a］芘，这可能就是最终致癌物。它与 DNA 形成共价键结合，造成 DNA 损伤，如果 DNA 不能修复或修而不复，细胞就可能发生癌变。多环芳烃除了有致癌性外，还具有其它毒性，主要是致突变性、生殖毒、胚胎毒及致畸性。因为多环芳烃的毒性很大，对中枢神经、血液作用很强，尤其是带烷基侧链的 PAHs，对黏膜的刺激性及麻醉性极强，所以过去对多环芳烃的研究主要集中在生物体内的代谢活性产物对生物体的毒作用及致癌活性上。但越来越多的研究表明，多环芳烃的真正危险在于它们暴露于太阳光中紫外光辐射时的光致毒效应。有实验表明，同时暴露于多环芳烃和紫外光照射下会加速具有损伤细胞组成能力的自由基形成，破坏细胞膜损伤 DNA，从而引起人体细胞遗传信息发生突变。在有氧条件下，PAHs 的光致毒作用将使 PAHs 光化学氧化形成过氧化物，进行一系列反应后，形成醌。苯并［a］芘醌是一种直接致突变物，它将引起人体基因的突变，同时也会引起人类红细胞溶血及大肠杆菌的死亡。

为预防多环芳烃化合物污染食品，应采取以下措施：①防止污染；加强环境治理，减少环境污染，改进食品加工方式，粮食、油料种子不在柏油马路上晾晒，机械化生产食品要防止润滑油污染食品或改用食用油润滑剂。②去除污染；揩去产品表面的烟油（使食品中苯并［a］芘含量减少 20% 左右），氧化吸附、碾磨加工及稀释。③制订食品中允许含量标准。我国国标 GB 2762—2017 食品中污染物限量标准规定了部分食品中的苯并［a］芘限量指标，见表 4-22，具体检测方法按 GB/T 5009.27—2016 的规定进行。

表 4-22　食品中苯并［a］芘限量指标

食品类别	限量（μg/kg）
稻谷、糙米、大米、小麦、小麦粉、玉米、玉米面（渣、片）	5.0
熏、烤、烤肉类	5.0
熏、烤水产品	5.0
油脂及其制品	10

4.4.3　氯丙醇

氯丙醇是丙三醇上的羟基被氯取代所产生的一类化合物，包括单氯丙二醇［3-氯-1，2-丙二醇（简称 3-氯丙醇，3-MCPD），2-氯-1，3-丙二醇（2-MCPD）］和双氯丙醇［1，3-二氯-2-丙醇（1，3-DCP），2，3-二氯-1-丙醇（2，3-DCP）］。在氯丙醇系列化合物中，污染食品的主要成分是 3-MCPD，次要成分是 1，3-DCP，二者的含量比是 20：1。

食品中氯丙醇的污染来源主要有以下几个方面：①酸水解植物蛋白（HVP）产生；传统方法生产的天然酿造酱油中并没有发现产生氯丙醇，某些酱油等调味品之所以被检出有氯丙醇，是添加不合卫生条件酸水解蛋白质液的缘故。由于酸水解蛋白液成本低，且具有氨基酸系列物质和调味性成分，能增加食品中营养成分，因而成为近年来蓬勃发展起来的新型调味品原料。②焦糖色素的不合理使用和生产；焦糖色素俗称酱色，是人类使用历史最悠久的食用色素之一，广泛用于酱油、食醋、料酒、烘制食品、糖果等的加工。焦糖色素中 3-MCPD 超标的主要原因是部分焦糖色素生产厂家为了节约成本，分别采用氨水、碱和铵盐为催化剂，用红薯等淀粉原料，加压酸解并经过高温反应得到焦糖色素。这样的生产工艺条件与酸水解制备植物蛋白水解液有类似之处，从而导致焦糖色素中 3-MCPD 超标。③食品生产用水被氯丙醇污染。④食品包装材料含有氯丙醇。⑤其他加工方式使食品中产生氯丙醇；某些发酵香肠如腊肠中也发现含有 3-MCPD，其来源目前认为可能是脂肪与食盐反应产生的或肠衣中使用的强化树脂中含有的环氧氯丙烷溶出而造成的污染。较易受氯丙醇污染食品还包括：饼干、面包、经烧煮的鱼和肉制品。

氯丙醇的毒性具体表现在以下几点：急、慢性毒性作用、遗传毒性、生殖毒性、神经毒性、致癌性。氯丙醇中具有明确肾脏毒性的是 3-MCPD，主要靶器官是肾脏，可以诱发肾脏的良性肿瘤、肾小管腺癌、肾小管癌以及慢性进行性肾损伤。氯丙醇类物质，如 3-MCPD 可以迅速地与成熟的精子结合并抑制其活性，并对大鼠睾丸造成一定程度的损伤，此外还有研究发现 3-MCPD 能够抑制小鼠卵母细胞体外受精和早期胚胎发育，3-MCPD 和 1，3-DCP 可以抑制孕酮合成。氯丙醇类物质还具有一定的神经毒性。有研究证实，3-MCPD 对神经元细胞有损伤作用，3-MCPD 可能是通过选择性地破坏体内的氧化还原反应平衡来引发毒性作用。对于氯丙醇类物质的致癌性，在许多动物实验和体外实验中均找到了相关证据。目前较为确定的是 1，3-DCP 具有肝毒性和肾毒性，且在高剂量时在大鼠中出现明显的致癌作用，主要发生在肝、肾、口腔以及舌和甲状腺。

预防氯丙醇污染食品的措施主要有：严格原料管理，生产优质 HVP 产品，控制污染源头；改进生产工艺，提高 HVP 产品的安全性；加强对焦糖色素生产企业的监管，改进生产工艺；加强标准的制修订。我国国标 GB 2762—2017 食品中污染物限量标准规定了液态和固态调味品（仅限于添加酸水解植物蛋白的产品）中的 3-氯-1，2-丙二醇限量指标分别为 0.4 mg/kg 和 1.0 mg/kg，具体检测方法按 GB/T 5009.191—2016 的规定进行。

4.4.4　杂环胺

20 世纪 70 年代末，人们发现从烤鱼或烤牛肉炭化表层中提取的化合物具有致突变性，对烤鱼中主要致突变物的研究表明，这类物质主要是复杂的杂环胺类化合物。杂环胺是带杂环的伯胺，根据其化学结构可分为两类：氨基咔啉类和氨基咪唑氮杂芳烃（AIAs）。氨基咔啉类是在 300℃ 以上的高温形成，而氨基咪唑氮杂芳烃是在普通家庭烹调温度（100~225℃）时形成的。杂环胺形成的主要前体物是肌肉组织中的氨基酸、肌酸或肌酐和糖类，形成的途径主要有两种：一种是蛋白质分解为氨基酸，然后在己糖的参与下转化为吡啶或吡嗪以及醛，接着再转化为杂环胺；另一种是肌酸转化为肌酐，然后肌酐再直接转化为杂环胺。糖并不是杂环胺形成所需的必备条件，但致突变物的生成量与糖或醛的含量具有相关性。一般而言，蛋白质含量较高的食物产生的杂环胺较多，而蛋白质的氨基酸构成则直接影响所产生杂环胺的种类。肌酸或肌酐是杂环胺中 α-氨基-3-甲基咪唑部分的主要来源，所以含有肌肉组织的食品能大量产生 AIAs 类杂环胺。加热温度是杂环胺形成的重要影响因素。当温度从 200℃ 升至 300℃ 时，杂环胺的生成量可增加 5 倍。因此，煎、炸、炙、烤的烹调方法所用温度高，产生杂环胺多，而水煮则不产生或产生少量的杂环胺。杂环胺的前体物是水溶性的，加热后，水溶性前体物向表面迁移并逐渐干燥，其加热后的主要反应是产生 AIAs 类杂环胺。烹调时间对杂环胺的生成也有一定影响。在 200℃ 油炸温度时，杂环胺主要在前 5 min 形成，在 5~10 min 形成减慢，进一步延长烹调时间则杂环胺的生成量不再明显增加。但许多美味都是快炸而成，即便慢炸也很难达到 10 min 以上。食品中的水分是杂环胺形成的抑制因素。因此，加热温度越高、时间越长、水分含量越少的食物，产生的杂环胺越多。而烧、烤、煎、炸等直接与火接触或与灼热的金属表面接触的烹调方法，由于可使水分很快丧失且温度较高，产生杂环胺的数量远远大于炖、焖、煨、煮及微波炉烹调等温度较低、水分较多的烹调方法。一些烹调食品中杂环胺的含量具体见表 4-23。

表 4-23　一些烹调食品中杂环胺的含量

食品种类	烹调方法	含量（ng/g 烹调食品）				
		2-氨基-1-甲基-6-苯基-咪唑并 [4, 5-b] 吡啶（PhIP）	2-氨基-3, 8-二甲基咪唑并 [4, 5-f] 喹喔啉（MeIQx）	2-氨基-3, 4, 8-三甲基咪唑并 [4, 5-f] 喹喔啉（DiMeIQx）	2-氨基-3-甲基咪唑并 [4, 5-f] 喹啉（IQ）	2-氨基-9H-吡啶并吲哚（AaC）
牛排	烤或煎	39	5.9	1.8	0.19	6.8
碎牛肉或牛肉饼	煎	7.5	1.8	0.4	0.35	未检测
羊肉	烤	42	1.0	0.67	未测出	2.5
咸猪肉	煎	1.5	11	2	未测出	未检测
猪肉	烤或烧烤	6.6	0.63	0.16	未测出	未检测
碎猪肉	煎	4.4	1.3	0.59	0.04	未检测
鸡肉	烤或烧烤	38	2.3	0.81	未测出	0.21
鱼	烤或烧烤	69	1.7	5.4	2.1	73
鱼	煎	35	5.2	0.1	0.16	6.3
鱼	焙烤	12	3.8	未测出	未测出	未检测

注：大多数烹调温度在 190~260℃ 之间，烹调时间一般为每面 6~10 min。

经口摄入的杂环胺很快经肠道吸收，并随血液分布到身体的大部分组织。肝脏是代谢杂环胺的主要器官，一些肝外组织如肠、肺和肾也具有一定的代谢能力。杂环胺代谢活化涉及两个过程，即环外氨基的氧化和进一步的酯化。环外氨基氧化由细胞色素 P450 催化，生成活性较强的中间代谢产物 N-羟基衍生物，大多数的 N-羟基杂环胺本身就可以直接与 DNA 或其他细胞大分子结合。氧化的氨基可进一步被乙酰基转移酶、磺基转移酶、氨酰 Trna 合成酶或磷酸激酶酯化，形成具有高度亲电子活性的终末代谢产物。杂环胺的代谢解毒主要包括细胞色素 P450 催化的环的氧化，以及随后发生的与葡萄糖醛酸、硫酸或谷胱甘肽的结合反应。

杂环胺类化合物的主要危害之一是具有致突变性。但杂环胺是间接致突变物，在细胞色素 P450 作用下代谢活化才具有致突变性，杂环胺的活性代谢物是 N-羟基化合物，后经乙酰转移酶和硫转移酶作用，N-羟基代谢物转变成终致突变物。Ames 试验表明，杂环胺在 S9 代谢活化系统中有较强的致突变性，其中 TA98 比 TA100 更敏感，说明杂环胺是致移码突变物。除诱导细菌基因突变外，杂环胺类化合物还可经 S9 活化系统诱导哺乳动物细胞的 DNA 损害，包括基因突变、染色体畸变、姐妹染色体交换、DNA 断裂、DNA 修复合成和癌基因活化。但杂环胺在哺乳动物细胞体系中致突变性较细菌体系弱。杂环胺类化合物的另一个重要危害是致癌作用。杂环胺化合物对啮齿动物均有不同程度的致癌性，致癌的主要靶器官为肝脏，其次是血管、肠道、前胃、乳腺、阴蒂腺、淋巴组织、皮肤和口腔等。杂环胺化合物除了具有致突变和致癌外，一些杂环胺在非致癌靶器官心脏形成高水平的加合物，研究发现，8 只大鼠经口摄入杂环胺 2 周后，其中有 7 只出现心肌组织镜下改变，包括灶性心肌细胞坏死伴慢性炎症、肌原纤维融化和排列不齐以及 T 小管扩张等。另一项研究报告了对 10 只做 IQ 慢性致癌实验的猴的心脏病理组织学检查的结果。这些猴分别摄入喹啉类 10 mg/kg 或 20 mg/kg 40~80 个月而患有肝肿瘤。所有动物的心脏在外观上均无改变，但有 8 只猴的心脏在镜下呈局灶性损伤。光镜下损伤表现为肌细胞坏死伴或不伴炎肌原纤维消失、肌节排列紊乱等。

鉴于杂环胺的毒性和致癌作用，尽量避免摄入是减少其危害的最可靠的方法。①改变不良烹调方式和饮食习惯，杂环胺化合物的生成与不良烹调加工方式有关，特别是过高温度烹调食物可以产生较多的杂环胺化合物。因此，应注意不要使烹调温度过高，不要烧焦食物，并应避免过多食用烧烤煎炸的食物。采用一些能够减少杂环胺生成的烹饪加工方式，如水煮、蒸汽及微波炉烹调等。肉类烹调前先用微波炉处理，可以显著降低杂环胺的前体物肌酸的生成，从而减少杂环胺的产生；煎炸的鱼外面挂上一层淀粉再炸，也能预防杂环胺的形成。②增加蔬菜、水果的摄入量，膳食纤维有吸附杂环胺并降低其活性的作用。蔬菜、水果中的某些物质如酚类、黄酮类等活性成分有抑制杂环胺的致突变性和致癌性的作用。因此，增加蔬菜、水果的摄入量对于防止杂环胺的危害有积极作用。③灭活处理，次氯酸、过氧化酶等处理可使杂环胺氧化失活，亚油酸可降低杂环胺的诱变性。④加强监测，一方面，要建立和完善杂环胺的检测方法，加强食物中杂环胺含量监测；同时，还需要进一步研究杂环胺的生成及其影响因素、体内代谢、毒性作用及其阈剂量等，尽快制定食品中杂环胺的允许限量标准。

4.4.5 丙烯酰胺

丙烯酰胺是一种不饱和酰胺，别名 AM，其单体为无色透明片状结晶，是生产聚丙烯酰胺的原料。聚丙烯酰胺主要用于水的净化处理、纸浆的加工及管道的内涂层等，也用于聚丙烯酰胺凝胶电泳。2002 年 4 月瑞典国家食品管理局（National Food Administration，NFA）和斯德哥尔摩大学研究人员率先报道，在一些油炸和烧烤的淀粉类食品，如炸薯条、炸土豆片、谷物、面包等中检出丙烯酰胺；之后挪威、英国、瑞士和美国等国家也相继报道了类似结果。由于丙烯酰胺具有潜在的神经毒性、遗传毒性和致癌性，因此食品中丙烯酰胺的污染引起了国际社会和各国政府的高度关注。丙烯酰胺单体在室温下很稳定，但当处于熔点或以上温度、氧化条件以及在紫外线的作用下很容易发生聚合反应。当加热使其溶解时，丙烯酰胺释放出强烈的腐蚀性气体和氮的氧化物类化合物，在酸碱环境中可水解成丙烯酸。丙烯酰胺主要在高碳水化合物、低蛋白质的植物性食物加热（120℃以上）烹调过程中形成。丙烯酰胺的主要前体物为游离天门冬氨酸（土豆和谷类中的代表性氨基酸）与还原糖，二者发生美拉德反应生成丙烯酰胺。在美拉德反应的初始阶段，当 Schiff 碱中间物（与 N 糖基氨基酸处于动态平衡之中）形成以后，有两条不同的反应路线都可产生丙烯酰胺：一条是继续美拉德反应，通过 Strecker 降解机制在脱羧脱氨后生成丙烯酰胺；另一条路线则是由 Schiff 碱经过分子内环化反应生成唑烷酮进而脱羧形成脱羧 Amadori 产物，这一产物进一步生成丙烯酰胺。加工方式、加热温度、时间以及加工原料中天冬酰胺和还原糖的含量均会影响丙烯酰胺的形成。140~180℃为生成丙烯酰胺的适宜温度，在加工温度较低，如用水煮时，丙烯酰胺的水平相当低。丙烯酰胺生成量与高温处理持续的时间有关，随着时间的延长，丙烯酰胺的生成增加。水含量也是影响其形成的重要因素，特别是烘烤、油炸食品最后阶段水分减少、表面温度升高后，其丙烯酰胺形成量更高；但咖啡除外，在焙烤后期反而下降。食品中形成的丙烯酰胺比较稳定，但咖啡除外，随着储存时间延长，丙烯酰胺含量会降低。

丙烯酰胺可通过多种途径被人体吸收，其中经消化道吸收最快，在体内各组织广泛分布，包括母乳。进入人体内的丙烯酰胺约 90% 被代谢，仅少量以原形经尿液排出。丙烯酰胺进入体内后，可以通过谷胱甘肽转移酶变成 N-乙酰基-S-（3-氨基-3-羟脯氨基）半胱氨酸或者在细胞色素 P4502E1 的作用下生成活性环氧丙酰胺。该环氧丙酰胺比丙烯酰胺更容易与 DNA 上的鸟嘌呤结合形成加合物，导致遗传物质损伤和基因突变，因此被认为是丙烯酰胺的主要致癌活性代谢产物。此外丙烯酰胺和环氧丙酰胺还可与血红蛋白形成加合物，在给予丙烯酰胺的动物和摄入含有丙烯酰胺食品的人群体内均检出血红蛋白加合物，建议可用该血红蛋白加合物作为接触性生物标志物来推测人群丙烯酰胺的暴露水平。

大量的动物试验研究表明丙烯酰胺主要引起神经毒性，此外为生殖、发育毒性。神经毒性作用主要为周围神经退行性变化和脑中涉及学习、记忆和其他认知功能部位的退行性变化；生殖毒性作用表现为雄性大鼠精子数目和活力下降及形态改变和生育能力下降。丙烯酰胺在体内和体外试验均表现有致突变作用，可引起哺乳动物体细胞和生殖细胞的基因突变和染色体异常，如微核形成、姐妹染色单体交换、多倍体、非整倍体和其他有丝分裂异常等，显性致死试验阳性。有试验证明丙烯酰胺的代谢产物环氧丙酰胺是其主要致突变活性物质。动物试验研究发现，丙烯酰胺可致大鼠多种器官肿瘤，包括乳腺、甲状腺、睾丸、肾上腺、中枢神经、口腔、子宫、脑下垂体等。国际癌症研究机构（IARC）1994 年对其致癌性进行了评价，将丙烯酰胺列为 2 类致癌物（2A）即人类可能致癌物，其主要依据为丙烯酰胺在动物和人体均可代谢转化为其致癌活性代谢产物环氧丙酰胺。但是目前还没有充足的人群流行病学证据表明通过食物摄入丙烯酰胺与人类某种肿瘤的发生有明显相关性。

由于煎炸食品是我国居民主要的食物，为减少丙烯酰胺对健康的危害，我国应加强膳食中丙烯酰胺的监测与控制，开展我国人群丙烯酰胺的暴露评估，并研究减少加工食品中丙烯酰胺形成的可能方法。应：①尽量避免过度烹饪食品（如温度过高或加热时间太长），但应保证做熟，以确保杀灭食品中的微生物，避免导致食源性疾病。②提倡平衡膳食，减少油炸和高脂肪食品的摄入，多吃水果和蔬菜。③建议食品生产加工企业改进食品加工工艺和条件，研究减少食品中丙烯酰胺的可能途径，探讨优化我国工业生产、家庭食品制作中食品配料、加工烹饪条件，探索降低乃至可能消除食品中丙烯酰胺的方法。我国规定食品中丙烯酰胺的检测应按照 GB 5009.204—2014 进行，但目前尚没有食品中丙烯酰胺的限量标准。

4.4.6 氨基甲酸乙酯

氨基甲酸乙酯又名尿烷，是食品发酵和贮藏过程中的天然产物，广泛存在于饮品酒类（葡萄酒、黄酒等）、酸乳酪、酱油等发酵制品中，不同的发酵食品中氨基甲酸乙酯含量不同，酒精饮品是膳食摄入氨基甲酸乙酯的主要来源，其次为谷物类和豆类发酵食品。氨基甲酸乙酯在103℃（7.2 kPa）时迅速升华，加热时发生分解放出有毒烟气，具有酯和酰胺的化学性质，与碱共热，则分解而放出氨气，同时有乙醇生成，故水解后的溶液有碘仿反应；与硫酸缓缓共热，则也分解而放出二氧化碳和生成硫酸氢乙酯。

氨基甲酸乙酯是由氨甲酰化合物与乙醇自发反应生成的，氨甲酰化合物主要有尿素、瓜氨酸、氨甲酰磷酸、氨甲酰天冬氨酸、尿膜素等。在氨甲酰化合物中，尿素因其含量较高被认为是饮用酒中氨基甲酸乙酯形成的主要前体物质。尿素可能是由食品原料直接带入或作为发酵基质添加，如农业生产过程中应用尿素作为氮肥而积累于谷物、葡萄等产品中，再如高质量白兰地生产中为防止杂醇油的形成，需要添加尿素作为氮源；也可能是发酵过程中微生物的代谢产物，如精氨酸通常会被酵母细胞中的精氨酸酶水解成尿素和鸟氨酸。葡萄酒中氨基甲酸乙酯的形成和原料中精氨酸含量有一定的相关性，因为精氨酸也通常会被葡萄酒酿造后期的乳酸细菌分解，产物瓜氨酸和氨甲酰磷酸均是形成氨基甲酸乙酯的前体物质。也有相关研究表明，焦碳酸二乙酯和植物中的氰化物均可与乙醇反应生成氨基甲酸乙酯。黄酒中90%的氨基甲酸乙酯是由尿素和乙醇反应生成的；其余的氨甲酰化合物含量都极微，生成的氨基甲酸乙酯也少。黄酒酿造时，原料、辅料和水中会带入部分尿素，但最主要的还是在发酵过程中由酵母菌代谢产生的。酵母菌在生长繁殖和进行酒精发酵时，合成大量尿素，满足自身菌体需要后，多余的尿素被分泌到体外，从而使酒醪中的尿素含量增加，酵母菌细胞内的精氨酸酶的活力也会随之提高，进一步加速了尿素的生成。在黄酒贮存时，酒液中的尿素和乙醇继续反应，成品酒的尿素含量越多，贮存温度越高，贮存时间越长，则形成的有害氨基甲酸乙酯越多。随贮酒时间的延长，氨基甲酸乙酯的含量剧增。

对于啮齿类动物，氨基甲酸乙酯是一种多位点致癌物，可导致肺癌、淋巴癌、肝癌和皮肤癌等疾病。联合国粮食及农业组织/世界卫生组织联合食品添加剂专家委员会（专家委员会）曾在2005年进行有关氨基甲酸乙酯的评估，认为经食物（不包括酒精饮品）摄入的氨基甲酸乙酯的量，对健康的影响不大，但经食物和酒精饮品摄入的氨基甲酸乙酯总量，则可能对健康构成潜在风险。2007年，国际癌症研究机构把氨基甲酸乙酯重新分类为2A组，认为其是可能令人类患癌的物质。

为减少氨基甲酸乙酯的含量，酒类制造商应遵守制造规范，制定缓解措施，以减少酒精饮品的氨基甲酸乙酯含量，如确定和减少氨基甲酸乙酯前体的量。使用合适的容器贮存酒精饮品，避免光线照射。进口商、分销商、批发商及零售商在运送和贮存酒精饮品时，应尽量避免饮品在高温和强光下，注意保持正确的低温环境，尽量维持温度于20℃或以下，切勿超过38℃。以先入先出的原则处理存货。消费者应保持均衡饮食，切勿偏食，避免饮用过量酒精饮品。现阶段，各类食品中并无统一的氨基甲酸乙酯限量标准，但部分国家已制订出酒精饮品中氨基甲酸乙酯的最高限量，如加拿大对多种酒精饮品的氨基甲酸乙酯限量为30～400 μg/L，欧盟部分成员国也制订了相应标准，韩国于2008年颁布葡萄酒中氨基甲酸乙酯限量标准为 30 μg/L，我国 GB 5009. 223—2014 规定了食品中氨基甲酸乙酯的测定方法，但尚无相应限量标准。

4.4.7　反式脂肪酸

脂肪酸是一类羧酸化合物，由碳氢组成的烃类基团连结羧基所构成。这些脂肪酸分子可以是饱和的，即所有碳原子以单键相互连接，饱和的分子室温下是固态。当链中碳原子以双键连接时，脂肪酸分子可以是不饱和的。当一个双键形成时，这个链存在两种形式：顺式和反式。反式脂肪酸（TFA）是所有含有反式双键的不饱和脂肪酸的总称，其双键上两个碳原子结合的两个氢原子分别在碳链的两侧，其空间构象呈线性，与之相对应的是顺式脂肪酸，其双键上两个碳原子结合的两个氢原子在碳链的同侧，其空间构象呈弯曲状。

自然界存在反式脂肪酸，当不饱和脂肪酸被反刍动物（如牛）消化时，脂肪酸在动物瘤胃中被细菌部分氢化。牛奶、乳制品、牛肉和羊肉的脂肪中都能发现反式脂肪酸，占 2%～9%。鸡和猪也通过饲料吸收反式脂肪酸，反式脂肪酸因此进入猪肉和家禽产品中。植物油因在精炼脱臭工艺中通常需要 250℃ 以上高温和 2 h 的加热时间，可能产生一定量的反式脂肪酸。人类食用的反式脂肪酸主要来自经过部分氢化的植物油。氢化植物油与普通植物油相比更加稳定，成固体状态，可以使食品外观更好看，口感松软；与动物油相比价格更低廉；植物油加氢可将顺式不饱和脂肪酸转变成室温下更稳定的固态反式脂肪酸。制造商利用这个过程生产薄脆饼干、焙烤食品、谷类食品、面包、快餐如炸薯条、炸鱼、洋葱圈、人造黄油特别是黏性人造黄油，也利用这个过程增加产品货架期和稳定食品风味。

反式脂肪酸与饱和脂肪酸一样，会增加血液中低密度脂蛋白胆固醇含量，此外还会减少可预防心脏病的高密度脂蛋白胆固醇含量，增加患冠心病的危险。反式脂肪酸导致心血管疾病的几率是饱和脂肪酸的 3～5 倍，反式脂肪酸还会增加人体血液的黏稠度，易导致血栓形成。反式脂肪酸可升高人体内的胰岛素水平，降低红细胞对胰岛素的反应，可提高患糖尿病的风险。此外，反式脂肪酸能干扰必需脂肪酸的代谢，抑制必需脂肪酸的功能，从而引起必需脂肪酸缺乏症。反式脂肪酸还能经过胎盘转运给胎儿或通过乳汁进入婴幼儿体内，使他们被动摄入反式脂肪酸，对其生长发育产生不利影响。

鉴于反式脂肪酸对人体健康的影响，世界卫生组织（WHO）和世界粮农组织（FAO）在 2003 年发布的《膳食、营养与慢性疾病的预防》中建议，为促进心血管的健康，应尽可能控制膳食中的反式脂肪酸摄入，最大摄取量不应超过总能量的 1%。2015 年 6 月 16 日，美国食品和药物管理局宣布，将在 3 年内完全禁止在食品中使用人造反式脂肪酸，以降低心脏疾病发病率。一些国际组织和某些国家的学术团体及政府机构相继提出了消费警示或者立法限制反式脂肪酸的使用，但大多数国家没有彻底禁止含有 TFA 食品的销售，而是要求在食品标签上强制注明 TFA 含量。我们在日常饮食中要尽量减少含反式脂肪比较多的食品，控制反式脂肪酸带来的风险：①控制食用油摄入，精炼植物油中也含有少量的反式脂肪酸，日常居民们购买的食用油绝大部分都是精炼植物油，《中国居民膳食指南》推荐每日植物油摄入量应控制在 25～30 g。②含氢化植物油的加工食品，配料表中有氢化植物油、代可可脂、人造奶油、起酥油、植物奶油、人造酥油等的食品不宜过多食用。③应多吃水果、蔬菜和全谷物，这些食物中含少量或不含反式脂肪酸和饱和脂肪。

4.5 来自食品接触材料及制品的化学危害

食品包装、食品器皿以及用于加工和制备食品的辅助材料、设备、工具等一切与食品接触的材料和制品统称为食品接触材料（FCM）。食品容器和包装材料对于食品安全有着双重意义：一是合适的包装方式和材料可以保护食品不受外界的污染，保持食品本身的水分、成分、品质等特性不发生改变；二是包装材料本身的化学成分会向食品中发生迁移，如果迁移的量超过一定界限，会影响到食品的卫生。随着食品科技和包装工业的迅速发展，许多新型的包装材料和包装形式不断出现，如何对各类包装材料在食品中的应用进行规范和管理一直受到各国政府的关注。

4.5.1 食品接触用材料及制品的通用要求

（1）食品接触用材料及制品的基本要求

①食品接触材料及制品中的物质迁移到食品中的量不应危害人体健康。

②食品接触材料及制品在与食品接触时，不应造成食品成分、结构或色香味等性质的改变，不应对食品产生技术效果（有特殊规定的除外）。

③食品接触材料及制品中使用的物质在可达到预期效果的前提下应尽可能降低在食品接触材料及制品中的用量。

④食品接触材料及制品中使用的物质应符合相应的质量规格要求。

⑤食品接触材料及制品生产企业应对产品中和产品生产过程中产生的非有意添加物质进行安全性评估和控制，使其迁移到食品中的量符合本标准①和②的要求。

⑥对于不和食品直接接触的、与食品之间有有效阻隔层阻隔的、未列入相应食品安全国家标准的物质，食品接触材料及制品生产企业应对其进行安全性评估和控制，使其迁移到食品中的量不超过 0.01 mg/kg。致癌、致畸、致突变物质及纳米物质不适用于以上原则，需按照相关法律法规规定执行。

⑦复合材料及制品、组合材料及制品和共混料的各类材质材料应符合相应产品安全标准的规定。各类材料有相同项目的限量时，材料及制品整体应符合该项目的最小限量值。

⑧食品接触材料及制品的生产应符合食品安全国家标准《食品接触材料及制品生产通用卫生规范》的要求。

（2）食品接触用材料及制品限量要求

①总迁移限量要求

食品接触材料及制品的总迁移量应符合相应产品安全标准中对于总迁移限量的规定。

②其他限量要求

食品接触材料及制品中物质的使用量、特定迁移量、特定迁移总量和残留量等应符合相应食品安全国家标准对于最大使用量、特定迁移限量、特定迁移总量限量和最大残留量等的规定。

（3）符合性原则

①食品接触材料及制品应符合相应产品安全标准的规定。

②食品接触材料及制品中原料的使用应符合相应产品安全标准和相关公告的规定。

③食品接触材料及制品中添加剂的使用应符合 GB 9685—2016 和相关公告的规定。当产品安全标准中有特殊规定时，按照产品标准的规定执行。

（4）检验方法

①食品接触材料及制品的迁移试验应符合《食品接触材料及制品迁移试验通则》和《食品接触材料及制品迁移试验预处理方法通则》的规定。当产品安全标准中有特殊规定时，按照产品标准的规定执行。

②食品接触材料及制品相关项目的测定应采用国家标准检验方法，在尚无相应国家标准检验方法的情况下，可以采用经充分技术验证的其他检验方法。

（5）可追溯性

①食品接触材料及制品生产企业应建立产品追溯体系，保证食品接触材料及制品在各阶段的可追溯性。

②追溯体系应保证监管机构和相关企业能够获得食品接触材料及制品的来源和去向信息、相关物质或材料的合规性信息。

（6）产品信息

①产品标识信息应清晰、真实，不得误导使用者。

②出厂产品应提供充分的产品信息，包括标签、说明书等标识内容和产品合格证明，以保证下游企业有足够信息对食品接触材料及制品进行安全性评估。

③标识内容应包括产品名称，材质，对相关法规及标准的符合性声明，生产者或委托方名称、地址和联系方式，生产日期和保质期（适用时）等内容。

④符合性声明应包括遵循的法规和标准，受限物质及其限量，非有意添加物的评估信息和总迁移量合规性情况（仅成型品）等。

⑤食品接触材料及制品还应注明"食品接触用""食品包装用"或类似用语，或加印、加贴调羹筷子标志。

⑥有特殊使用要求的产品应注明使用方法、使用注意事项、用途、使用环境、使用温度等。对于相关标准明确规定的使用条件或超出使用条件将产生较高食品安全风险的产品，应以特殊或醒目的方式说明其使用条件，以便使用者能够安全、正确地对产品进行处理、展示、贮存和使用。

⑦上述标识内容应优先标示在产品或产品标签上，标签应位于产品最小销售包装的醒目处。当由于技术原因无法将信息全部显示在产品或产品标签上时，可显示在产品说明书或随附文件中。

4.5.2　常用的食品接触材料及制品

从材料上来讲，可以分为以下几类：塑料、金属（包含表面涂覆涂层）、玻璃、陶瓷、搪瓷、橡胶、纸及植物纤维类和竹木类等。这几类 FCM 各有各的特色、各有各的优点：塑料类便宜、不易碎；金属类相对便宜而且不易碎；纸质及植物纤维类易降解；陶瓷类精美等。但是，无论哪一类，作为直接与食品接触的包装物或容器都不能忽略其对食品不造成污染，对人体健康不构成威胁这一根本性原则。然而，各种食品包装容器又有着不同的对食品卫生、人体健康构成威胁的因素。

4.5.2.1 塑料材料及制品

塑料是以单体为原料，通过加聚或缩聚反应聚合而成的高分子化合物，可以自由改变成分及形体样式，由合成树脂及填料、增塑剂、稳定剂、润滑剂、色料等添加剂组成。塑料可区分为热固性与热塑性两类，前者由体型高分子制成，硬度和脆性较大，无法重新塑造使用，后者由线型高分子制成，加热能熔融，硬度和脆性较小，可以再重复生产。食品包装上常用的热塑性塑料有聚乙烯、聚丙烯、聚氯乙烯、聚碳酸酯、聚乙烯醇、聚酰胺和聚偏二氯乙烯等。热固性塑料有氨基塑料、酚醛塑料等。

塑料因其加工容易可大量生产、价格便宜、耐用、防水、质轻等优点受到食品包装行业的青睐，成为使用最频繁的一类包装材料。塑料包装材料用于食品包装的主要缺点是存在某些安全问题，如塑料包装材料中残留的有毒单体、裂解物及老化产生的有毒物质，以及制造过程中添加的稳定剂、增塑剂、着色剂等添加剂的毒性。

（1）聚乙烯（PE）

聚乙烯是乙烯经聚合制得的一种热塑性树脂。聚乙烯根据聚合方法、相对分子质量、链结构的不同，分为高密度聚乙烯、低密度聚乙烯及线性低密度聚乙烯。低密度聚乙烯（LDPE）俗称高压聚乙烯，因密度较低，材质最软，主要用在塑胶袋、农业用膜等。高密度聚乙烯（HDPE）俗称低压聚乙烯，有较高的耐温、耐油性、耐蒸汽渗透性及抗环境应力开裂性，此外电绝缘性和抗冲击性及耐寒性能很好，主要应用于吹塑、注塑等领域。线型低密度聚乙烯（LLDPE），则是乙烯与少量高级 α-烯烃在催化剂存在下聚合而成的共聚物。LLDPE 外观与 LDPE 相似，透明性较差些，表面光泽好，具有低温韧性、高模量、抗弯曲和耐应力开裂性，低温下抗冲击强度较佳等优点。

聚乙烯塑料属于聚烯烃类长直链烷烃树脂，在肠道中不吸收，本身毒性极低，在许多亚急性毒性试验、慢性毒性试验、致畸试验和致癌试验中均未见明显的毒性作用，属于低毒级物质。聚乙烯塑料的污染物主要包括聚乙烯中的单体乙烯、低聚合度聚乙烯、添加剂残留以及回收制品污染物。其中乙烯有低毒，但由于沸点低，极易挥发，在塑料包装材料中残留量极低，而且聚乙烯塑料加入的添加剂量少，基本不存在残留问题，因此一般认为聚乙烯塑料是安全的包装材料。但低聚合度聚乙烯易溶于油脂，若使用聚乙烯制品长期盛装油脂含量高的食品，可将低聚合度聚乙烯溶出，使油脂或油脂多的食品带有哈喇味，从而影响产品质量。对于聚乙烯塑料回收再生制品，由于回收来源复杂，难以保证完全清除回收容器上残留的有害污染物，从而将杂质带入再生制品中。同时，为了掩盖色泽上的缺陷，回收再生制品常添加大量深色颜料，不符合食品卫生标准，因此，规定聚乙烯回收再生制品禁止用于盛装食品。

（2）聚丙烯（PP）

聚丙烯是以丙烯为单体聚合而成的。相对来说，聚丙烯的品种更多，用途也比较复杂，领域繁多，品种主要有均聚聚丙烯（homoPP）、嵌段共聚聚丙烯（coPP）和无规共聚聚丙烯（raPP），它们的用途不同，均聚聚丙烯主要用在拉丝、纤维、注射、BOPP 膜等领域，共聚聚丙烯主要应用于家用电器注射件、改性原料、日用注射产品、管材等，无规聚丙烯主要用于透明制品、高性能产品、高性能管材等。在食品包装行业，由于聚丙烯塑料有防潮性及透气性，有耐热性，透明度好，但易老化，加工性与热封性较差，常被用于制成薄膜、编织袋和食品周转箱。

聚丙烯毒性极低，其耐油性优于聚乙烯。用 ^{14}C 标记的聚丙烯饲喂大鼠，可完全排出体外。把聚丙烯制成的容器分别用有机酸、食盐、砂糖以及乙醇等溶液 90℃ 浸提 14 d，大鼠口服浸提液 13 个月无病理及组织学变化。

（3）聚苯乙烯（PS）

聚苯乙烯是指由苯乙烯单体经自由基加聚反应合成的聚合物，它是一种无色透明的热塑性塑料，PS 一般为头尾结构，主链为饱和碳链，侧基为共轭苯环，分子结构不规整，增大了分子的刚性，使 PS 成为非结晶性的线型聚合物。由于苯环存在，在室温下 PS 是透明而坚硬的，但由于分子链的刚性，易引起应力开裂。聚苯乙烯制品具有极高的透明度，透光率可达 90% 以上，电绝缘性能好，易着色，加工流动性好，刚性好及耐化学腐蚀性好等。但其耐热性差，在沸水中易变形，易破碎。聚苯乙烯塑料在包装上可制成透明食品盒、水果盘和小餐具等，加入发泡剂后可制成发泡聚苯乙烯，如快餐饭盒等。

聚苯乙烯在兔或大鼠体内氧化成苯甲酸，在体内代谢后以葡萄糖醛酸的形式排出体外，最主要的排出途径是尿，其次是粪便。但聚苯乙烯含有苯乙烯、乙苯、异丙苯和甲苯等挥发性成分，有一定毒性。苯乙烯单体可致大鼠的肝、肾重量减轻，并可抑制其繁殖能力，最大无作用剂量为每天 133 mg/kg 体重。此外，用含苯乙烯及其挥发性成分 0.5% 的聚苯乙烯树脂制成的容器装牛奶、肉汁、糖液及酱油等，在常温下放置 24 h，就产生异味。

（4）聚氯乙烯（PVC）

聚氯乙烯是氯乙烯单体在过氧化物、偶氮化合物等引发剂，或在光、热作用下按自由基聚合反应机理聚合而成的聚合物。对光和热的稳定性差，在 100℃ 以上或经长时间阳光曝晒，就会分解而产生氯化氢，并进一步自动催化分解，引起变色，物理机械性能也迅速下降，在实际应用中必须加入稳定剂以提高对热和光的稳定性。

聚氯乙烯树脂本身是一种无毒聚合物，但其易降解成的有毒性的化合物以及在加工过程中添加的增塑剂及稳定剂等，使其能向食品中迁移的成分较多。聚氯乙烯的单体氯乙烯经胃肠道吸收后，一部分经呼吸道排出，另一部分氯乙烯及其代谢产物经肾排出。氯乙烯的尿中代谢物是硫化二乙醇酸、S-半胱氨酸、N-乙酰-S-半胱氨酸。短期接触氯乙烯的实验动物，谷胱甘肽酶活性和肝中非蛋白巯基上升，而接触高浓度氯乙烯的动物出现巯基进行性损耗。故认为肝非蛋白巯基在氯乙烯解毒、保护机体过程中起重要作用。氯乙烯急性毒性表现为麻醉作用；长期接触可引起氯乙烯病。轻度中毒时病人出现眩晕、胸闷、嗜睡、步态蹒跚等；严重中毒可发生昏迷、抽搐，甚至造成死亡。皮肤接触氯乙烯液体可致红斑、水肿或坏死。慢性中毒的表现为神经衰弱综合征、肝肿大、肝功能异常、消化功能障碍、雷诺氏现象及肢端溶骨症。皮肤可出现干燥、皲裂、脱屑、湿疹等。

（5）聚对苯二甲酸乙二醇酯（PET）

聚对苯二甲酸乙二醇酯简称聚酯，俗称涤纶，可用于食品包装，具有良好的阻气、阻湿、阻油等高阻隔性，化学稳定性强；光亮透明并可阻挡紫外线；具有良好的耐高低温性能以及高强韧性能；一般可制成容器或薄膜，用于盛装饮料、调味料、食用油脂以及作为食品包装袋的复合材料。

PET树脂无毒，但在缩聚过程中使用锑作为催化剂，故树脂中可能有锑的残留。锑为中等急性毒性的金属，对大鼠心肌有损害作用。

（6）聚碳酸酯（PC）

聚碳酸酯塑料无味、无毒、耐油，广泛应用于食品包装。可制成食品制造的模具及婴儿奶瓶。PC树脂无毒，但在高浓度乙醇溶液中浸泡后，其重量和抗张强度均有明显下降，因此PC容器和包装材料不宜接触高浓度乙醇溶液。

4.5.2.2 橡胶材料及制品

橡胶属于完全无定型聚合物，在室温下富有弹性，在很小的外力作用下能产生较大形变，除去外力后能恢复原状。橡胶可分为天然橡胶和合成橡胶。天然橡胶是从橡胶树、橡胶草等植物中提取胶质后加工制成，基本化学成分为顺-聚异戊二烯，弹性好，强度高，综合性能好。天然橡胶因不受消化酶分解而不被人体吸收，一般认为是无毒的，但由于在加工过程中需要添加多种助剂，可能带入一些有毒物质。合成橡胶则由各种单体经聚合反应而得。常用的有异戊橡胶，全名为顺-1，4-聚异戊二烯橡胶，由异戊二烯制得的高顺式合成橡胶，因其结构和性能与天然橡胶近似，故又称合成天然橡胶。丁苯橡胶，由丁二烯和苯乙烯共聚制得，按生产方法分为乳液聚合丁苯橡胶和溶液聚合丁苯橡胶，其综合性能和化学稳定性好。顺丁橡胶，全名为顺式-1，4-聚丁二烯橡胶，由丁二烯聚合制得。与其他通用型橡胶比，硫化后的顺丁橡胶的耐寒性、耐磨性和弹性特别优异，动负荷下发热少，耐老化性能好，易与天然橡胶、氯丁橡胶、丁腈橡胶等并用。氯丁橡胶，由氯丁二烯聚合制得，具有良好的综合性能，耐油、耐燃、耐氧化和耐臭氧，但其密度较大，常温下易结晶变硬，贮存性不好，耐寒性差。合成橡胶的品种较多，作为食品接触材料及制品应慎重选择。

橡胶加工成型时，往往需要加入大量的加工助剂，这些助剂一般不是高分子化合物，有些并没有结合到橡胶的高分子化合物结构中，可能给人体带来不良影响。橡胶加工中常使用的助剂有促进剂、防老剂和填充剂。

促进剂能够促进橡胶硫化作用，提高硬度及耐热性等。无机促进剂有氧化锌、氧化镁、氧化钙等，少量使用尚较安全。有机促进剂有醛胺类乌洛托品，能产生甲醛，对肝脏有毒性，不能使用；还有硫脲类亚乙基硫脲，有致癌性，已被美国禁用；秋兰姆类如二硫化四甲基秋兰姆类与锌结合可能对人体有害。

防老剂具有防止橡胶制品老化的作用，有助于提高橡胶制品的耐热、耐酸、耐臭氧、耐曲折龟裂等性能。食品用橡胶制品中允许使用的防老剂有叔二丁基羟基甲苯、防老剂BLE等。一般芳香胺类衍生物有明显的毒性，如β-萘胺能引起膀胱癌，被禁止用于食品用橡胶制品中。

填充剂是橡胶制品中使用量最多的助剂，而炭黑是其中最常用的。由于炭黑的来源和种类不同，往往含有致突变作用的多环芳烃，如3，4-苯并芘。因此有些国家规定先除去3，4-苯并芘后才能应用于食品用橡胶制品中。

4.5.2.3 金属材料及制品

金属食具主要包括铁、铝和不锈钢制品。铁质金属材料在食品领域主要应用于生产过程，特别是烘盘及食品机械中的部件。由于铁易生锈，不宜长期存放食品。白铁皮镀有锌层，接触食品后锌会迁移至食品，引起锌中毒，因此白铁皮不能作为盛放食品的容器，也不能用于食品机械部分。罐头食品使用的空罐应用马口铁皮制成。

用于制造食品容器和包装材料的铝有精铝和回收铝之分。精铝纯度较高，杂质含量低，硬度较低，常被用来制作水壶、饭锅等各种铝制容器、餐具和包装用铝箔。而回收铝来源复杂，往往混有铅、镉等有害金属或其他化学毒物，因此不得用于制造食具和食品容器，只能用于制造菜铲、饭勺等炊具，但要注意回收铝的来源。我国研究人员测出由铝制食具进入膳食的铝量仅为每日 1.7 mg，而食物本身铝量为每日 10 mg，所以铝制食具并不构成人体摄入铝的主要来源。但要注意铅、镉等的迁移量。

不锈钢食具容器因具有耐腐蚀、外观洁净、易清洗消毒等优点而被广泛使用。目前我国用于食具容器的不锈钢，大多数为奥氏体型和马氏体型。奥氏体型一般硬度较差，耐腐蚀性较好，适合于制作容器及食品机械、厨房设备等。马氏体型硬度好，但耐腐蚀性较差，用于制作刀、叉等餐具。不同型号的不锈钢加入的铬、镍等金属的量有所不同，有害金属在食品中的溶出量也不同。

《食品安全国家标准　食品接触用金属材料及制品》规定金属材料及制品中食品接触面使用的金属基材、金属镀层和焊接材料不应对人体健康造成危害。与食品直接接触的不锈钢制品中的迁移物指标分别为：砷不大于 0.04 mg/kg，镉不大于 0.02 mg/kg，铅不大于 0.05 mg/kg，铬不大于 2.0 mg/kg，镍不大于 0.5 mg/kg。其他金属材料及制品的迁移物指标为：砷不大于 0.04 mg/kg，镉不大于 0.02 mg/kg，铅不大于 0.2 mg/kg。

4.5.2.4　纸、纸板和纸制品

纸质食品包装容器是一类传统的食品接触材料，经过不断的发展和新的加工工艺的出现，现在常用的纸质食品包装容器主要有：牛皮纸、半透明纸、涂布纸、玻璃纸、复合纸等。纸质包装材料品种多样，成本低廉，加工和印刷性能好，具有一定的机械性能，废弃物可回收利用，无环境污染，因此在包装领域独占鳌头。

造纸的原料包括纸浆和助剂。造纸用纸浆有木浆、草浆和棉浆等，其中以木浆最佳。由于作物在种植过程中使用农药、化肥等物质，因此在稻草、麦秆、甘蔗渣等制纸原料中往往含有残留农药及重金属等有毒化合物。有的为降低成本，还掺入了一定比例的回收纸。回收纸经脱色可将油墨颜料脱去，但铝、镉、多氯联苯等仍留在纸浆中，因此制作食品包装用纸，不应采用废旧回收原料。

造纸过程中添加的助剂有硫酸铝、氢氧化钠、亚硫酸钠、次氯酸钠和松香等。一些造纸厂为了防止循环水中微生物作用而添加杀菌剂和防霉剂；对废旧再生纸，为增加其洁白度，往往还添加荧光增白剂；这些添加的物质均会对食品造成污染，影响人体健康。

我国目前尚无食品包装材料专用油墨颜料，一般工业印刷用油墨及颜料中含有铅、镉等有害金属和甲苯、二甲苯或多氯联苯等有机溶剂，这些物质均有一定毒性。为防止其污染食品，应对油墨的配方加以审查，选用安全的颜料和溶剂；并要求食品包装纸印刷油墨牢固，不脱落并印在包装纸的正面，印在反面时在油墨处应涂塑或包装食品时内垫符合卫生要求的衬纸。

有的食品包装采用蜡纸，由于常规石蜡中含有多环芳烃，故我国规定食品包装蜡纸应采用食品级规格的石蜡。

《食品安全国家标准　食品接触用纸和纸板材料及制品》规定纸、纸板及纸制品应符合

下表（表4-24）规定。

表4-24　食品接触用纸、纸板及纸制品的规定

测试项目	限量	
残留物指标（直接接触食品的纸、纸板及纸制品）	铅（Pb）	≤3.0 mg/kg
	砷（As）	≤1.0 mg/kg
	甲醛	≤1.0 mg/dm²
	荧光性物质	阴性
迁移物指标（预期接触液态或表面有游离水或游离脂肪食品的成品纸、纸板及纸制品）	总迁移	≤10 mg/dm²
	高锰酸钾消耗量	≤40 mg/kg
	重金属（以铅计）	≤1 mg/kg
微生物限量（食品接触用不经过消毒或清洗直接使用的纸、纸板及纸制品）	大肠菌群（/50 cm²）	不得检出
	沙门氏菌（/50 cm²）	不得检出
	霉菌	≤50 CFU/g

4.5.2.5　涂料及涂层

为防止食品对包装材料和容器内壁的腐蚀，以及包装材料和食品容器中的有害物质向食品中的迁移，常常在包装材料和容器内壁涂上一层耐酸碱、抗腐蚀的薄膜。根据使用的对象及成膜条件，涂料可分为大池内壁非高温成膜涂料和罐头容器内壁高温成膜涂料两大类。

（1）非高温成膜涂料

非高温成膜涂料经喷涂后，在自然环境条件下常温固化成膜，成膜后必须用清水冲洗干净后方可使用，常用的有聚酰胺环氧树脂涂料、过氯乙烯涂料和漆酚涂料等。这类涂料一般用于贮藏酒（包括白酒、黄酒、葡萄酒、啤酒等）、酱、酱油和醋等的大池内壁。

聚酰胺环氧树脂涂料是由双酚A和环氧氯丙烷聚合而成的环氧树脂在固化剂聚酰胺的作用下固化成膜的涂料。根据聚合程度不同，环氧树脂的相对分子质量也不同，相对分子质量越大越稳定，越不容易溶出迁移到食品中去，因此其安全性越高。固化剂聚酰胺本身是一种高分子化合物，未见有毒性报道。聚酰胺环氧树脂涂料的主要安全问题是环氧树脂的质量和与固化剂的配比，应防止固化剂过量或固化不完全。

过氯乙烯涂料以过氯乙烯树脂为原料，配以增塑剂、溶剂等，经涂刷或喷涂后自然干燥成膜。过氯乙烯涂料分为底漆和清漆，共三层，其膜较软。对增塑剂的选择和要求与塑料相同，严禁采用多氯联苯、磷酸三甲酚酯等有毒的增塑剂，溶剂应安全、易挥发。过氯乙烯树脂中含有氯乙烯单体，氯乙烯是一种致癌的有毒化合物，成膜后氯乙烯单体残留量应控制在1 mg/kg以下。

漆酚涂料以我国传统的天然生漆为主要原料，经精炼加工成清漆，或在清漆中加入一定量的环氧树脂，并以醇、酮为溶剂稀释而成。漆酚涂料含有游离酚、甲醛等杂质，成膜后会向食品迁移。

（2）高温固化成膜涂料

高温固化成膜涂料一般喷涂在罐头、炊具的内壁和食品加工设备的表面，经高温烧结固

化成膜。常用的高温固化成膜涂料有环氧酚醛涂料、水基改性环氧涂料、有机硅防粘涂料及氟涂料等。

环氧酚醛涂料为环氧与酚醛树脂的聚合物，常喷涂在罐藏容器内壁，经高温烧结成膜，具有抗酸、抗硫特性。成膜后的聚合物中仍有少量游离酚、甲醛等未聚合的单体和低分子聚合物，与食品接触后向食品中迁移。

水基改性环氧涂料以环氧树脂为主要原料，配以一定的助剂，主要喷涂在啤酒、碳酸饮料的全铝二片易拉罐的内壁，经高温烧结成膜。由于水基改性环氧涂料中含有环氧酚醛树脂，也含有游离酚和甲醛等。

有机硅防粘涂料以含羟基的聚甲基硅氧烷或聚甲基苯基硅氧烷为主要原料，配以一定的助剂，喷涂在铝板、镀锡铁板等食品加工设备的金属表面，经高温烧结固化成膜，具有耐腐蚀、防粘等特性，主要用于面包、糕点等具有防粘要求的食品模具表面。有机硅防粘涂料是一类高分子化合物，无毒，是一种比较安全的食品容器内壁防粘涂料。

氟涂料以氟乙烯、四氟乙烯、六氟丙烯为主要原料聚合而成，并配以一定助剂，喷涂在铝材、铁板等金属表面，经高温烧结成膜，具有防粘的特性，但耐酸性较差，主要用于不粘炊具、麦乳晶烧结盘等有防粘要求物表面。坯料在喷涂前常用铬酸盐处理，从而造成涂膜中有铬的残留。另外，聚四氟乙烯在280℃时会发生裂解，产生挥发性很强的有毒氟化物，因此，聚四氟乙烯涂料的使用温度不得超过250℃。食品安全国家标准GB 4806.10—2016规定了食品接触用涂料及涂层的要求，具体见表4-25。

表4-25　《食品安全国家标准　食品接触用涂料及涂层》对涂料及涂层的规定

测试项目	限量
总迁移量	≤10 mg/dm²
高锰酸钾消耗量（炊饮具用涂层采用"蒸馏水，煮沸0.5 h，再室温放置24 h"，其他用涂层采用"蒸馏水，60℃，2 h"）	≤10 mg/kg
重金属（以铅计）4%乙酸	≤1.0 mg/kg

4.5.2.6　玻璃制品

玻璃是由二氧化硅和其他化学物质熔融在一起，在熔融时形成连续网络结构，冷却过程中黏度逐渐增大并硬化致使其结晶的硅酸盐类非金属材料。二氧化硅的毒性小，经消化道摄入几乎不被人体吸收，但应注意二氧化硅原料的纯度。另外有些有色玻璃中添加的着色剂为金属氧化物或红单粉，尤其是中高档玻璃器皿如高脚酒杯中往往添加铅化合物，加入量高达30%，这些是玻璃制品的主要卫生问题。不同玻璃制品中溶出的金属见表4-26。

表4-26　玻璃制品中溶出的金属（mg/L）

种类	Na	Cu	Cd	Pb	As	Co
意大利玻璃（红）	0.03	0.02	—	0.04	—	0.01
意大利玻璃（蓝）	0.06	0.02	—	0.08	—	0.03

续表

种类	Na	Cu	Cd	Pb	As	Co
意大利玻璃（绿）	0.14	0.02	—	0.13	—	0.03
玻璃杯（透明）	0.04	0.01	—	0.53	—	0.02
玻璃杯（黄）	0.08	0.05	—	0.10	—	0.03
玻璃杯（茶色）	0.08	—	—	0.04	—	

4.5.2.7　搪瓷食具容器

搪瓷是将无机玻璃质材料通过熔融凝于基体金属上并与金属牢固结合在一起的一种复合材料。在金属表面进行瓷釉涂搪可以防止金属生锈，使金属在受热时不至于在表面形成氧化层并且能抵抗各种液体的侵蚀。搪瓷制品不仅安全无毒，易于洗涤洁净，可以广泛地用作日常生活中使用的饮食器具和洗涤用具，而且在特定的条件下，瓷釉涂搪在金属坯体上表现出的硬度高、耐高温、耐磨以及绝缘作用等优良性能，使搪瓷制品有了更加广泛的用途。为降低釉彩熔融温度，往往加入硼砂、氧化铝等。釉彩的颜料多采用金属盐类，如氧化钛、氧化锌、硫化镉、氧化铅、氧化锑等，与食品接触后，可向食品中迁移，造成污染。GB 4806.3—2016《食品安全国家标准搪瓷制品》规定了搪瓷食具容器的理化指标。

4.5.2.8　陶瓷制品

陶瓷是以天然黏土以及各种天然矿物为主要原料经过粉碎混炼、成型和煅烧制得材料的各种制品。用陶土烧制的器皿叫陶器，用瓷土烧制的器皿叫瓷器。一般陶、瓷器本身没有毒性，其卫生问题主要是釉彩。釉彩中加入铅盐可降低釉彩的熔点，从而降低烧釉的温度。陶瓷的釉彩均为金属颜料，如硫化镉、氧化铅、氧化铬、硝酸锰等。陶器、瓷器食具容器中铅和镉的含量应分别控制在 7 mg/L 和 0.5 mg/L 以下。陶瓷器按其上彩后烧结工艺分为釉上彩、釉下彩和粉彩，釉上彩及粉彩中的有害金属易迁移至食品中。陶瓷器用的彩色颜料种类及成分具体见表 4-27。

表 4-27　陶瓷器用的彩色颜料

颜色	成分	颜色	成分
白	锡、锑、铋、锌、锆、亚砷酸、氧化铝	黄	铁、锑、乙酸铬
红	铁、铬、铜、金、镉	紫	锰、镍
绿	铜、铬、重铬酸钾	褐	铁、锰、镍、铬
蓝	钴、铜	黑	铀、铁、钴、铱、锰、铬

本章小结

本章将食品中的化学性危害分为食品中的天然毒素、无意或偶然加入的化学品、有意加入的化学品、食品加工中产生的化学危害以及来自食品接触材料及制品的化学危害等方面，同时讲述了这些化学性危害的来源、可能对人体造成的危害以及相应的控制措施。

食品中的天然毒素有真菌毒素、藻类毒素、植物毒素、动物毒素和食品过敏原。自然界中真菌分布广泛，由食品传播的真菌毒素主要是由霉菌产生的。本章阐述了黄曲霉毒素、杂色曲霉毒素、赭曲霉毒素、伏马菌素、玉米赤霉烯酮、单端孢霉烯族化合物、展青霉素、麦角生物碱、蕈类毒素等常见的真菌毒素，麻痹性贝类毒素、神经性贝类毒素、腹泻性贝类毒素、遗忘性贝类毒素和鱼肉毒素等藻类毒素，生物碱、苷类、毒蛋白类、硝酸盐和亚硝酸盐类、酚类等植物毒素，以及河豚毒素、蟾蜍毒素、组胺、动物甲状腺毒素和动物肾上腺毒素等动物毒素，详细介绍了它们的来源、结构、性质以及毒理作用，并列出了我国的限量卫生标准以及相关预防控制措施。

无意或偶然加入的化学品主要介绍了有害金属（铅、镉、铬、汞、砷、锡和镍）、有害有机物、农药、兽药与饲料添加剂和工厂中使用的化学品。有害金属元素半衰期一般较长，具有富集作用，危害主要是长期累积对生物造成慢性毒性。多数的有机物污染具有致癌的潜在危害，很多严重的食品安全事件和此类污染有关。农药、兽药或饲料添加剂和工厂中使用的化学品等可能会随原料或生产加工过程中无意进入到食品中，长期进食这样的食品，会因蓄积对人体造成伤害。

食品添加剂是有意加入食品中的，当食品添加剂按有关法律或法规的要求使用时，一般是没有危害的，如果使用不当或超剂量使用，就有可能成为食品中的化学危害。非食物性的有毒有害物质是严禁加入食品中的，恶意投毒更是法律所不允许的。

食品加工中产生的 N−亚硝基化合物、多环芳烃、氯丙醇、杂环胺、丙烯酰胺、氨基甲酸乙酯和反式脂肪酸都是可能的污染物。此类物质具有不同程度的致癌作用，对机体也会造成一定的损伤。这些物质在生产过程中很难避免，但要尽量减少此类物质的产生。

来自食品接触材料及制品的化学危害包括材料本身的毒性、助剂的毒性、未聚合物的毒性、迁移毒性、包装材料原料的毒性、辅料、金属的毒性等，因为包装材料或设备和食品直接接触，可能会使有害物质向食品中迁移，所以安全十分重要。

思政园地

思政园地

思考题：

1. 哪些因素会影响霉菌产生毒素？

2. 对于青皮红肉鱼的使用者或加工者，你会提出什么建议？

3. 影响食品安全的重金属有哪些？简述其对食品污染的途径。

思考题答案

4. 列举几个常在食品加工过程中被违法添加的物质，并阐述其危害性。

5. 试述多氯联苯（PCB）的来源与危害。

6. 影响食品中杂环胺形成的因素有哪些？它们有什么危害？预防杂环胺污染食品的措施有哪些？

7. 你认为选择何种包装材料或容器会对人体产生最小的危害？

第5章　食品的物理性危害

食品卫生安全在食品生产中具有重要作用，其决定了食品在世界市场上的地位和竞争力。食品卫生评价必须从不同的角度来考虑，其改进需要多学科研究的共同努力。生产者、消费者和研究人员对食品卫生的综合看法取决于食品生产过程中的不同步骤，并且需要彻底检测。食品卫生的检测过程的一个重要特点是研究和预防农畜产品食品链中出现的各种危害。消费者对潜在食品危害相关风险的认知对食品卫生的概念有很大影响。本章主要介绍和描述当前食品链中的一些物理危害，揭示物理危害的性质，物理危害对食品质量和安全的影响，并讨论预防食品物理危害的方法。了解物理危害及其控制和避免的方法，是食品链安全管理的重要组成部分。本章在定义物理污染物之后，对不同类型的物理污染物进行更深入的介绍。

5.1　物理性危害的定义

食品中存在的异杂物是食品生产者最为关注的问题。1991年，美国食品药品监督管理局（Food and Drug Administration，FDA）下属的一个处理投诉的机构共收到10923项有关食品的投诉，其中投诉最多的一项占总数的25%，相关内容涉及食物中混入异杂物。在所有关于食品中存在异杂物的投诉中，有387次（占14%）导致消费者发生疾病和物理伤害。物理污染可能发生在食品链的任何阶段，例如种植、饲养、采收、屠宰、贮藏、加工、销售、消费等，因此必须采取一切合理的预防措施来防止物理污染。欧盟立法规定，食品经营者必须有一个质量管理体系，以确保食品安全。

食品物理性危害既可能是由于食品本身（温度、体积等因素）所造成，也可能是通过物理性污染进入食品的异杂物所引起。由物理性污染造成的物理性危害，主要指在食品中非正常性出现的外源性的物体或异杂物，对人体引起疾病（包括生理性外伤）和物理伤害。食品物理污染是指食品中存在的会对机体造成伤害、疾病或心理创伤的其他物质或外来物体。据估计，人们摄入（吞咽）的异杂物中有15%会造成轻微伤害或严重伤害，在摄入的异杂物中有80%~90%可以自发通过胃肠道，而只有较少的情况需要通过内镜或手术清除。而对于那些尖锐物体的发病率更高，据估计，在医生检查摄入细长的尖锐状物的患者中，有15%~35%发生穿孔损伤。物理性污染除了上述的有形的物理污染物以外，还包括放射性污染物，由于它们是无形的，因此对质量感知没有直接的显著影响，本章主要介绍食品中非放射性物理性污染。

图5-1显示消费者投诉最多的几种食品中含有异杂物的统计结果。虽然物理性污染的各种食品安全污染事件中所在的比例很小，仅占1%左右，但是其投诉率却非常高。主要原因是

异物本身就是确凿的证据。

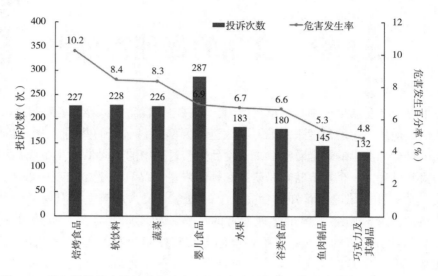

图5-1 某年投诉最多的几种食品发生物理危害的频率及在某一年所收到的2726件
物理危害投诉中所占的百分率

（资料来源：钱和，姚卫蓉，张添．食品卫生学——原理与实践［M］．北京：化学工业出版社，2010.）

5.2 物理性危害的来源与危险

5.2.1 物理危害的来源

物理污染物是在食物中发现的异杂物，摄入后会对消费者造成伤害或发病。几乎任何坚硬或锋利的物体都可能造成物理危险，这些物质一旦混入食品中，消费者食用后会导致嘴或喉咙受伤（割伤）、出血、窒息、撕裂等。物理污染还包括任何能引起恶心、呕吐或影响食品外观的污物。目前有很多方法可以避免物理污染物，并且这些方法通常是 HACCP 编制的对象。美国食品药物监督管理局（FDA）在人类食品中确定了最高水平的天然或不可避免的缺陷，例如蛆虫、牧草虫、昆虫碎片、异杂物、霉菌、哺乳动物粪便等，这些物质在最高水平内不会对人体健康造成重大危害，这个最高水平称为"食品缺陷行动水平（food defect action levels）"，只要达到这个水平，FDA 就会给这批食品"不合格"。

根据污染物来源可将其分为天然污染物和机械污染物，其中天然污染物主要包括以下三种：

①无机物污染物，包括土壤土块、石块、沙粒、灰尘、金属、玻璃、纤维等。

②植物污染物，包括杂草、叶子、根、茎、谷物穗等。

③动物污染物，包括蛆虫、昆虫、啮齿动物、家禽及其毛羽等。

这三种类型的污染物可以在食物原料的收获、屠宰、储存以及食品加工过程中出现。

机械污染物主要有以下来源：机械设备、包装材料、水、地板覆盖物和建筑材料及工作人员。水可用于食品生产加工过程中原料的清洁和漂洗，水中的物理污染物包括一些金属、沙石等。参与食品加工、分装、销售等过程的工作人员是造成物理性污染物进入食品的主要原因，这些人员包括生产人员、维护人员、清洁人员、送货人员和访客。由工作人员引入的物理污染物有指甲、头发、糖果纸、香烟、珠宝、膏药、衣服等。

另一个重要的机械污染物是包装材料。包装是食品制备中的一个重要步骤，它不仅塑造了食物的最终外观，并在质量感知中起着重要作用，作为污染源主要包括纸板、塑料、木材、金属和订书钉、玻璃等。食品加工设备中的物理污染物包括灯泡、油漆、灰泥碎片、油脂、螺母和螺栓，它可能发生在原材料储存和最终生产过程中。上述这些物理污染物可以在食品链的不同阶段污染食品，表5-1总结了食品中常见的非放射性物理污染物及其来源。

表 5-1　食品中常见的非放射性污染物及其来源

非放射性物理污染	来源
玻璃	原料、包装材料、照明设备、实验室仪器、加工设备等
金属	原料、办公用品（揿钉、曲别针、订书钉等）、电线、清洁用具、钢丝、螺钉、螺母、机器、员工等
石块、根、茎、叶	植物性原料、食品加工设备周围环境等
木制品	植物性原料、包装材料（箱柜、篓、垫板等）
首饰、头发、指甲	人员
塑料	包装材料（柔性或硬性塑料）
绝缘体	建筑材料、加工设备
昆虫及其他秽物	原料、食品加工设备周围环境
骨头	原料、不良的加工过程
纸板	包装材料

5.2.2　物理性污染物的危害

通常物理危害既可能是由食品本身（温度、体积、形状等因素）所造成，也可能是通过物理性污染物混入食品中造成的。由物理性污染造成的物理性危害是指食品中混入外来异杂物，从而对消费者造成疾病和伤害。

（1）食品本身潜在的物理性危害

食品本身因其特有的性质也可能会对消费者产生一定程度的危害，最常见的是因食品本身的体积问题，导致消费者窒息甚至死亡；或因温度过高导致消费者烫伤。

①食品引起的哽塞或窒息

对一些特殊人群而言，食品本身有可能具有潜在的物理性危害，即因食品堵塞气管，引起窒息甚至死亡。如3岁以下的幼儿咽部发育远未成熟，吸食食物的时候较容易被堵住气管；此外，10岁以上的儿童以及老人也容易被噎。这方面的报道非常多，已经引起各国相关政府部门以及食品生产企业和消费者的关注。

例如，美国每年与食品有关的窒息致死儿童多达 77 名，更有超过 15000 名儿童因食品引起的哽塞或窒息问题在急诊室接收治疗。1999 年，美国一女童吃了某生产商生产的蒟蒻果冻后被噎住，不幸成为植物人，其家属因此以"意外伤害罪"起诉该生产厂商。2001 年 7 月，女童不治，原告指控的罪名也随之改为"意外致死罪"。美国法院最终判决，生产果冻的该食品公司败诉，赔偿 1670 万美元。此外，约有 17% 与食品有关的窒息是由热狗引起的，因此，消费者呼吁，希望看到"重新设计"的热狗形状，以便阻止它们卡住儿童的喉咙。2008 年，日本政府宣布，自 1995 年以来，果冻已导致 17 人窒息死亡，死者多为儿童和老人。因此，日本政府向一家大型糖果生产商施压，要求厂商回收旗下的果冻产品（小型杯装啫喱）。据有关资料报道，我国 0~12 岁的儿童每年因吞食果冻而引起死亡的人数达 200~300 人。

除果冻以外，还有软糖哽在 4 岁女孩咽喉中令其呼吸循环衰竭致死的报道；8 个多月大的女婴吃荔枝被荔枝核卡住喉咙造成孩子窒息死亡的悲剧；一岁半幼儿在吃钙片时不慎气管被卡住，导致窒息昏迷，最终导致孩子不幸死亡的惨剧等。

日本国家食品安全委员会评估小组针对由食品导致的窒息事故进行了调查，并分析了国内外窒息事故的统计信息、各种食品的物理特性等情况，计算出每种食品若一口吞下可能引起的窒息事故的发生频率。其中事故发生频率最高的是黏糕，之后依次是糖块类、面包、肉类、鱼贝类、水果、米饭。评估小组表示，要对魔芋果冻进行科学的风险分析尚存在一定困难，但是根据事故发生次数等数据，可以推断其危险性与糖块是相同的，也就是说，果冻与糖块类的发生频率相同。另外，评估小组还注意到年龄在 15~64 岁的人很少发生窒息事故，事故的发生多集中在摄食机能尚处在发育中的幼儿以及咀嚼能力下降的高龄人群，指出"事故发生的一大原因在于年龄"。为避免发生窒息，进食时减少每口食物的摄入量是关键。另外，果冻生产企业也采取了有效措施，例如，在产品包装上提醒老年人和儿童不要食用，或改变形状使产品不易卡住喉咙等。

对此，我国也有相关法律、法规，对这类食品安全事件的处理作出了规定。如我国《中华人民共和国产品质量法》第四十一条规定："因产品存在缺陷造成人身、缺陷产品以外的其他财产（以下简称他人财产）损害的，生产者应当承担赔偿责任。"第四十六条规定："本法所称的缺陷，是指产品存在着危及人身、他人财产安全的不合理的危险。"根据《中华人民共和国消费者权益保护法》第三十五条规定："消费者或者其他受害人因商品缺陷造成人身、财产损害的，可以向销售者要求赔偿，也可以向生产者要求赔偿。属于生产者责任的，销售者赔偿后，有权向生产者追偿。属于销售者责任的，生产者赔偿后，有权向销售者追偿。"国家质量监督检验检疫总局 2003 年 7 月 18 日颁布的《食品生产加工企业质量安全监督管理办法》第三条规定："食品的质量安全必须符合国家法律、行政法规和强制性标准的规定，满足保障人体健康、人身安全的要求，不存在危及健康和安全的不合理危险。"《消费者权益保护法》第十八条规定："经营者应当保证其提供的商品或者服务符合保障人身、财产安全的要求。对可能危及人身、财产安全的商品和服务，应当向消费者作出真实的说明和明确的警示，并说明和标明正确使用商品或者接受服务的方法以及防止危害发生的方法。"根据这些法律、法规，引发事故的食品，如果其规格大小与小孩咽喉相近，供小孩食用具有潜在的危险性，但是生产厂家没有尽到警示的义务，就要承担赔偿的责任。厂家通过必要的方式作出了警示，依然不能有效地避免产品危及人身安全，那就说明产品结构存在缺陷。因厂家产品缺陷引起的人身伤害，消费者同样可以索赔。

②高温食品引起的烫伤

吃刚出锅的油炸食品、刚出笼的灌汤包子或者喝热饮料而导致的烫伤舌头、喉咙、食道的事件也屡见报道。这类事件也是由食品本身的特性所致，因此，生产者有责任提醒消费者注意预防过热食品导致的伤害。

2000 年 8 月 2 日，英国曼彻斯特高级法院开庭审理了顾客被世界著名快餐连锁店麦当劳的热饮烫伤一案。当日大约有 20 名消费者到庭。法庭就麦当劳是否有意将热茶和热咖啡的温度定得过高进行了辩论。原告律师称，麦当劳违反了消费者权益保护法，将热饮的温度定在 87~90℃ 之间，导致顾客烫伤。再联系到几年前，美国麦当劳曾发生相同的事件，由于热咖啡烫伤顾客，麦当劳付出高额赔偿，因此，食品生产或经营企业必须关注高温食品所具有的潜在危害。

（2）食品中异杂物导致的物理性危害

食品中异杂物对消费者心理和身体造成不同程度的伤害。无机污染物通常会导致牙齿破裂、口腔割伤和出血，或随后在食道中造成类似的损害。它们会导致胃肠道组织穿孔，随后需要手术切除；动物污染物可能导致疾病，甚至更严重地造成与损伤相关的继发感染，此外可能导致过敏和中毒；植物污染物可能引起割伤及过敏和中毒相关的疾病。此外，动植物性污染物除了对消费者身体上造成危害，还会对消费者造成心理创伤。

食品中异杂物导致的物理性危害有三种。

①存在明显的公共健康威胁。如割伤皮肉、损坏牙齿需外科手术查找并除去物理性危害等。发生这种事件会让食品生产企业非常被动。

②违反监管要求。如美国 FDA 规定，含有污物、不纯物或未加标示的配料属于掺假或标签不当。因为只要食品中的异杂物含量超过一定水平，如苹果沙司中发现太多的昆虫碎片，就说明产品纯度、生产条件、贮存条件等可能存在很大的卫生隐患，必须对产品进行扣压、召回或其他监管处置。

③存在消费者可以感觉的审美问题或心理伤害。如果产品中存在的某种异杂物并不构成公共健康威胁，并且也是该产品监管机构所允许的，但是，仍有可能引起消费者的不满和投诉。如消费者不喜欢即食鸡肉糜制品中出现长肌腱等。某些异杂物污染，例如头发、昆虫及其他污秽等，虽然对人体不会造成损害，但会引起消费者的不满和心理伤害，导致消费者对食品生产厂商失去信任，对企业的信誉和声誉产生不良影响，从而影响经济效益。

5.2.3　物理污染的预防和控制措施

物理性危害不仅发生在食品加工层面，在餐厅层面同样可能发生，预防或消除物理性危害往往是一项艰巨的任务。在加工层面，从原材料或成品中去除石块、金属片、昆虫、污垢、木材、塑料、玻璃等有很多方法；在餐厅层面，物理危害甚至可能是食物本身组成部分，如农产品的根、茎、叶和家禽产品、鱼或肉（特别是碎肉）的骨头。因此在食品生产过程中，可以通过以下具体的预防措施避免物理危害，如图 5-2 所示。食品在加工前首先对食物原料进行清洗、过滤液体及检查原料中的异杂物，进而清除原料中天然污染物，例如石块、土壤土块、植物根、茎、叶及昆虫等。为预防食品在加工过程中物理性污染物混入食品中，在物料传送带及加工设备上安装扫描仪、金属探测仪及安装保护网等，检测物料和食品中的异杂物及防止加工过程中其他污染物混入食品或原料中；此外，食品在加工前对加工设备和仪器进行检查，防止食品加工过程中设备和仪器出现故障，一旦食品加工过程中设备出现故障，设备维修前应取出物料，检修前后对设备进行彻底清洗，防止异杂物混入食品中。

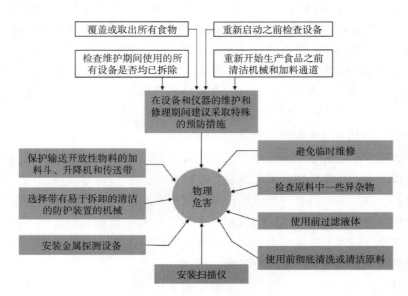

图 5-2　食品生产过程中防止物理危害的预防措施

　　食品中物理危害的预防措施不仅应用在食品加工过程中，而且应该在食品链的各个环节对食品物理性危害进行预防和控制，GMP 和 HACCP 中对食品卫生预防措施有详细的规定。表 5-2 总结了常见物理性危害及其预防措施。

表 5-2　常见的非放射性物理危害及其预防措施

非放射性物理污染	潜在危险	预防措施
玻璃	割伤、出血、需要外科手术查找并除去危害物	使用被认可的供应商的商品，员工培训，用塑料外罩覆盖灯，禁止玻璃进入加工区域
金属	割伤、窒息或需要外科手术查找并除去危害物	使用被认可的供应商的商品，员工培训和服务商培训，禁止进入加工区域，预防性维修，金属探测器
石块、根、茎、叶	窒息、损坏牙齿等	使用被认可的供应商的商品，保持建筑设施周围的卫生，员工培训，制定建筑物安保措施和污染物规定
木制品	割伤、感染、窒息或需要外科手术查找并除去危害物	使用被认可的供应商的商品，加强对箱柜和垫板的管理，员工培训
首饰、头发、指甲	窒息、割伤、出血、损坏牙齿等	培训员工注意个人卫生，限制佩戴饰物

续表

非放射性物理污染	潜在危险	预防措施
塑料	割伤、感染、窒息或需要外科手术查找并除去危害物	员工培训，正确的清洁程序，包装设计
绝缘体	窒息，若异物是石棉则会引起长期不适	制定建筑物安保措施和污染物规定
昆虫及其他秽物	心理伤害	使用被认可的供应商的商品，保持建筑设施周围的卫生，窗户上加上窗纱，保持门关闭，定时清除垃圾，保持食品容器关闭，溢出的食品要及时清理，定时清洁建筑物，员工培训，注意员工卫生
骨头	窒息、外伤等	员工培训，改善加工工艺
纸板	感染、窒息等	员工培训，正确的清洁程序，包装设计

5.3　食品中物理污染物的检测

物理污染物通常是指存在于食品产品或原料中的异杂物。物理性污染物的检测在食品行业中占有重要地位，以避免食品缺陷被起诉。目前，已有许多技术和方法用于检测食品生产中的物理污染物，这些检测技术可分为三大类：

（1）机械检测技术

根据物理污染物与食品的体积大小和重量等差异来检测松散食品中混入的物理污染物的方法。机械检测技术包括筛分、过滤、离心和浮选技术等，它们适用于松散的食物或液体。

二维码 5-1

（2）光学检测技术

根据物理污染物和食品的形状或者颜色差异，利用光学技术来检测污染物的方法。光学技术基于食品与物理污染物质之间光（电磁波谱的可见部分）学性质的不同检测物理污染物。样品光的反射率是最常用的检测参数，可以用来检测样品表面缺陷，即测定一个波长或两个波长下样品的反射率，其中测定两个波长下的样品的反射率可以消除样品和仪器引起的误差。样品光的透射率可以检测样品内部缺陷。

在光学监测系统中，灯光或者激光常被用作光源，在其照射下形成的图被摄像机记录下来，然后用计算机软件系统进行处理。以激光作为发射光源的检测系统能更好地检测物理污染物，但是费用较高。光学检测技术适用于蔬菜和谷物中石块、土壤土块等物理污染物的检测。

（3）电磁光谱技术

基于穿透物理污染与食品的电磁波谱的差异来识别食品中物理污染物的检测方法。电磁光谱技术包括许多种，例如 X 射线检测、微波检测、近红外检测、紫外检测、核磁共振检测、磁场系统、静电技术、超声波技术等，主要基于样品不同部位电磁辐射光谱的不同特性进行检测。

①X 射线检测技术

X 射线是一种电离放射线，是一种电磁波，其波长极短，波长小于 10 nm。X 射线检测技术以穿透能力比较强的 X 射线作为光源进行透视检测，主要用于食品内部缺陷判断、物体密度的测定、产品中异杂物检测等。X 射线用于食品异杂物检测始于 20 世纪 70 年代，随着图像处理技术的发展及计算机技术的应用，X 射线异杂物检测系统能够实现对食品中混入异杂物的全自动检测。当 X 射线穿透物质时，由于和物质发生作用，会被部分吸收，强度将逐渐衰减，X 射线被吸收的程度与物质的组成、密度和厚度有关。X 射线穿过被检测物后，进入传感器检测，转换成可见光，再经过光电转换形成电信号，传感器接受的射线强度与电信号大小呈正比。数据采集系统将采集到的信号进行转换和一定预处理并输入电脑进行存储和处理。X 射线的检测技术主要适用于金属、玻璃、石块、骨头、橡胶和塑料等的检测。

②微波检测技术

微波是指波长为 1~100 mm 范围的电磁波，可以产生高频电磁场，介质材料中的极性分子在电磁场中随着电磁场的频率不断改变极性取向，从而来回振荡，产生摩擦热。通常，一些介质材料由极性分子和非极性分子组成，在微波电磁场作用下，极性分子从原来的热运动转向依照电磁场的方向的交变而排列取向，产生类似摩擦热，在这一微观过程中交变电磁场的能量转化为介质内的热能，使介质温度出现宏观上的升高，这就是微波加热的基本原理。由此可见微波加热是介质材料自身损耗电磁场能量而发热。对于金属材料，电磁场不能透入内部而是被反射出来，所以金属材料不能吸收微波。水是吸收微波最好的介质，所以凡含水的物质必定吸收微波。有一部分介质虽然由非极性分子组成，但也能在不同程度上吸收微波。因此，微波辐射的传输可以用来确定是否存在含有水的异杂物。微波检测技术主要适用于樱桃核的检测，并且可以与一些光学检测技术结合使用。

③近红外检测技术

近红外光是一种波长为 700~2500 nm 的电磁波，介于可见光与中红外光之间，通常其近红外区域可分为两个区域，一是近红外短波，二是近红外长波。近红外光作为电磁波，不仅具有光的属性，还具有"波""粒"二象性。近红外光谱技术是现代多种技术的结合体，包括光谱分析及化学计量等各种技术。近红外光谱技术主要通过透射以及漫射来获取近红外光谱，一般均匀或透明液体样品，常通过分析近红外光谱的透射率、吸光度等参数，获取样品信息。近红外光谱检测技术适用于食品表面检测，以及水分检测和蛋白质分析。

④紫外线检测技术

紫外线检测技术是利用物质与波长为 100~400 nm 的紫外线辐射的相互作用识别物理污染物的方法。一些有机化合物和无机化合物在吸收紫外线（或其他高能辐射）后重新辐射出光子（或电磁波），这种现象称为光致发光。光致发光光谱可以反映发射底物的特性。紫外线检测技术可以用来检测肉类中脂肪、肌肉和骨头等，此外，还可用于检测真菌污染的玉米、干枣和无花果中的黄曲霉毒素。

⑤核磁共振（Nuclear Magnetic Resonance，NMR）检测技术

核磁共振技术是一种基于原子和磁性的技术，在强磁场（1~10 T）下，原子核在磁场中具有一定的方向。NMR 技术可快速分析检测样品，简便、灵敏度高，该技术可在短时间内同时获取样品中多组分的弛豫时间曲线图谱，可准确地对样品碱性分析鉴定。NMR 技术常用的

原子核有 ^{13}C、^{1}H、^{17}O、^{23}Na、^{11}B、^{19}F、^{31}P 等，其中氢核只有一个中子，具有很强的磁距，食品中的水、糖、脂肪和多糖等都具有氢核，因此，常用 NMR 技术对食品中的物理污染物进行检测。

⑥静电检测技术

静电技术主要是将薄版型材料夹在两个极板之间形成一个电容器，利用电介质填充于电容器中时电容容量的变化而测量物质的方法。食品在电极板之间通过时，它作为介电材料改变电容容量，而当食品中混入物理性污染物时，电容量会发生改变，进而对食品中物理性污染物进行识别。静电技术可以控制食品的均匀性。

⑦超声波成像技术

超声波在 16~200 kHz 频率范围内具有很强的穿透能力，在不同物料界面处，超声波能量部分被反射，另一部分被穿透。食品中物理性污染物对超声波的反射存在明显的差异，超声波反射特性也不相同，通过超声波返回的信息可以得到物体的内部的深度信息，得到三维图像，根据图像可以判断物体内部组成及食品是否存在异杂物。但是超声波设备比较昂贵，限制了超声波成像在食品物理性污染物检测中的广泛应用。下表（表 5-3）总结了食品中物理性污染的检测方法。

表 5-3　食品中物理性污染物检测方法

检测技术	波长	食品	物理污染物	适用范围
磁学金属检测	无	松散和包装食品	金属	商业广泛应用
电流容量	无	产品厚度<5 mm	—	科研
微波	1~100 mm	水果、一些含水食品	果核	科研
核磁共振	1~10 mm 及磁场	水果、蔬菜	果核和石块	科研
红外线	700 nm~1 mm	坚果、水果、蔬菜	坚果壳、石块、果核	商业应用
光学	400~700 nm	松散食品、水果、蔬菜	石块、茎	商业广泛应用
紫外线	1~400 nm	肉、水果、蔬菜	脂肪、肌肉、石块、果核	商业应用
X 射线	<1 nm	松散产品和包装产品	石块、金属、橡胶、玻璃、塑料、骨头	商业广泛应用
超声波	无	水中的土豆	石块	科研

5.4　物理性危害的评价

食品危害评价不能仅考虑一种污染源带来的危害，应当全面考虑。例如，热处理过的低酸性食品中混入碎木片。看起来这是简单的物理性污染的事件，但是，热处理时，木头对其可能携带的微生物可以起保护作用或者木头碎片可能中断产品内部热量的传递。在这两种情形下，木头的存在作为一种物理性污染，会导致该食品的商业灭菌效果得不到保证，最终还可能会导致生物性危害；还有无意混入的异杂物是包装过花生类制品的塑料袋，那么，该塑料袋就可能成为花生过敏原的载体，引入化学性危害；蔬菜罐头里混有过多的梗子，导致容器边缘凸起，容易使密封产生空穴，可能导致慢速泄露，引起热处理后的微生物污染。

上述实例说明，在特定情况下，物理性污染不但可能导致物理性危害，还可能导致生物性危害和化学性危害。因此在对食品物理性危害进行评价时，应当综合考虑物理危害的类型，以及这些物理污染物与食品其他成分的相互作用。物理性污染物的存在可能会对食品引入生物污染物、化学污染物及毒素类物质等，因此应当建立一个完善的物理危害评价体系，制定食品物理性危害评价程序、物理性危害评价试验方法、物理性危害评价试验结果与判定等。

本章小结

食品物理性危害既可能是由于食品本身（温度、体积等因素）所造成，也可能是通过物理性污染进入食品的异杂物所引起。食品中危害物质主要包括微生物危害、化学危害和物理危害等。尽管物理危害对人体造成的伤害相对微生物危害和化学危害较小，但是食品物理危害却不容忽视，每年因食品物理危害造成的食品安全事件常有发生。目前，关于食品物理性危害的相关法律、法规并不完善，因此食品物理危害的来源、危害程度、预防与控制措施需要进一步研究和规范。

本章主要介绍和描述当前食品链中的一些物理危害，揭示物理危害的性质及其对食品质量和安全的影响，并讨论预防食品物理危害的方法。了解物理危害及其控制和避免的方法，是食品链安全管理的重要组成部分。通过本章的学习，学生将对食品链中的物理污染来源有一个更好的认识，并了解食品物理污染物的分类、一些控制方法，以及在食品链中避免物理危害的方法。

思政园地

思政园地

思考题：

1. 什么是食品物理性污染？试以某种食品为例说明物理性污染物通过哪些途径进入该食品？

2. 在食品链中，食品物理性危害的主要来源有哪些？

3. 食品中物理性污染物的检测方法有哪些？

4. 简述食品中物理危害的预防措施。

思考题答案

第6章 食品的放射性危害

本章课件

放射性是指元素从不稳定的原子核自发地放出射线（如 α 射线、β 射线、γ 射线等）而衰变形成稳定的元素而停止放射（衰变产物）的现象。一种元素的原子核自发地放出某种射线而转变成别种元素的原子核的现象，称作放射性衰变。能发生放射性衰变的核素，称为放射性核素（或称放射性同位素）。放射性有天然放射性和人工放射性之分。天然放射性是指天然存在的放射性核素所具有的放射性，它们大多属于由重元素组成的三个放射系（即钍系、铀系和锕系）；人工放射性是指用核反应的办法所获得的放射性，放出的射线类型除 α、β、γ 以外，还有正电子、质子、中子、中微子等其他粒子。

食品辐照技术是 1905 年申请专利，并于 20 世纪发展起来的一种灭菌保鲜技术，以辐射加工技术为基础，运用 X 射线、γ 射线或高速电子束等电离辐射产生的高能射线对食品进行加工处理，达到杀虫、杀菌、抑制生理过程、提高食品卫生质量、保持营养品质及风味、延长货架期的目的。按《辐照食品卫生管理办法》，辐照食品是指用 ^{60}Co、^{137}Cs 产生的 γ 射线或电子加速器产生的低于 10 MeV 电子束照射加工保藏的食品。辐照食品具有以下特点：①食品辐照加工是一种物理加工过程，不需要添加任何化学物质，不会像化学处理一样留下有害的残留物。②辐照加工是一种"冷处理"，它不会显著地提高被处理食物的温度，这使食物保持更新鲜的状态。③射线穿透力强，射线可以穿过食品的包装和冻结层，可在不打开包装的情况下传入微生物内部，破坏其 DNA，导致遗传基因缺陷，使其死亡或不能繁殖，达到杀死污染食品的微生物和害虫的目的。④γ 射线的穿透力很强，可以处理包装后的食品、散装、液体、固体、干货、鲜果等各种形态的食品，特别适用于那些怕水解、怕高温、怕冻伤而不能用其他方法处理的食品。⑤合理的辐照处理可以提高食品的品质，如酒类经辐照处理可以达到陈化的效果，经辐照处理的牛肉更加嫩滑、大豆更易消化等。⑥辐照处理节省能源，加工效率高。⑦辐照处理工艺简单，操作方便，能实现高度自动化、连续化的大规模生产。

6.1 食品中放射性污染来源

由于外在原因，放射性物质沾染在食品表面，分布或混合在食品内，或者构成食品的组成部分的现象，叫作食品的放射性污染。

天然放射性核素主要来源于两个方面：一是宇宙射线的粒子与大气物质相互作用而产生，如 ^{14}C、^{3}H 等；二是地球在形成过程中产生的核素及其衰变产物，如 ^{238}U、^{235}U、^{232}Th 和 ^{40}K 等。它们广泛存在于自然界的岩石、土壤、水和大气中，其中以含铀、钍、镭等元素的矿床地区较多。人工放射性核素是指通过人工核反应、电子加速器和放射性核素发生器等生成的放射性核素，如 ^{137}Cs、^{90}Sr 和 ^{60}Co 等。放射性物质的污染源，目前主要是来自核爆炸后产生的放射性沉降物；核反应堆产生的核废物；工、农、医及科研部门广泛应用放射性同位素后产生的大量放射性"三废"；开采天然铀、钍矿时及在冶炼过程中产生的放射性尘埃等几个方面。

放射性物质对食品的污染有两种途径，一种是直接污染，另一种是间接污染。直接污染方式是放射性物质直接黏附在食品上或者黏附在构成食品的原初材料的表面上。虽然黏附的放射性物质有一部分可通过风、雨被吹掉或冲洗掉，但是剩下的部分中，一部分可固定在其表面，另一部分通过光合作用进入植物组织内或者通过渗透作用进入动物体内。间接污染方式是通过不同的转移途径，通过生物生理作用，使食品原初材料或者食品受到放射性物质污染。环境中的放射性核素可通过食物链向食品中转移，其主要的转移途径有：

（1）陆地上的转移

核落下灰或核事故排放或释放的放射性物质污染泥土后，泥土就成为放射性污染源。放射性物质在泥土中的分布与核素性质和泥土性质等因素有关。一般在泥土表层放射性物质分布较多，然后随泥土深度增加而含量逐渐减小。随后，放射物质由泥土向植物的转移主要是通过植物根的途径进行的，这种转移同放射性物质特性、植物种类或品种和根在泥土中的深度等因素有关。根在土中深度越浅，转移越容易进行。由于污染的放射性物质储存在树干、树枝内和树木根对泥土中放射物质的吸收，多年生树木在一定时间内具有一定的放射性，且可转移到树叶和果实上。动物食用受到放射性物质污染的食物或以植物为原初材料的加工产品后，放射性物质便从植物转移到动物身上。动植物受到放射性物质污染后，以动植物为原初材料进行加工而构成的加工产品也有一定的放射性，其污染程度与原初材料的污染程度有关。

（2）水中的转移

放射性物质有溶于水的和不溶于水的。溶于水的放射性物质可被水生动物食入或经水生植物的生理作用吸收，沉积在体内。不溶于水的放射性物质，部分悬浮于水中，部分沉积于水底泥浆或泥沙中。不溶于水的放射性物质可黏附在水体生物表面，通过渗透作用进入机体内；还可形成有机质被低等生物吸收，通过食物链途径进入人类可食食物的组织内。一般情况下，水中放射性物质的浓度比水体生物中的浓度小，因而放射性物质可在水生生物体内富集。

（3）向人体的转移

放射性物质进入人体的途径很多，但通过食物链上各个环节进入人体则是其中最重要的一条途径。放射性物质污染的食品被人食入后，一部分直接排泄出体外，一部分滞留在体内并沉积在组织或器官内，形成对人体的内照射。放射性物质通过食品转移到人体的程度，与食品种类、受污染程度、人的食入量以及放射性物质的特性等因素有关。

6.2　放射性污染的危害

放射性物质进入人体的途径主要有三种：呼吸道进入、消化道食入、皮肤或黏膜侵入。

放射性物质主要经消化道进入人体，而通过呼吸道和皮肤进入的量较小。而在核试验和核工业泄漏事故时，放射性物质经消化道、呼吸道和皮肤这三条途径均可进入人体而造成危害。从呼吸道吸入的放射性物质的吸收程度与其气态物质的性质和状态有关。难溶性气溶胶吸收较慢，可溶性较快；气溶胶粒径越大，在肺部的沉积越少。气溶胶被肺泡膜吸收后，可直接进入血液流向全身。消化道食入是放射性物质进入人体的重要途径。放射性物质既能被人体直接摄入，也能通过生物体，经食物链途径进入体内。皮肤对放射性物质的吸收能力波动范围较大，一般在 1%～1.2%，经由皮肤侵入的放射性污染物，能随血液直接输送到全身。由伤口进入的放射性物质吸收率较高。无论以哪种途径，放射性物质进入人体后，都会选择性地定位在某个或某几个器官或组织内，这叫作"选择性分布"。其中，被定位的器官称为"紧要器官"，将受到某种放射性的较多照射，损伤的可能性较大，如氡会导致肺癌等。放射性物质在人体内的分布与其理化性质、进入人体的途径以及机体的生理状态有关。但也有些放射性物质在体内的分布无特异性，广泛分布于各组织、器官中，这叫作"全身均匀分布"，如有些营养类似物的核素进入人体后，将参与机体的代谢过程而遍布全身。

放射性物质进入人体后，要经历物理、物理化学、化学和生物学四个辐射作用的不同阶段。当人体吸收辐射能之后，先在分子水平发生变化，引起分子的电离和激发，尤其是大分子的损伤。有的发生在瞬间，有的需经物理的、化学的以及生物的放大过程才能显示所致组织器官的可见损伤，因此时间较久，甚至若干年后才表现出来。放射性对生物的危害是十分严重的。放射性损伤有急性损伤和慢性损伤。如果人在短时间内受到大剂量的 X 射线、γ 射线和中子的全身照射，就会产生急性损伤。轻者有脱毛、感染等症状。当剂量更大时，出现腹泻、呕吐等肠胃损伤。在极高的剂量照射下，发生中枢神经损伤直至死亡。对于中枢神经，症状主要有无力、怠倦、无欲、虚脱、昏睡等，严重时全身肌肉震颤而引起癫痫样痉挛。细胞分裂旺盛的小肠对电离辐射的敏感性很高，如果受到照射，上皮细胞分裂受到抑制，很快会引起淋巴组织破坏。放射性能引起淋巴细胞染色体的变化。在染色体异常中，用双着丝粒体和着丝粒体环估计放射剂量。放射照射后的慢性损伤会导致人群白血病和各种癌症的发病率增加。放射性物质对人体的危害主要包括三方面：

（1）直接损伤

放射性物质直接使机体物质的原子或分子电离，破坏机体内某些大分子如脱氧核糖核酸、核糖核酸、蛋白质分子及一些重要的酶。

（2）间接损伤

各种放射线首先将体内广泛存在的水分子电离，生成活性很强的 H^+、OH^- 和分子产物等，继而通过它们与机体的有机成分作用，产生与直接损伤作用相同的结果。

（3）远期效应

主要包括辐射致癌、白血病、白内障、寿命缩短等方面的损害以及遗传效应等。进入人体的放射性物质，在人体内继续发射多种射线引起内照射。当所受有效剂量较小时，生理损害表现不明显，主要表现为患癌症风险增大。

6.3　辐照食品的安全性

辐照处理以其独特的优势，近年来已开始在食品中应用。但因食品辐照加工过程中涉及放射性和电离辐射的概念，在社会上容易引起误导，辐照食品的安全性始终是许多消费者普遍关心的问题，也是多年来国际上争议较多的问题。根据各国 30 多年的研究结果，FAO/WHO/I-AEA 组织的联合专家委员会于 1980 年 10 月宣布，吸收剂量在 10 kGy 以下的任何辐照食品都是安全的，无须做毒理学试验。但在辐照食品进入实用性阶段时，对其安全性的进一步研究，仍是食品安全和公共卫生方面不可忽视的问题。关于辐照食品的安全性的争论，主要体现在以下几个方面：

（1）微生物安全性问题

微生物是导致食品腐败变质和引发食源性疾病，影响食品安全的主要原因。微生物种类不同，对辐照敏感性也各不相同。食物中的微生物（如沙门氏菌、李斯特菌、大肠杆菌等）对辐照较敏感，10 kGy 以下的剂量就可以除尽。而肉毒梭状芽孢杆菌和毒素的抗辐照能力都非常强，尤其以肉毒梭状芽孢杆菌为食品中抗辐照能力最强的致病菌。而且辐照并不能除去微生物毒素，以 300 kGy 的大剂量辐照黄曲霉毒素后，其含量变化不大。这就有可能导致辐照灭菌首先消除了食品中的腐败微生物，结果是食品虽然没有表现出腐败却仍含有病原菌，从而使人误食，造成食物中毒。因此，FDA 建议辐照剂量应尽可能低，使食品中留下足够数量的腐败微生物，从而使食品在变得有毒前就产生腐败，以提高其食用安全性。

此外，已有实验证实，在完全杀菌剂量以下，微生物出现耐放射性，而且反复照射其耐性成倍增长。这种伤残微生物的变化，生成与原来微生物不同的有害生成物，有可能造成新的危害，这方面的安全性还有待研究确认。

（2）辐照过程中营养成分的损失问题

辐照食品营养成分检测表明，低剂量辐照处理不会导致食品营养品质的明显损失，食品中的蛋白质、糖和脂肪保持相对稳定，而必需氨基酸、脂肪酸、矿物质和微量元素也不会有太大损失。辐照食品营养卫生和辐射化学研究结果表明，食品经辐照后，辐照降解产物的种类和有毒物质含量与常规烹调方法无本质区别。

水分子对辐照很敏感，易发生电离，生成过氧化氢、水合负离子、羟基自由基、氢自由基等产物。这些产物具有很强的氧化性或还原性，可与食品中蛋白质、脂肪、糖类、维生素等发生反应，破坏这些营养物质的结构，降低它们的营养价值。

脂肪分子经辐照后会发生氧化、脱氢等作用，使脂类发生酸败，产生令人不愉快的异味。饱和脂肪一般是稳定的，不饱和脂肪则易氧化，氧化程度与照射剂量成正比。油脂高的食品需要较高辐照工艺要求，因为油脂氧化是典型的自由基反应过程，辐照处理可以通过提高自由基的生成速度，引发自由基的链式反应，进而加速食品中油脂的氧化过程。因此在辐照脂肪过程中，采取严格控制辐照剂量等措施，可以有效地抑制脂肪的氧化。大量研究结果表明，在低于 50 kGy，正常的辐照条件下，脂肪的质量指标只发生非常轻微的变化。

蛋白质分子经辐照后，其分子的二硫键、氢键、盐键、醚键容易发生断裂，二级结构、三级结构遭到破坏，整个分子发生变性现象。像苯丙氨酸、酪氨酸以及甲硫氨酸等含硫氨基酸对辐照比较敏感，在辐照作用下裂解，形成苯、苯酚和含硫化合物，从而产生难闻的气味。例如鸡蛋蛋白，对辐照非常敏感，如果对鸡蛋采用 6 kGy 的辐照剂量，就会使其蛋白稀薄，甚至变成水溶液状态。

一般情况下碳水化合物对辐照是相当稳定的，只有在大剂量照射下才会引起氧化和分解。碳水化合物辐照后，主要辐解产物有 H_2、CO、CO_2、甲醛和乙醛等，这些辐解产物中，特别是醛类物质，对人体有潜在的危害。

维生素是食品营养成分中的重要组成部分，各种维生素对辐照敏感性不同。水溶性维生素如维生素 C、维生素 B_1、维生素 B_2、泛酸、维生素 B_6、叶酸等对辐照较敏感，其中以维生素 C 的辐照敏感性最强。在水溶液中维生素 C 可以与水辐照产生的自由基发生反应，而在冷冻状态下，由于水分子经辐照产生的自由基流动性较小，发生的反应较小，因此可以较好地保存维生素 C。脂溶性维生素，尤其是维生素 E 和 K，对辐照均很敏感。总体来说，辐照食品维生素损失低于烧煮及其他加热、冷藏等处理方法。

（3）辐照后的残留或感生放射性

目前用于食品辐照的射线，主要是 ^{60}Co 或 ^{37}Cs 辐射源所产生的 γ 射线，或加速器产生的 10 MeV 以下的高能电子束。辐射加工用 ^{60}Co 放射源采用双层不锈钢包壳密封，管内放射性物质不会泄露出来，平时贮存在水井中。当辐照处理食品时，食品本身不直接接触放射源，不可能沾染上放射性物质，射线只能通过不锈钢管壁照射到食品上，食品接收到的是射线的能量，而不是放射性物质。此外，受辐照的食品皆严密包装，在包装内接受照射，因此食品不可能直接接触辐射源。这充分说明辐照食品不会沾染放射性物质。

从理论上讲，组成食品的主要元素是 C（碳）、O（氧）、N（氮）、P（磷）、S（硫）等，要使这些元素在辐照后诱发放射性，需要 10 MeV 以上的能量。在此能量范围内，即使使用高辐照剂量，它们所生成的同位素的寿命也很短，放射性只有食品中天然放射性的 15 万分之一至 20 万分之一。^{60}Co γ 射线平均能量为 1.25 MeV，^{137}Cs γ 射线能量仅有 0.66 MeV，远低于产生感生射线的能量阈值。因此辐照食品本身不会产生感生放射性。当使用 10 MeV 以上甚至更高的高能电子束辐照时，则有生成诱发放射性的可能。所以 FAO/IAEA/WHO 对食品辐照源能量有明确规定，这就从根本上杜绝了诱发放射性的问题。

（4）辐照食品的毒理学安全性

在过去 40 多年中，许多国家进行了辐照食品的动物喂养试验，结果表明辐照食品对试验动物不构成任何危害。奥地利、澳大利亚、加拿大、法国、德国、日本、瑞士、英国和美国的食品和药物及相关研究机构进行用 25～50 kGy 辐照食品喂养动物的试验，没有发现辐照食品对试验动物有致畸、致突变和致癌作用。在动物试验的基础上，一些国家进行了辐照食品的人体食用试验。美国陆军纳蒂克实验室 1955—1959 年除进行小动物试验外，还对 54 种辐照食品，其中包括肉类 11 种、鱼类 5 种、水果 9 种、蔬菜 14 种、谷物 9 种及其他 6 种食品分别进行了人的食用试验。膳食中辐照食品的总热量卡数为 32%～100%。受试者经过全面的医学检查，包括临床检查和各种生理检查，结果无一例出现毒性反应。美国 Fred Hutchinson 癌症研究中心在 20 世纪 70 年代中期对病人提供了几年的辐照灭菌食品，均表现出很好的效果。我国在 70 年代末期，曾进行了全国性的包括鼠、犬等的动物毒理试验，也得到了同样的结果。为了消除人们对辐照食品的心理障碍，我国在 1982 年开始了以人体试验为主的短期安全性研究。供试辐照食品有马铃薯、大米、蘑菇、花生、香肠等，试验用的最高剂量（猪肉香肠）为 8 kGy，食用量为全饮食量的 60%～66%，试验持续 7～15 周。试验结束后，经详细检查，结果表明辐照食品对人体无害。

然而另有实验发现，用经过照射的培养基来饲育果蝇时其突变率增加，而且数代后死亡率增加。此外，1996 年有研究发现，在培养物中加入终浓度大于 0.2% 的辐射蔗糖后，人体白细胞培养物中的有丝分裂速率严重下降，而且染色体碎块增加。因此，辐照食品的安全仍然值得重视。

6.4 预防和控制措施

食品放射性污染给人体带来的危害是小剂量、长时间的照射作用，为了防止这种污染，必须从预防入手。预防食品放射性污染及其对人体危害的主要措施是加强对污染源的卫生防护和经常性的卫生监督；使用放射性物质时，应严格遵守技术操作规程，定期检查装量的安全性；对食品进行辐照保鲜时，应严格遵守照射源和照射剂量的规定，禁止任何能够引起食品和包装物产生放射性的照射；绝对禁止把放射性核素作为食品保藏剂；核装置和同位素实验装置的废物排放，必须做到合理、无污染。此外，要定期进行食品卫生监测，严格执行国家卫生标准，使食品中放射性物质的含量控制在允许的范围之内。食品遭受放射性污染的途径是多方面的，要经常预测，及时掌握污染的动态；进行核试验，要事先做好附近地区生物和食品的预防覆盖工作，事后适时开展放射性沉降物的监测；对应用于工农业、医学和科学实验的核装置及同位素装置附近地区的食品，要定期进行卫生监督；对于辐照处理的食品应严格控制食品的吸收剂量，卫生监督部门随时检查，未经审查批准的辐照食品，一律不得上市；发生意外事故造成的偶然性放射性污染，要全力进行控制，把污染缩小到最小范围；包装密闭的食品因干燥灰尘使外部受到放射性污染时，可用擦洗或吸尘方法除去；如果放射性物质已经进入食品内部或已渗入食品组成成分时，则应予以销毁。提高辐照食品鉴定技术水平，满足辐照食品标识和进出口食品管理需要。

近 30 年来，我国共批准了 6 大类辐照食品和 18 种辐照食品卫生标准，2001 年又制定了17 种食品的辐照加工工艺标准，基本涵盖了现在我国辐照中心辐照的大部分产品。在 17 种产品的辐照加工工艺标准中，详细规定了最高剂量和不均匀度。全国商业辐照机构按照辐照食品的国家标准进行辐照处理，辐照食品是安全的（见下表）。

辐照机构辐照的常用产品的辐照剂量范围

辐照食品种类	辐照剂量（kGy）	标准
豆类	0.3~1.0	GB/T 18525.1—2001
谷类	0.3~1.0	GB/T 18525.2—2001
红枣	0.3~1.0	GB/T 18525.3—2001
枸杞干、葡萄干	0.7~2.0	GB/T 18525.4—2001
干香菇	0.7~8.0	GB/T 18525.5—2001
桂圆	0.4~6.0	GB/T 18525.6—2001
空心莲	0.4~4.0	GB/T 18525.7—2001
速溶茶	4~9	GB/T 18526.1—2001
香料和调味品	4~10	GB/T 18526.4—2001

续表

辐照食品种类	辐照剂量（kGy）	标准
熟畜禽肉	4~8	GB/T 18526.5—2001
槽制肉	4~8	GB/T 18526.6—2001
冷冻包装畜禽肉	1~4	GB/T 18526.7—2001
苹果	0.25~0.8	GB/T 18527.1—2001
大蒜	0.05~0.2	GB/T 18527.2—2001

本章小结

近年来，随着经济全球化和国际食品贸易的增加，食品安全问题受到全球广泛关注。其中被称为21世纪绿色食品加工技术的食品辐照加工发展尤为迅猛，因此，对辐照食品安全性的研究就显得尤其重要。本章简述了食品中放射性污染的来源、辐照食品的特点及应用，着重讨论了放射性物质对人体的危害以及辐照对食品安全性的影响，同时，本章还对食品放射性污染的预防和控制措施进行了简单阐述。

思政园地

思政园地

思考题：

1. 辐照食品的特点有哪些？

2. 放射性物质是如何污染食品的？

3. 辐照食品的安全性问题有哪些？是否有广泛的应用前景？

思考题答案

第7章　转基因食品

本章课件

从 1983 年世界上最早的转基因作物（烟草）诞生，到 1994 年美国孟山都公司转基因食品研制的延熟保鲜转基因西红柿在美国批准上市，转基因食品的研发迅猛发展，产品品种及产量也成倍增长，作为一种新兴的生物技术手段，它的不成熟和不确定性，使转基因食品的安全性成为人们关注的焦点。

7.1　定义

转基因技术的理论基础来源于进化论衍生来的分子生物学，主要为外源基因片段被转入特定生物中，与其本身的基因组进行重组，再从重组体中进行数代的人工选育，从而获得具有稳定表现特定的遗传性状的个体。基因片段的来源可以是提取特定生物体基因组中所需要的目的基因，也可以是人工合成指定序列的 DNA 片段。人们常说的"遗传工程""基因工程""遗传转化"均为转基因的同义词。该技术可以使重组生物增加人们所期望的新性状，培育出新品种。

转基因食品利用现代分子生物技术，将某些生物的基因转移到其他物种中去，改造生物的遗传物质，使其在形状、营养品质、消费品质等方面向人们所需要的目标转变。以转基因生物为直接食品或为原料加工生产的食品就是"转基因食品"。根据转基因食品来源的不同可分为植物性转基因食品、动物性转基因食品和微生物性转基因食品。所谓植物性转基因食品，是指以含有转基因的植物为原料的转基因食品。动物性转基因食品，是指以含有转基因的动物为原料的转基因食品，主要是利用胚胎移植技术培养生长速率快、抗病能力强、肉质好的动物或动物制品。微生物性转基因食品，是指以含有转基因的微生物为原料的转基因食品，主要是利用微生物的相互作用，培养一系列对人类有利的新物种。

自 1983 年世界上第一例转基因作物（烟草）问世以来，转基因植物研究得到迅速发展。1994 年延熟保鲜转基因番茄在美国批准上市，1995 年抗杂草大豆成功生产，并上市出售。自1996 年开始，转基因作物商品化应用进入迅猛发展时期，2000 年全球种植面积达到 4420 万公顷，2001 年在激烈争议情况下种植面积仍比上年增加 19%，达到 5260 万公顷。其中转基因大豆种植面积为 3330 万公顷，占转基因作物总面积 3%，种植面积较多的还有玉米、棉花和油菜。目前，转基因食品主要产地是美国、加拿大、巴西、南非、阿根廷等国。中国农业部已经批准种植的转基因农作物有甜椒、西红柿、土豆；主粮作物有玉米、水稻。今后可能陆续批准的农作物有小麦、甘薯、谷子、花生等。进口的转基因食品有大豆油、菜籽油、大豆等。

7.2　转基因食品的优点与缺点

7.2.1　转基因食品的优点

全球人口的迅猛增长，耕地面积的不断减少，粮食问题成为世界许多国家面临的一个十分棘手的问题。要满足人们的食品供应，提高食品供应质量，必须依靠科学技术。目前转基因技术在食品生产中的应用已取得明显的成效，转基因食品也已悄然走上人们的餐桌。转基因食品具有以下优点：

（1）提高农作物产量，解决粮食短缺问题，减少环境污染

盐碱、干旱、病虫害是造成农作物绝收、减产的主要原因之一，利用 DNA 重组技术、细胞融合技术等基因工程技术将多种抗病毒、抗虫害、抗干旱、耐盐碱的基因导入农作物体内，获得具有优良性状的转基因新品系，大大降低了生产成本，提高了产量。许多科学家认为，转基因技术可以把发展中国家的农业生产率提高 25%，困扰人类的缺粮问题有望得到解决。同时，转基因技术的应用，可以减少或避免使用农药、化肥，极大地减少了农药、化肥所造成的环境污染、人畜伤亡等事故。

（2）延长果蔬产品的保鲜期

蔬菜、水果传统的保鲜技术如冷藏、涂膜、气调保鲜等，在储藏费用、期限、保鲜效果等方面均存在严重不足，常常导致软化、过熟、腐烂变质，造成巨大损失。通过转基因工程技术直接生产耐贮果蔬已成为现实。比如，在普通的番茄里加入一种在北极生长的海鱼抗冻基因，就能使它在冬天保存更长时间，大大延长保鲜期。目前，国内外都已有商品化的转基因耐贮番茄生产。其相关研究已扩大到草莓、香蕉、芒果、桃、西瓜等。

（3）改善食品的口味和品质

传统的食品通过添加剂来改变口味，加入防腐剂延长食品的保质期，然而添加剂和防腐剂中都含有有害成分，转基因技术可以较好地解决上述不足，通过转变或转移某些能表达某种特性的基因，从而改变食品的口味、营养成分和防腐功能。如利用外源基因导入或基因替换技术可以改善牛奶的成分，生产特定人群的食用牛奶。此外，还可以将一些动物的基因转移到植物中去，使植物性食品带有某些动物性的营养成分及口味。植物蛋白由于含量不高或氨基酸的比例不恰当或优质蛋白缺乏，可能导致食用者蛋白营养不良。采用转基因的方法，可以改善植物性食品中蛋白质的含量。如我国学者把玉米种子中克隆得到的富含必需氨基酸的玉米醇溶蛋白基因导入马铃薯中，使转基因马铃薯块茎中的必需氨基酸提高了 10% 以上。此外，转基因技术还主要通过增加食品甜味、改造油料作物、改良植物食品蛋白质品质等来改善植物性食品原料品质。转基因技术同样为改良动物性食品品质、培养优良的新品系提供了有效途径，目前转基因鱼、鸡、猪等的研究取得了很大的进展。

（4）利用转基因技术生产有利于健康和抗疾病的食品

日本科学家利用转基因技术成功培育出可以减少血清胆固醇含量、防止动脉硬化的水稻新品种；欧洲科学家新培育出了米粒中富含维生素 A 和铁的转基因水稻，有利于减少缺铁性

贫血和维生素 A 缺乏症的发病率。

（5）转基因食品可以摆脱季节、气候的影响

英国的科学家将一种可以破坏叶绿素变异的基因移植到草中，可以使之四季常青，除了具有绿化功能之外，还使畜牧业受益，因青草的营养比干草高，而使肉的质量提高。同时，人们还发现转基因作物结出的果实，无论外形还是味道都别具风味。

（6）促进生产效率，节省生产成本

采用基因工程技术，将大麦中的 α-淀粉酶基因转入啤酒酵母中并高效表达，这种酵母可以直接利用淀粉进行发酵，既节省了原材料，又缩短了生产流程、简化工序，推进了啤酒技术的革新。过去改变植物的品种主要是通过育种，这种传统的育种方式需要的时间长，杂交出的品种不易控制，目的性差，其后代可能高产但不抗病，可能抗病但不高产，也可能高产但品质差，所以必须一次一次地进行选育。而转基因技术可以选择任何一个目的基因转进去，就可得到一个相应的新品种，可以大大缩短时间。

7.2.2 转基因食品的缺点

转基因产品具有抗性强、产量高、品质好及商品经济效益高等优点，但其安全性问题在全世界范围内引起了广泛的争论，主要表现为两方面：一方面是转基因植物的环境安全性；另一方面是转基因食品的食用安全性。

7.2.2.1 转基因植物的环境安全性

（1）转基因作物本身可能演变为农田杂草

由于导入新的外源基因，转基因作物获得或增强了生存竞争和繁殖能力，使其在生长势、越冬性、耐受性、种子产量等方面都强于亲本或野生种。若被推广种植，这些转基因作物释放到自然环境中的机会特别大，因其又具有野生植物没有的各种抗性，将会迅速地成为新的优势种群，进而可能演变成农田杂草。例如，加拿大商业化种植具有抗除草剂及自播种特性的转基因油菜，仅几年后，其农田便发现了对多种除草剂（包括草甘膦、固杀草和保幼酮等）具有耐抗性的杂草化油菜植株。据专家预言，这种杂草化的转基因油菜，将成为加拿大草原地区危害最为严重的野草。

（2）通过基因漂流影响其他物种

转基因作物中的一些抗除草剂、杀虫剂和病毒的抗性基因有可能通过花粉杂交等途径向其同种或近缘野生种转移，使其获得转基因生物体的抗逆特性，成为对其他作物构成严重威胁的"超级杂草"。而自然界生物间的协同进化或生物与非生物抑制因子间的对抗最终会出现适应或淘汰的结果。转基因抗虫作物的长期、大规模种植可能使目标害虫或非目标害虫对毒素蛋白的适应在群体水平上产生抗性，有可能产生侵染力、致病力更强的"超级害虫"，造成更大的危害。研究表明，转 Bt 基因抗虫棉对第一代、第二代棉铃虫有很好的抵抗作用，但第三代、第四代棉铃虫已对该转基因棉产生了抗性。

（3）对生物多样性的威胁

转基因作物作为外来品种进入自然生态系统，往往具有较强的"选择优势"，可能会影响植物基因库的遗传结构，淘汰原来栖息地上的物种及其他遗传资源，致使物种呈单一化趋势，造成生物数量剧减，甚至会使原有物种灭绝，导致生物多样性的丧失。抗虫作物的抗虫

基因不仅直接作用于目标害虫，对非目标害虫也可能直接或间接地产生伤害，进而对生物多样性产生影响。如抗虫转基因玉米没有识别益虫和害虫的能力，它在毒杀害虫的同时，也损害了益虫。若大规模地种植抗虫作物可能会减少有益昆虫的种群。

7.2.2.2　转基因食品的食用安全性

（1）抗生素标记基因可能使人和动物产生抗药性

抗生素抗性基因是目前转基因植物食品中常用的标记基因，与插入的目的基因一起转入目标作物中，用于帮助在植物遗传转化筛选和鉴定转化的细胞、组织和再生植株。标记基因本身并无安全性问题，有争议的问题是其在基因水平上有发生转移的可能性，如抗生素标记基因有可能转移到肠道微生物上皮细胞中，从而降低抗生素在临床治疗中的有效性。虽然目前的研究表明，这种可能性很小，但在评估潜在健康问题时，仍应考虑人体和动物抗生素的使用以及肠道微生物对抗生素的抗性。

（2）转基因食品可能具有毒性

一些研究学者认为，对于基因的人工提炼和添加，可能在达到某些预期的效果的同时，也增加和积聚了食物中原有的微量毒素。而且，抗虫作物残留的毒素和蛋白酶活性抑制剂可能对人畜健康有害，因为含有抗虫作物残留的毒素和蛋白酶活性抑制剂的叶片、果实、种子等，既然能使咬食其叶片的昆虫的消化系统功能受到损害，就有对人畜产生类似伤害的可能性。此外，新基因的转入打破了原来生物基因的"管理体制"，使一些产生毒素的沉默基因启动，产生有毒物质。

（3）转基因食品可能产生过敏反应

在自然条件下存在许多过敏源。转基因作物通常插入特定的基因片断以表达特定的蛋白，而所表达蛋白若是已知过敏源，则有可能引起过敏人群的不良反应。例如，为增加大豆含硫氨基酸的含量，研究人员将巴西坚果中的 2S 清蛋白基因转入大豆中，而 2S 清蛋白具有过敏性，导致原本没有过敏性的大豆对某些人群产生过敏反应，最终该转基因大豆被禁止商品化生产。即便表达蛋白为非已知过敏源，但只要是在转基因作物的食用部分表达，则也需对其进行评估。一般在下列情况下转基因食品可能产生过敏性：①已知所转外源基因能编码过敏蛋白；②外源基因转入后能产生过敏蛋白；③转基因食品生产的蛋白与过敏蛋白的氨基酸序列有明显的同源性；④转基因表达蛋白为过敏蛋白的家族成员。

（4）影响膳食营养平衡

转基因食品的营养组成和抗营养因子变化幅度大，可能会对人群膳食营养产生影响，造成体内营养素平衡紊乱。另外，有关食用植物和动物中营养成分改变时对营养的作用、营养基因的相互作用、营养素的生物利用率和营养代谢等方面的作用的资料较少。

虽然目前没有发现转基因食品对人类健康有害的案例，并不表明没有危害，因为它出现的时间还太短，其潜在危害在短时间内不会表现出来。直到目前为止，人类长期食用转基因食品是否安全仍然成疑，而科学界对这些食品是否安全也没有共识。世界粮农组织、世界卫生组织及经济合作组织这些国际权威机构都表示，人工移植外来基因可能令生物产生"非预期后果"。即我们到现在为止还没有足够的科学手段去评估转基因生物及食品的风险。国际消费者联会表示"现时没有一个政府或联合国组织会声称转基因食品是完全安全的"。目前大量的转基因技术的应用，给我们带来了巨大的利益，但从上述的分析中我们仍可以看出，转基因食品目前还没有可以评估的安全性，转基因食品是否安全还有待进一步的研究和时间上的验证。

7.3　转基因食品的安全性评估

任何新技术的出现都是一把"双刃剑"，随着转基因作物在全球的种植面积不断扩大，转基因食品的种类和数量急剧增加，世界各国已普遍关注转基因食品的安全性。对转基因食品进行安全性的分析并作出正确评价是非常迫切的。进行转基因食品的安全性评价的目的是：①提供科学决策的依据；②保障人类健康和环境安全；③回答公众疑问；④促进国际贸易，维护国家权益；⑤促进生物技术的可持续发展。

7.3.1　转基因食品安全性评估的原则

转基因食品安全评价的原则有：

（1）实质等同性原则

1990 年第一届 FAO/WHO 生物技术食品安全性的国际专家咨询会议认为，基于毒性分析的传统食品安全性评价，并不一定完全适合于生物技术产品，生物技术产品的安全性需根据其分子、生物学及化学性质来决定。1993 年经济合作与发展组织（OECD）首次提出了实质等同性原则，实质等同性原则的含义是，"在评价生物技术产生的新食品和食品成分的安全性时，现有的食品或食品来源生物可以作为比较的基础"，如果转基因植物食品在化学组成上与对应的非转基因植物食品无实质性差异，可以认为该转基因植物食品是安全的。由于完整的食品很难应用传统的毒性试验进行测试，OECD 认为，以实质等同性为基础的安全性评价，是说明现代生物技术生产的食品和食品成分安全性最实际的方法。1996 年 FAO 和 WHO 的专家咨询会议建议"以实质等同性原则为依据的安全性评价，可以用于评价转基因生物衍生的食品和食品成分的安全性"。会议将实质等同性分为以下三类：①与传统食品和食品成分具有等同性，该食品与传统食品具有相同的安全性，无须做进一步的安全性分析；②除某些特定差异外，与传统食品和食品成分具有等同性，进一步的安全分析应集中在特定的差异上，包括引入的遗传物质和基因产物及产生的其他物质；③与传统食品和食品成分无实质等同性，应全面分析食品的营养成分和安全性。

（2）预防原则

以科学为基础，采取对公众透明的方式，结合其他的评价原则，对转基因生物及其产品研究和试验进行风险性评价，防患于未然。

（3）个案评价原则

由于转基因生物及其产品中导入的基因来源、功能各不相同，受体生物及基因操作也可能不同，即使是同样的基因与受体，其插入位点的不同也可能带来未知的变化。因此，必须对每一种新产品逐个进行评价，这也是目前大多数国家采取的评估原则。

（4）分阶段原则

在产品开发的各个环节都要进行严格把关，把前步实验积累的相关数据和经验作为评价基础，确定是否进入下一个开发阶段。

（5）科学透明原则

对转基因生物及其产品的评价应建立在科学、客观和透明的基础上，应该充分应用现代科学技术的研究手段和成果对转基因生物及其产品进行科学检测、分析和评价，不能用不科学的、臆想的安全问题或现代科学技术无法做到的标准来要求对转基因生物及其产品进行评价。

（6）熟悉原则

了解转基因产品的外源基因的来源物种与转入物种的特性、同其他生物或环境的相互作用、预定用途等背景知识，通过已经积累的经验来指导新产品的开发。

7.3.2　转基因食品安全性评估的内容

根据国际食品法典委员会（CAC）发布的 CAC/GL 45—2003《来源于重组 DNA 植物的食品安全评估准则》，转基因植物食品安全评价的框架主要包括以下方面：

（1）重组 DNA 植物的评价

评价重组 DNA 植物，识别作物、转化方式及修饰的类型和目的等，了解需要进行安全评价的食品性质。

（2）宿主植物及其作为食品的评价

对宿主植物进行全面描述，主要包括宿主植物的名称和类别、栽培历史及育种状况、可能对人身健康产生危害的特性、与安全相关的基因型和表现型信息、已知的毒性和过敏原性、用于食品消费的安全使用历史等。

（3）供体生物的评价

供体生物及其相关物种的信息，例如其可能产生过敏原、毒素、抗营养素等方面的信息很重要。对供体生物的评价应包括：名称；分类；与食品安全有关的自然状况下的历史信息；自然状况下产生毒素、抗营养素和过敏原的信息；对于微生物来说，需要提供病原性以及与已知病原体的关系方面的信息；过去和当前使用的信息；如果可能产生污染物，则应考虑食品供应和暴露的途径。

（4）基因修饰的评价

为了识别插入宿主植物的所有潜在基因，为插入植物中的 DNA 特性分析提供数据支持，应提供足够的基因修饰信息。其中，转导过程的描述应包括：用于转导的特定方法的信息（例如：农杆菌转导）；用于修饰植物的 DNA 可用信息，包括来源（例如：植物、微生物、病毒、合成物），识别其在植物中的预期功能；转导给宿主生物体 DNA 的中间媒介（例如：细菌）的信息。引入的 DNA 应该包含的信息包括：标记基因、调节基因和其他影响 DNA 功能在内的所有基因片段的特征、尺寸和特性；序列在最终载体上的位置、方向和功能。

（5）基因修饰的特征

为了对来源于重组 DNA 植物的食品的安全和成分有清楚的理解，应评价基因修饰的广泛分子和生化特征。评价的 DNA 插入植物基因的信息应包括：插入基因的特征和描述；插入位点的个数；包括每个插入位点及周围区域的拷贝数；插入基因的构造包括其序列；识别转录或表达产物的信息，包括插入 DNA 或由插入子与邻近植物基因组产生的，包括可以产生可溶性蛋白质的任何开放式阅读框架。基因修饰的特征信息还应包括：说明插入的基因是否保留了下来，或是否在基因整合中出现明显的重排；说明是否产生翻译后的修饰，或对与结构或功能相关的位点有影响；说明修饰的预期效果是否达到，即所有性状得到表达并能通过稳定的方式，遵循遗传法则在后代稳定遗传，如果表型特征不能直接测定，则需要检查插入 DNA 本身的遗传性或相应 RNA 的表达；说明新的表达性状在合适的组织中如期表达，并且表达水平与相应的调节序列对应；指出是否有证据表明宿主植物中的一个或几个基因被转导过程影响；确定任何新的可溶性蛋白的身份及表达方式。

（6）可能毒性的安全评价

体外核酸技术将 DNA 导入细胞，使植物合成新的物质。新的物质可以是植物性食品的常规成分如蛋白质、脂肪、碳水化合物、维生素等，也包括由引入 DNA 表达的酶而产生的新的代谢物。转基因过程应能保证供体生物体中的已知毒素或抗营养素基因编码没有转导到重组 DNA 植物中，这些毒素和抗营养素不会在重组 DNA 植物中表达。当重组 DNA 植物与供体生物体的加工过程不同时，此保证尤其重要，因为与供体生物体相关的常规食品加工技术会解除、降低或消除抗营养素或毒素。其他情况下可能需要对新物质使用恰当的常规毒物学或其他研究。对蛋白质的毒性评价应专注于蛋白质和已知毒素蛋白及抗营养素蛋白质（例如：蛋白酶抑制剂、凝集素）的氨基酸序列之间的相似性，以及蛋白质对热、加工过程和胃及肠道系统的降解稳定性。当食品中的蛋白质与以前安全消费的食品中蛋白质不相似时，需要恰当的口腔毒理学研究，并将其在植物中的生物功能考虑在内。

（7）可能的过敏原（蛋白质）的评价

应对食品中由插入基因产生的蛋白质进行可能的过敏原性评价。评价可能过敏原性蛋白质时，所使用的综合、逐步、逐项的评价应以各种重组原则为基础（因为没有单个标准能够对过敏物或非过敏物进行预言）。如果外源基因来自小麦、黑麦、大麦、燕麦或相关谷物，则应评估食品中来自重组 DNA 植物的新表达蛋白质是否会引起麸胶敏感性肠病。除非有文件证明转移基因不含有过敏原或能引起麸胶敏感性肠病的蛋白，否则应避免从常见过敏原性食品或从已知能引起麸胶敏感性肠病的个体中提取外源基因。

（8）对主要组成成分的分析

对重组 DNA 植物的主要组成，尤其是对典型食品的分析，应该与在统一条件下生长和采收的传统相似物进行比较。有时需要与在期望农艺学条件下生长的重组 DNA 植物进行比较（例如：使用除草剂）。观察到的显著统计学差异应在此参数的自然变异的范围下评价其生物学显著性。用于评价的比较应接近于同基因的双亲基准，实际上不会总能选择尽量与双亲基因接近的基准。进行比较并在必需时进行评定的目的，是得出影响食品安全性的物质并没有改变成对人身健康产生危害的形式的结论。

（9）代谢物的评价

一些重组 DNA 植物可能通过修饰在食品中产生新的代谢物或提高不同代谢物的水平，应该考虑到食品中可能对人身健康有潜在危害的代谢物的积累。对这些植物的安全评价包括食品中剩余物和代谢物水平的研究以及是否有营养结构的变化。如果发现食品中剩余物或代谢物水平变化，应该用常规的此类代谢物安全的评价方法考虑它们对人身健康是否有潜在危害。

（10）食品加工

包括产地准备在内的对重组 DNA 植物性食品的加工也应考虑在内。例如加工后内源性毒物的热稳定性或重要营养素的生物利用率可能会发生变化。因此，应该提供对来自植物的食品成分的加工过程的描述。例如对于植物油来说，应该提供提取过程和精炼步骤的信息。

（11）营养改变

在对主要组成物成分分析中，所有重组 DNA 植物主要营养素的可能成分变化已得到说明。但对旨在通过修饰改变营养品质或功能的重组 DNA 植物应该进行额外的营养学评价，评定变化的结果并评价营养的摄取是否会由于引入此类食品而改变。应利用食品及其衍生物的已知使用和消费方式来对转基因植物性食品的消费量进行评价，并在习惯水平和最大水平上使用食品的预期消费量评价其改变的营养价值。基于最高可能消费量的分析能保证检测出任何不需要的营养因子。应注意考虑有特殊生理特点和代谢要求的特殊人群，如婴儿、儿童、孕妇及哺乳期妇女、老人及患有慢性疾病或免疫系统低下的人群的要求。基于对营养因素和特殊人群的饮食要求的分析，可能需要对转基因植物性食品进行额外的营养评价。确定修改过的营养元素的生物利用率和在加工、贮藏时间上的稳定性同样重要。当食品（如植物油）中的改变包含一种与传统类似食品明显不同的成分时，有必要以传统食品或食物组分（如营养构成更接近转基因植物性食品的食品或食品组分）作为比较物，评价这个不同成分对食品营养的影响。由于地理和饮食方式习惯的不同，某些食品营养的变化可能对一些地区或一些人群比其他地区和人群带来更大影响。一些作物是某些人群的特殊营养素的主要来源，应识别出这个营养素和相关的人群。一些食物可能需要额外检验。如果转基因植物性食品中，营养素的生物利用率改变，或者食品组分与传统食品无法相比，则需要开展动物喂养实验。保健食品需要特别的营养学、毒理学等其他适当的研究。如果食品的特性表明可用数据不足以进行全面的安全性评价，则需要对整个食品进行适当的动物实验。

（12）对人体重要的物质的可能积累

有些 DNA 重组植物可能会间接积累杀虫剂、代谢物的残余物、有毒代谢物、污染物或其他可能与人体健康相关的物质。安全评价应将这些物质积累的可能性考虑在内。

（13）抗生素抗性标记基因的使用

在评价含有抗生素抗性标记基因食品的安全时，应考虑到以下的因素：抗生素在临床和兽医上使用的重要性；不应使用对这类抗生素有抗性的标记基因；食品中被抗生素抗性基因标记的酶或蛋白质是否会降低口服抗生素的治疗效果；基因产品的安全应作为其他基因产品的实例。如果评价数据和信息表明抗生素抗性基因或基因产品对人身安全存在危险，那么食品中不能出现这类标记基因或基因产品。

转基因食品安全性评价的程序包括以下几个方面：①新基因产品特性的研究；②分析营养物质和已知毒素含量的变化；③潜在致敏性的研究；④转基因食品与动物或人类肠道中的微生物群进行基因交换的可能性及其影响；⑤活体和离体的毒理和营养评价。

在评价新食品、饲料或加工产品的安全性时，实质等同性是一个指导原则，并不能代替安全性评价，更不是评价的终点。实质等同性原则强调了转基因食品安全性评价的目的，不是要了解该食品的绝对安全性，而是评价它与非转基因食品的同类食品比较的相对安全性。

转基因食品安全性评价的主要内容和步骤可用下图表示。

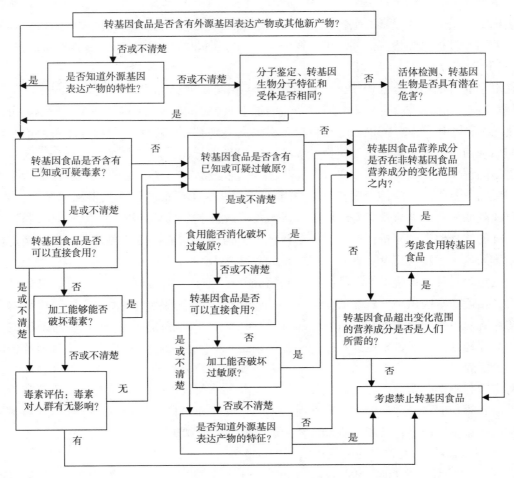

转基因食品安全性评价的流程图

7.4　转基因食品的标签要求

目前，国际上通常称转基因食品为"有风险的食品"，对它的利弊争论激烈。目前转基因食品是否有害还没有定论，但国际惯例已要求转基因食品要公开表明身份，进行转基因食品的标识。各国如此重视转基因食品标识的主要原因有三：其一，保护消费者的知情权。因为，消费者往往是通过商品标签或说明书了解商品的。如果标签的内容不客观，就无法真实地反映商品的内在品质。如果在含有转基因食品的标签上没有标识转基因，则容易使消费者误认为该食品为非转基因食品，此做法实际上剥夺了消费者的知情权。其二，保护消费者的选择权。有关专家认为，由于目前关于转基因食品对人体健康、生态环境和动植物、微生物安全的影响在国际上尚无定论，所以在销售此类食品时，必须对这类食品进行标识，让消费者有权根据自己的需求选择商品。其三，利于环保部门及科研部门对转基因食品潜在的危害进行追踪。若没有标识，则无法实现追踪调查。

　　根据对不同国家或地区转基因产品标识管理法规的比较分析，可将转基因产品标识制度分为四种主要类型：一是自愿标识；二是定量全面强制标识，即对所有产品只要其转基因成分含量超过阈值就必须标识；三是定量部分强制性标识，即对特定类别产品只要其转基因成分含量超过阈值就必须标识；四是定性按目录强制标识，即凡是列入目录的产品，只要含有转基因成分或者是由转基因作物加工而成的，必须标识。

　　美国和加拿大的转基因管理政策以产品的最终特性为依据，对产品的加工和生产工艺不存偏见。在法规管理方面，以援引已有法规为主。对于转基因食品的标识管理，美国主要援用《联邦食品药物及化妆品法案》，该法案第 403 条规定了食品标识方面的内容，标识范围涉及所有食品而不仅仅是转基因食品，并且只有当转基因食品与其传统对应食品相比具有明显差别、用于特殊用途或具有特殊效果和存在过敏原时，才属于标识管理范围。澳大利亚、新西兰、巴西、欧盟、俄罗斯、瑞士、捷克共和国、马来西亚、沙特阿拉伯等国家和地区要求对所有转基因食品进行标识管理；以色列、泰国等国家和地区仅要求对部分转基因大豆和转基因玉米产品进行标识；日本和韩国的标识范围不但包括转基因大豆、玉米及其制品，转基因马铃薯也在标识范围之内。

　　2001 年中国国务院以 304 号令公布了《农业转基因生物安全管理条例》，要求在中国境内销售列入目录的农业转基因生物要有明显的标志、标识。对进口与出口作了相应的规定，对所有出口到中国来的转基因生物以及加工的原料，都需要中国颁发的转基因生物安全证书，如果不符合要求，要退货或者销毁处理。2002 年卫生部发布了《转基因食品卫生管理办法》，根据规定，食品产品中（包括原料及其加工的食品）含有基因修饰有机体或/和表达产物的，要标注"转基因××食品"或"以转基因××食品为原料"。转基因食品来自潜在致敏食物的，还要标注"本品转××食物基因，对××食物过敏者注意"。到 2007 年底，《转基因食品卫生管理办法》废止，关于转基因生物标识按照《农业转基因生物标识管理办法》执行。此办法在 2002 年 1 月 5 日农业部令第 10 号发布，2004 年 7 月 11 日农业部令第 38 号修订。本办法规定凡是列入标识管理目录并用于销售的农业转基因生物，应当进行标识；未标识和不按规定标识的，不得进口或销售。实施标识管理的农业转基因生物目录，由国务院农业行政主管部门商国务院有关部门制定、调整和公布。列入农业转基因生物标识目录的农业转基因生物，由生产、分装单位和个人负责标识；经营单位和个人拆开原包装进行销售的，应当重新标识。转基因动植物（含种子、种畜禽、水产苗种）和微生物，转基因动植物、微生物产品，含有转基因动植物、微生物或者其产品成分的种子、种畜禽、水产苗种、农药、兽药、肥料和添加剂等产品，直接标注"转基因××"。转基因农产品的直接加工品，标注为"转基因××加工品（制成品）"或者"加工原料为转基因××"。用农业转基因生物或用含有农业转基因生物成分的产品加工制成的产品，但最终销售产品中已不再含有或检测不出转基因成分的产品，标注为"本产品为转基因××加工制成，但本产品中已不再含有转基因成分"或者标注为"本产品加工原料中有转基因××，但本产品中已不再含有转基因成分"。农业转基因生物标识应当醒目，并和产品的包装、标签同时设计和印制。难以在原有包装、标签上标注农业转基因生物标识的，可采用在原有包装、标签的基础上附加转基因生物标识的办法进行标注，但附加标识应当牢固、持久。特殊销售范围要求的农业转基因生物，还应当明确标注销售的范围，可标注为"仅限于××销售（生产、加工、使用）"。

本章小结

  转基因食品作为人类历史上的一类新型食品，无论在数量上还是在品种上都已具备了相当的规模。它在给人类带来巨大利益的同时，也给人类健康和环境安全带来了潜在的风险。本章介绍了转基因技术和转基因食品的概念，阐述了转基因食品的优良性能，重点讨论了转基因食品可能存在的安全性问题，介绍了转基因食品的安全性评价和标签要求。

思政园地

思政园地

思考题:

1. 怎样看待转基因技术对食品安全的影响？
2. 为什么要对转基因食品进行安全性评价？
3. 转基因食品安全评价的原则是什么？
4. 谈谈你对转基因食品的看法。

思考题答案

第8章　食品危害的安全性评价

8.1　食品安全风险分析

8.1.1　食品安全风险分析概述

8.1.1.1　风险分析的概念

危害（Hazard）：食品中所含有的对健康有潜在不良影响的生物、化学、物理因素或食品存在的状况称为危害。

风险（Risk）：由于食品中的某种危害而导致的有害于人群健康的可能性和副作用的严重性。

风险分析（Risk analysis）：是指对机体、系统或人群可能暴露于某一危害的控制过程。风险分析包括三部分内容，即风险评估、风险管理和风险交流。

8.1.1.2　食品安全风险分析框架

食品安全风险分析框架由风险评估（Risk assessment）、风险管理（Risk management）和风险交流（Risk communication）三个相互关联的部分组成（图8-1）。

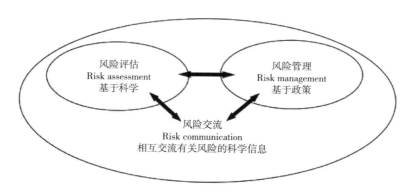

图8-1　风险分析框架

（1）风险评估

风险评估是指各种危害（化学性、生物性和物理性）对人体产生的已知的或潜在的不良健康作用的可能性的科学评估，是一个由科学家独立完成的纯科学技术过程，不受其他因素的影响。食品安全风险评估是世界贸易组织（WTO）和国际食品法典委员会（Codex Alimentarius Commission，简称CAC）强调的用于食品安全控制措施的必要技术手段，也是政府制定食品安全法规，制定、修订食品安全标准和对食品安全实施监督管理的科学依据。

（2）风险管理

风险管理是根据专家的风险评估结果权衡可接受的、减少的或降低的风险，并选择和实施适当措施的管理过程，包括制定和实施国家法律、法规、标准以及相关监督措施。风险管理是政府立法或监督部门的工作，因此，必然受各国的政治、文化、经济发展水平、生活习惯、贸易中地位（进口或出口）的影响。以食品安全标准为例，尽管各国在制定食品安全标准时所依据的风险评估结果（安全摄入量）是一致的，但标准的内容则往往不同。

（3）风险交流

无论是专家的风险评估结果，还是政府的风险管理决策，都应该通过媒体或政府渠道向所有与风险相关的集团和个人进行通报，而与风险相关的集团和个人也可以并且应该向专家或政府部门提出他们所关心的食品安全问题和反馈意见，这个过程就是风险交流。交流的信息应该是科学的，交流的方式应该是公开和透明的。风险交流的主要内容包括危害的性质、风险的大小、风险的可接受性以及应对措施等。

8.1.2　食品安全风险分析的发展历史及应用

8.1.2.1　风险分析的起源与发展

1986~1994年举行的乌拉圭回合多边贸易谈判，讨论了包括食品在内的产品贸易问题，最终形成了与食品密切相关的两个正式协定，即"实施卫生与植物卫生措施协定"（SPS协定）和"技术性贸易壁垒协定"（TBT协定）。SPS协定确认了各国政府通过采取强制性卫生措施保护该国人民健康、免受进口食品带来危害的风险，同时要求各国政府采取的卫生措施必须建立在风险评估的基础上，以避免隐藏的贸易保护措施；另外，采取的卫生措施必须是非歧视性的和没有超过必要贸易限制的，同时必须建立在充分的科学证据之上，依据有关的国际标准进行。在食品领域，SPS协定和TBT协定以CAC的标准为国际法律中促进国际贸易和解决贸易争端提供参考依据，因此，CAC在国际贸易中具有法律地位和权威的约束力。SPS协定第一次以国际贸易协定的形式明确承认，为了在国际贸易中建立合理的、协调的食品规则和标准，需要有一个严格的科学方法，因此，CAC应遵照SPS协定提出一个科学框架。

1991年，联合国粮农组织和世界卫生组织（FAO/WHO）以及关贸总协定（GATT）联合召开会议，建议相关国际法典委员会及所属技术咨询委员会在制定决定时应遵循风险评估的决定；1991年举行CAC第19次大会同意采纳这一工作程序；随后在1993年，CAC第20次大会针对有关"CAC及其下属和顾问机构实施风险评估的程序"的议题进行了讨论，提出在CAC框架下，各分委员会及其专家咨询机构，应在各自的化学品安全性评估中采纳风险分析的方法；1994年，第41届CAC执行委员会会议建议FAO与WHO就风险分析问题联合召开会议，根据这一建议，1995年3月13~17日，在日内瓦WHO总部召开了FAO/WHO联合专家咨询会议，会议最终形成了一份题为《风险分析在食品标准问题上的应用》的报告。1997年1月27~31日，FAO/WHO联合专家咨询会议在罗马FAO总部召开，会议提交了题为《风险管理与食品安全》的报告，该报告规定了风险管理的框架和基本原理。1998年2月2~6日，在罗马召开了FAO/WHO联合专家咨询会议，会议提交了题为《风险情况交流在食品标准和安全问题上的应用》的报告，对风险情况交流的要素和原则进行了规定，同时对进行有效风险情况交流的障碍和策略进行了讨论。

至此，有关食品风险分析原理的基本理论框架已经形成。CAC 于 1997 年正式决定采用与食品安全有关的风险分析术语的基本定义，并把它们包含在新的 CAC 工作程序手册中。目前，风险分析已被公认为是制定食品安全标准的基础。

8.1.2.2　风险分析的国内外应用

（1）国外应用

近年来，食品法典委员会和一些发达国家开展了疯牛病（BSE）、沙门氏菌、李斯特菌、O157：H7、二噁英、多氯联苯、丙烯酰胺等的系统研究，已经形成了化学危害物、微生物、真菌毒素等风险分析指南和程序。当前风险评估技术已发展到能够对多种危害物同时形成的复合效应进行评估，并且更加注重随机暴露量的评估。另外，国际社会对转基因食品（GMO）的安全性评价问题也形成了评价原则和程序。近年来，一些国家的食品风险分析工作已经有了很大发展，以韩国、澳大利亚和美国为例，韩国的食品风险评估工作始于 2000 年，名为 K-Risk 的食品中环境污染物的风险评估体系已建立。目前，韩国正着力于建立代表性的接触参数如韩国人的饮食结构等环节的风险评估相关工作，同时食品中微生物的风险评估系统也在开发中。

澳大利亚也有一套科学的风险评估系统用于评估进口食品中的化学剧毒物和有害微生物。风险评估是针对那些超过安全标准的进口食品所做，进口食品被分为风险食品和监督食品两类。典型的风险食品包括冷冻海鲜（微生物品质）、花生（黄曲霉毒素）及罐头食品（铅）。在食品添加剂方面，风险评估的结果以每日可接受量表示。在此方面，一些大型的计算机系统如澳新食品局 DIAIVIOND 系统，其在建立复杂模式方面的能力，可帮助风险评估者有效地选择不同的风险管理方式。

美国在食品安全风险评价上也取得了一些进展。1997 年宣布的总统食品安全行动计划，提出风险评估对实现食品安全目标具有特殊的重要性。通过鼓励研究和开发预测模型和其他工具，跟踪食品微生物风险评价科学的前沿。政府机构现已完成的风险分析包括：FDA 和 FSIS 关于即食食品中单核细胞增生性李斯特菌对公众健康影响的风险评估报告（2001 年 1 月）；FDA 关于生鲜软体贝壳中副溶血性弧菌对公众健康影响的风险评估报告（2001 年 1 月）；蛋及蛋制品中肠炎沙门氏菌的风险分析等。目前，美国政府已完成首例从农场到餐桌的食物微生物风险评价模型，即蛋及蛋制品中肠炎沙门氏菌的风险分析，还进行了牛肉中 E. Coli O157：H7 的风险分析。另外，对于在世界范围内的风险评估工作，有关的国际组织也做了许多的研究。2000 年 11 月，WTO 卫生与职务措施委员会公布了对中美洲地区国家疯牛病的风险描述，以及鸡蛋中沙门氏菌、牛生长激素、非洲猪瘟、黄曲霉毒素、中国河北鸭梨等 6 个食品安全风险评估案例。

（2）国内应用

近年来，我国商务、卫生、农业和检验检疫部门针对食品方面的危害分析做了大量工作，检验检疫部门结合我国进出口贸易中出现的热点问题和国际热点问题在口岸开展了应用实践，如对酱油中三氯丙醇，苹果汁中甲胺磷、乙酰甲胺磷残留，禽肉、水产品中氯霉素残留，冷冻加工水产品中金黄色葡萄球菌及其肠毒素，油炸马铃薯食品中丙烯酰胺，水产品中金属异物，牡蛎食用中感染副溶血性弧菌，进境冻大马哈鱼携带溶藻弧菌可能影响人体安全和水产动物健康等风险评估。

8.2　食品危害的风险评估

风险评估是风险分析过程的关键和核心，它以科学研究为基础，系统地、有目的地评价已知的或潜在的一切与食品有关的对人体产生负面影响的危害。WTO 在《实施卫生和植物卫生措施协议》（SPS 协议）附录中将风险评估定义为："进口国根据可能采用的 SPS 措施，对其领土上某些害虫或疾病的进入、存在或传播的可能性，以及对潜在的生物学和经济影响进行评价，或对食品、饮料和饲料中的添加剂、污染物、毒素或致病菌的存在对人体和动物的健康可能造成的不良作用进行评估。"风险评估基本过程包括陈述风险评估的目的、危害分析、暴露评估、危害特征描述、风险特征描述、形成正式报告（图 8-2）。风险评估的具体方法很多，使用较多的是四阶段法，即危害识别、危害特征描述、暴露评估和风险特征描述。

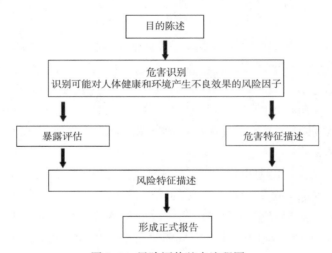

图 8-2　风险评估基本流程图

8.2.1　风险评估的基本过程

8.2.1.1　目的陈述

目的陈述是清楚地说明风险评估的特定目的，定义风险评估的输出形式和可能的替代形式。主要对风险评估的原因、目标、广度与重点等作出规定，还应包括所要求的数据。风险评估的输出可能采用不同的形式，如对每年发生疾病的估计，对每年每 10 万人中疾病发生率的估计，或对每次摄入不同的食物时疾病发生概率的估计等。

8.2.1.2　危害识别

危害识别是识别可能对人体健康和环境产生不良效果的风险源，可能存在于某种或某类食品中的生物、化学和物理风险因素，并对其特性进行定性、定量描述的过程。危害识别的关键是获得有效的公众健康数据和对特定条件下的危害来源、频率和媒介数量的预测。这些信息将用于随后的暴露评估，即食品的加工、贮藏、分销、消费等过程对所评估的风险因子的影响。

（1）风险因子

风险因子是促使或引起风险事件发生的条件，以及风险事件发生时，致使损失增加、扩大的条件。对风险因子可以按照不同的标准进行分类：

①按照风险因子的性质划分。食品安全的主要风险因子按照自身性质可分为物理性风险因子、化学性风险因子和生物性风险因子三类。物理性风险因子主要包括噪声、振动、光、核辐射、电磁辐射、热辐射等，可通过一般性措施进行控制，如良好操作规范（GMP）等。化学性风险因子根据来源大致分为天然含有、环境污染、人为添加和食品加工过程产生四大类。天然含有有毒物质包括一些植物中含有的生物碱、氢氰糖苷等。大量工业"三废"排放使得粮食、蔬菜、水果、农产品、动物性产品受到污染。人为添加的化学性危害因子包括在种植、加工、包装、贮藏等环节加入的各种化学物，如农药、兽药、化肥、防腐剂等。食品加工过程中也可能产生一些有害物质，如烟熏、烧烤加工时产生的多环芳烃和腌制时的亚硝酸铵；用于水果、蔬菜或加工设备的清洁剂和消毒剂；食品烹饪时，因高温而产生杂环胺等。食品加工过程中也有可能将有毒物质带入食品，如聚苯乙烯材料中的单体苯乙烯、聚碳酸酯材料中的单体双酚 A、增塑剂或胶黏剂中的邻苯二甲酸酯类等。生物性风险因子是食品安全的重要危害因素，如食品中人兽共患病病原（细菌、病毒、寄生虫）、中毒性微生物病原体、生物体有害组织器官等。

②按照食品生产加工的环节可将食品风险因子分为两类：一类是食品农产品本身携带的风险因子。一般由农产品源头种植、养殖过程中因工业"三废"、施肥、施药等原因造成，包括物理、化学、生物等风险因子。另一类是生产企业加工过程形成的风险因子。一般由加工工艺存在问题造成，主要表现在食品农产品加工企业未能按照工艺要求操作；超量使用食品添加剂，甚至使用非法添加物；应用新技术、新工艺、新原料带来的问题，如转基因技术、现代生物技术、益生菌和酶制剂等技术在食品中的应用等。

（2）危害识别的方法

危害识别的方法很多，主要是利用一般调查估计与数学分析来进行识别的几种不同组合分析方法；随着科学技术的发展与经验的逐渐丰富，分析的方法和手段将更加完善和合理。目前主要的食品危害识别方法包括宏观领域中的决策分析（食品供应链分析、市场环境分析等）和微观领域的具体分析（食品生产流程分析、食品风险追溯分析等）。

①食品供应链分析。食品生产、经营过程贯穿于整个食品供应链，因此，食品危害识别就应该贯穿"从农田到餐桌"的整个食品供应链。从每一个食品供应链成员中采集和分析食品风险信息，准确地描述食品安全状况，描述存在的潜在的食品风险因子。

②市场环境分析。由于许多食品风险是在给消费者带来健康危害后才被发现的，因此，面向市场环境的食品危害识别非常重要。食品风险分析者经过实际的市场调研，对相关食品在市场环境中的状况进行检测、分析，发现其潜在风险，并及时做出预警。

③食品生产流程分析法（流程图法）。食品生产流程是指在食品生产工艺中，从食品原料投入到成品产出，通过一定的设备按顺序连续地进行加工的过程。食品生产流程分析法强

调根据不同的流程，对每一阶段和环节，逐个进行调查分析，找出食品风险存在的原因，从中发现潜在的风险因子，分析食品风险发生后可能造成的损失和对全部食品生产过程造成的影响。

④食品风险追溯分析。食品风险追溯体系的建立，更加强调食品安全的全过程管理，以及依赖于关键环节的管理，实现"从农田到餐桌"的追踪和"从餐桌到农田"的溯源。食品风险追溯分析需要以标准化和信息化为基础，从而进行潜在风险因子的识别。

⑤食品风险专家调查列举法。由食品风险管理人员将食品企业或食品供应链可能面临的风险因子逐一列出，并根据不同的标准进行分类，可以将食品风险分为系统性风险和非系统性风险。

⑥背景分析法。通过对食品生产和经营过程中获得的各类食品检测数据，采用食品微生物预测技术、应用曲线和图标的形式描述食品状态的变化趋势，以研究引起有关风险的关键因子及其后果。背景分析法主要用于考察食品风险的范围及事态的发展，并对各种情况作对比研究，选择最佳的食品风险管理方案。

⑦分解分析法。指将一复杂的事物分解为多个比较简单的事物，将大系统分解为具体的组成要素，从中分析可能存在的食品风险及潜在的损失及威胁。食品风险可以分解为经济风险、技术风险、资源风险、人员风险、环境风险等不同要素，然后对每一种食品风险进一步分析。

⑧失误树分析方法。指以图解表示的方法来调查损失发生前各种失误事件的情况，或对各种引起事故的原因进行分解分析，具体判断哪些失误最可能导致损失风险发生。食品危害的识别还有环境分析、事故分析等方法。

⑨证据加权分析法。由于以上分析方法所获得的资料往往不足，因此，进行危害识别的最好方法是证据加权。此法需要对来源于适当的数据库、经同行专家评审的文献及诸如企业界未发表的研究报告的科学资料进行充分的评议。此方法对不同研究的重视程度有如下顺序：流行病学研究、动物毒理学研究、体外试验以及最后的定量结构—反应关系。

a. 流行病学研究。如果能获得阳性的流行病学研究数据，应当将它们应用于危险性评估。对于大多数化学物，临床和流行病学资料是难以得到的。此外，阴性的流行病学资料难以在风险评估方面进行解释，因为大部分流行病学研究的统计学力度不足以发现人群中低暴露水平的作用。食品风险管理决策不应过于依赖流行病学研究而受耽搁，而且风险评估采用的流行病学研究必须按照公认的标准程序进行。危害识别一般以动物和体外试验的资料为依据，因为流行病学研究费用昂贵，而且提供的数据很少。

b. 动物试验。用于食品风险评估的动物试验必须遵循世界广泛接受的标准化试验程序。尽管存在如联合国经济合作发展组织（OECD）、美国环境保护局（EPA）等机构制定的相关程序，但没有适用于食品安全危险性评估的专用程序。无论采用哪种程序，所有试验必须实施良好实验室规范（GLP）和标准化质量保证/质量控制（QA/QC）方案。长期（慢性）动物试验数据至关重要，包括肿瘤、生殖/发育作用、神经毒性作用、免疫毒性作用等。短期（急性）毒理学试验资料也是有用的。动物试验应当有助于毒理学作用范围的确定。对于人体必需微量元素，如铜、锌、铁等，应该收集需要量与毒性相关性的资料。动物试验的设计应考虑到找出未观察到作用水平（NOEL）、未观察到有害作用水平（NOAEL）或者临界剂量，应选择较高剂量以尽可能减少假阴性的产生。

c. 短期试验研究。短期试验快速且费用不高，因此用来探测化学物质是否具有潜在致癌性，或引导支持动物试验或流行病学调查的结果是非常有价值的。可以用体外试验资料作补充资料，如遗传毒性试验。这些试验必须遵循良好实验室规范或其他广泛接受的程序。但是，体外试验的数据不能作为预测对人体危险性的唯一资料来源。

d. 结构—反应关系。在对化学物作为一类物质（如多环芳烃化合物、多氯联苯类和四氯苯丙二噁英）进行评价时，此类化学物的一种或多种有足够的毒理学资料，可以采用毒物当量的方法来预测人类摄入该类化学物中其他化学物对健康的危害。

8.2.1.3　暴露评估

暴露评估是对可能通过食品和其他相关的暴露途径摄入的生物、化学和物理因素的定性和（或）定量评估。它描述了风险因子进入食物链的途径，在随后的食品生产、分销和消费过程中的分布和造成危害的情况，主要根据膳食调查和各种食品中化学物质暴露水平调查的数据进行计算，得到人体对于该种化学物质的暴露量。暴露评估的最终目标是评价食品在被消费时风险因子的水平，可能会包括对实际的或预期的暴露的评估。暴露评估可包括：原料的初始污染，生产、加工、处理及分销过程的影响以及消费者食用前制备过程的影响（即每一步对所涉及的风险因子的影响），食品包装、分销和贮藏的方法或条件（如贮藏温度、环境的相对湿度、大气中的气体组成），不同条件（如 pH、湿度或水活性、营养含量、抗菌物质的存在、微生物群的竞争）影响下的食品特性。

（1）暴露剂量的类型

可分为给予剂量、吸收剂量、终生平均剂量和有效剂量。给予剂量指外界给予动物及其他生物体的剂量（给予剂量=介质中危害物的浓度×每日摄入量/体重）。吸收剂量指危害物质通过生物屏障到达血液或其他组织的浓度（吸收剂量=给予剂量×吸收率）。终生平均剂量指考虑介质摄入量与体重等因素，在一生中各年龄阶段的变化而计算出的剂量。有效剂量指以化学伤害的程度来表示的剂量。

（2）暴露评估准则

完整的暴露量应该包括以下几个方面：①单一化学危害物或混合物的基本特性；②污染源；③暴露路径及对环境的影响；④通过测量或估计的危害物浓度；⑤暴露人群的情况；⑥整体暴露分析。

可以根据食品添加剂、农药和兽药规定的使用范围和使用量，来估计膳食摄入量。然而，食品中食品添加剂、农药和兽药残留的实际水平远远低于最大允许量。计算膳食污染物暴露量需要知道它们在食品中的分布情况，只有通过采用敏感和可靠的分析方法对有代表性的食物进行分析来得到。食品中食品添加剂、农药和兽药的理论摄入量必须低于相应的每日允许摄入量（ADI 值）。确定污染物的限量会遇到一些特殊的问题，通常在数据不足时制定暂行摄入限量。污染物水平偶尔会比暂行摄入限量高。在此情况下，限量水平往往根据经济或技术的现状而定。根据测定的食品中化学物含量进行暴露评估时，必须要有可靠的膳食摄入量资料。评估时，平均/中位数居民和不同人群详细的食物消费数据很重要，特别是易感人群。另外，必须注重膳食摄入量资料的可比性，特别是世界上不同地方的主食消费情况。

（3）暴露评估模拟模型

①结合食品消费量及化学物浓度的暴露评估模型。当分别获得某种食品的消费量数据和

该食品中某化学物浓度数据系列时，使用以下三种方法中的一种来整合这些数据并提供暴露评估。

a. 点评估。点评估或决定论模型包括在一个模型中对每一个评估参数使用一个单一的"最佳猜想"以决定模型的结果。点评估方法中有以下的假定：从各种来源的摄入量等于一个食品消费量，如平均的或较高的消费量数据的固定值乘以一个残留物质含量或浓度（通常是平均残留量水平或耐受，或法规允许值的上限）。在一些饮食暴露点评估的实例中包括食品添加剂的理论最大日摄入量（TMDI）（FAO/WHO）和调料的理论附加最大日摄入量（TAMDI）。"人均×10"方法是点评估中的一个小方法，该方法假定进入食品供给中的化学物由一个群体中10%的消费者分配。点评估通常被用做食品消费调查中暴露评估的第一步，因为它相对而言比较简单，并且执行起来比较经济。点评估模型的实质是假定所有的个体对某一特定食品的消费水平一样，食品成分（添加剂、农药与营养成分）总是存在于食品中，且总是处于一个平均或较高的浓度。因此这一方法并不能对在一个群体中可能发生或影响评估结果的主要因素等所有可能的暴露提供一个预警。当高水平的值用于代表食品消费量或化学物浓度数据时，把多种食品中的摄入量综合起来就会导致摄入量评估过高，甚至不切实际。这会使风险评估者感到很模糊。点评估被认为是进行暴露筛选的最合适的方法，为了精确评估暴露，需要有能够整合食品消费量与化学物浓度的更为复杂的方法，这样才能够更切合实际地反应出真实的暴露情况。

b. 单一分布。暴露评估中的单一分布表示的是食品摄入量的分布，但对于化学物残留量或浓度却使用一个固定参数值的方法，通常包括使用消费量调查的数据库系统，结果比点评估更具有信息价值，因为考虑了食品消费模式中所存在的变量，但仍保留了很多保守的假设（如个人消费的所有饮料，其中都含有超标的糖分；100%的农作物都用农药处理过），因此通常只考虑作为暴露评估的上限。对于营养成分来说，每种食品中所含的每种营养成分分别用一个值来代表，因为营养成分通常仅存在一个慢性的影响，即这一平均浓度在长时期中是有危险的，而在某一特定的时刻并不具有危险性。单一分布分析法在目标产品含量存在系统的偏高或偏低时就会发生偏差。

c. 概率分析。与点评估的方法相反，概率分析包括对于各参数中变化性与不确定性参数分布的描述，通过发生的概率对模型的每一个参数可能引发的各种结果进行考虑。概率分析可被用于食品中化学物的风险评估，用来描述食品化学物的暴露风险分布，如对某一特定的健康影响发生的概率；也可用于描述最终概率风险评估的暴露分布。概率分析或叫概率评估在这里仅表示概率暴露评估。在食品化学物的膳食暴露概率分析的模型中，食品消费数据及残留量，或浓度数据均使用分布来表示，并且依据每一个输入的分布，找出与暴露过程相一致的数学模型，用随机生成的一些数值来模拟膳食暴露，即一旦模型和输入的数据被选择了，运用合适的软件系统就可以设置所需的模拟和重复数据，并利用这个模型对所有可能的结果进行分析和判断；也可对一些与暴露评估相关的不确定性因素进行定性，数据的局限性越大，结果的可信度就越低。

②膳食暴露的决定论与概率论模型。概率分析在暴露评估中有两个最主要的优点：一是允许模型考虑所有暴露的分布情况，从最小到最大，包括所有的模式和百分数；二是包括了对暴露结果不确定性参数灵敏性的一个综合分析。灵敏性结果分析允许风险管理者在暴露高

到让人无法接受的程度时，考虑不同风险管理措施的相对优点来减少暴露。因为概率分析所提供的信息是暴露全部分布，暴露模型能够推断出不同方案是如何对各部分分布产生影响的。

概率模型可以对于变化和不确定性进行全面的分析，可靠性可从分析过程和结果中得到；容易理解关键物质的变化和不确定性以及它们对于分析的影响；重要的假设以及其对于分析和结果的重要性；不重要的假设以及知道其为何不重要；实际选择的假设或者模型可能产生的结果。

概率分析模型与决定性模型依赖于所输入数据的有效性和质量。概率论方法在多种食品化学物的评估中具有潜在的广泛用途，但只有充分认识了暴露路径、食物链中不同阶段的浓度变化、食品的消费模式和其他适当的暴露因素后，许多潜在的用途才能得以实现。概率分析结果的可靠性依赖于模型的有效性、软件的使用和模型输入的质量。

模型输入的质量主要反映在两个方面：模型所依赖的输入数据和在模型中选择具有数据代表性的分布。在概率分析以前，暴露模型必须具备良好的信息来源并处理好定量暴露评估的不确定性，这是建立模型和选择合适的分布所必备的。在具有相互依赖的参数信息的同时，也应具备模型软件。目前在市场上有很多风险分析软件产品，如 LifeLine™ 软件，主要用于聚积和累积的暴露及风险评估；THERdbASE 主要用于提高人对于环境污染物的暴露评估水平（如多种溶剂、通过多种介质、通过多种途径进入等）。

③急性与慢性摄入量模型。是否将单个数据或分布作为代表数据输入模型可以区别点评估、单一分布或概率分析的膳食暴露模型。在考虑参数和模型结构时，必须对程序所构建模型的暴露状态作详细说明。当考虑到急性毒性作用终点时（如农药残留物），利用安全标准来处理短期暴露的方法是不恰当的，因为在急性作用时间里（通常指一餐或一天）不应超过急性参考剂量，即在理论上食品消费量的数据必须基于一餐或一天的消费量。急性摄入量模型必须使用代表每一种食品、每一餐饮食、每一天和每一单个物质调查的数据，必须首先设计好记录每一餐详细数据的调查方法。高含量急性膳食暴露可以用一个保守的浓度值乘以单餐或单日消费量的上限百分数来评估（如"最差情况"点评估方法）。这种方法在对不作为重点的化学危害物进行暴露筛选时很重要，但在高消费量食品中具有高水平浓度的暴露发生时，这一方法不起作用。虽然存在大量的残留物数据，但点评估却利用不上这些数据。在个体消费食品中某种化学物的浓度变化很大的情况下进行急性暴露评估时，概率分析很快就成了首选。

当使用概率分析方法进行急性暴露评估时，可运用很多的方法对食品消费量和化学物浓度的数据进行整合。这些方法可能有差别，如考虑到单个个体的饮食在一天中发生时就作为一天的单点概率。当涉及慢性毒性时，长期暴露的评估就很必要。很显然，测量长时期或一个人一生中的食品消费量是不可行的。考虑到由于在暴露评估中引入短时间的调查数据造成的不确定性，在食品消费量调查过程中，个体或群体的营养摄入量会发生较大的影响。短期调查的影响因素包括摄入量评估的低精密度、习惯于对较高或较低摄入量的高估和对个体中营养成分摄入量的错误分类。许多的方法都建议利用短期的摄入量来推断长期的摄入量，因为短期的摄入量在不断地重复。将这些数据推行到一般化，从饮食和个体日摄入量的平均数和变化规律就可能评估出通常摄入量的百分数。目前已有相关的分析软件可供应用。

8.2.1.4 危害特征描述

危害特征描述是对食品中可能存在的对健康不良的物理、化学和生物因素性质的定性和（或）定量评价。目的是评价食品中有害因子引起副作用的特征、严重性和持续性，通过使用毒理数据和污染物残留数据分析、统计手段、接触量及相关参数的评估等系统科学的步骤，对影响食品安全卫生质量的各种风险因子进行评估，定性或定量地描述风险特征，提出安全限值。对化学性因素、生物或物理因素（如可得到数据时）应进行剂量—反应评估。评估方法一般是由毒理学试验获得的数据外推到人，计算人体的 ADI。

（1）剂量—反应的评估

由高剂量到低剂量的外推过程，在量和质上皆存在不确定性。危害的性质或许会随剂量而改变或完全消失。人体与动物在同一剂量时，药代谢动力学作用有所不同，而且剂量不同，代谢方式也不同。化学物在高剂量或低剂量时，代谢特征可能不同。因此，毒理学家必须考虑在将高剂量的不良作用外推到低剂量时，与剂量有关的变化存在的潜在影响。

（2）遗传毒性和非遗传毒性致癌物

致癌物可分为遗传毒性致癌物和非遗传毒性致癌物，前者能间接或直接地引起靶细胞遗传信息改变，其主要作用的靶点是遗传物质；后者作用于非遗传位点，可导致靶细胞增殖、持续性的靶位点功能亢进/衰竭。研究表明，遗传毒性和非遗传毒性致癌物存在种属间致癌效应差别。非遗传毒性致癌物可用阈值方法进行管理，可用无作用剂量水平—安全系数法。对遗传毒性致癌物应当采用非阈值法进行管理，一是禁止该种化学物质的使用，二是制定一个极低的可忽略不计的，对健康影响甚微或社会可接受的风险水平。

8.2.1.5 风险特征描述

风险特征描述是在危害识别、危害描述和暴露评估的基础上确定事件暴发的概率和严重性，或对健康产生潜在不良影响的定性和（或）定量评估的过程。风险特征描述将前面步骤中的所有信息进行整合，对给定人群或特定消费群的风险进行评价。最终风险评价的可信度取决于前面所有步骤中已确认的可变性、不确定性和假设。

（1）有阈值的化学危害物

对于化学物质风险评估，如果是有阈值的化学物，则对人群风险可以用摄入量与 ADI 值（或其他测量值）比较作为风险描述。如果所评价物质的摄入量比 ADI 值小，则对人体健康产生不良作用的可能性为零，即安全限值（margin of safety，MOS）= ADI/暴露量，MOS≤1 时表示该危害物对食品安全影响的风险是可以接受的；MOS>1 时表示该危害物对食品安全影响的风险超过了可以接受的限度，应当采取适当的风险管理措施。

（2）无阈值的化学危害物

如果所评价的化学物质没有阈值，对人群的风险是摄入量和危害程度的综合结果，即食品安全风险＝摄入量×危害程度。对于微生物危害的风险描述依据危害识别、危害特征描述、暴露评估等数据。风险描述提供特定菌体对特定人群产生损害作用能力的定性或定量估计。

在风险描述时必须说明风险评估过程中每一步所涉及的不确定性，在实际工作中依靠专家判断和额外的人体研究以克服各种不确定性。

8.2.1.6 形成正式报告

风险评估应有完整而系统的记录。为确保风险评估的透明性，最终报告应特别指出所有与风险评估有关的限制条件和假设。

8.2.2　风险评估的方法

8.2.2.1　主观估计法

主观估计法就是用主观概率对风险进行估计，主观概率是根据对某事件是否发生的个人观点，取一个 0~1 的数值来描述事件发生的可能性和发生后所带来的后果。主观估计法常表现为某人对风险事件发生的概率和带来的后果作出的判断，这种判断比客观全面的显性信息判断所需的信息量要少。虽然主观估计是由专家或风险决策者利用较少的统计信息作出的估计，但它是根据个人或集体的合理判断加上经验和科学分析所得，因此在应用中有一定的效用。

（1）适用范围。主观估计法主要适用于资料严重不足或根本无可用资料的情况。对于那些不能进行多次试验的事件，主观估计法常常是一种可行的方法，使用这种方法关键是要有经验丰富的风险分析人员。

（2）具体操作步骤。①选择对风险进行主观估计的相关人士；②确定被选相关人士的权重系数；③各被选相关人士分别对风险进行评估；④综合各被选相关人士的评估结果；⑤确定风险水平。

（3）主观估计法优缺点。主观估计决策速度快，无需太多的信息资料，但容易出现偏差，即估计的风险偏差较大，所以一般需要多人、多次对风险进行估计，如采用德尔菲法。

8.2.2.2　模糊数学法

风险的不确定性常常是模糊的，模糊数学法可用于风险分析和风险评估。在风险评估过程中，有很多影响因素的性质和活动无法用数字来定量描述，其结果也是含糊不清的，无法用单一的准则来判断。模糊数学从二值逻辑的基础上转移到连续逻辑上来，把绝对的"是"与"非"变为更加灵活的东西，在相当的限度上去相对地划分"是"与"非"。

（1）适用范围。风险具有不确定性，而不确定性常常是模糊的。模糊数学法普遍适用于各种风险的分析和评估。

（2）具体操作步骤。①确定模糊集合和模糊关系；②确定集合中各元素对应于模糊关系的隶属度；③运用模糊运算确定被评估对象的程度大小。

（3）模糊数学法优缺点。模糊理论给不清晰的问题提供了一种充分的概念化结构，并以数学的语言去分析和解决它们，使模糊问题可以量化，进而使风险评估更加科学化和准确化。

8.2.2.3　蒙特卡罗风险模拟法

蒙特卡罗风险模拟法又称随机抽样技巧或统计试验方法，是估计经济风险和工程风险常用的一种方法。其基本思想是将待求的风险变量当作某一特征随机变量，通过分析某一给定分布规律的大量随机数值，计算出该数字特征的统计量，作为所求风险变量的近似解。具体方法是通过随机变量函数发生器产生一定随机数的概率模拟，理论上试验次数越多，分布越接近真实值，但实际中达到 50300 次后分布函数便趋于稳定，不再有显著变化。

（1）适用范围。具有许多风险因素的风险事件评估，尤其在大型、复杂的食品安全与风险管理中使用极为合理。

（2）具体操作步骤。①编制风险清单；②采用专家调查法确定风险因素的影响程度和发生概率；③建立数学模型；④用随机数发生器产生随机数序列；⑤将随机抽样的数据进行模拟试验，取得计算结果后从中找出规律；⑥分析与总结，用标准差检验结果，确定模拟可靠性程度，并根据可靠性确定是否另行试验。

（3）优缺点。蒙特卡罗风险模拟法全面考虑风险事件的风险因素，可以直接处理每一个风险因素的不确定性，使决策更加合理和准确。它是一种多元素变化的方法，在模拟过程中可以编制计算机软件对模拟过程进行处理，大大节约了时间。此方法较注重对风险因素相关性的识别和评价，也给应用带来了难度，通常费用也比较高，但它对概率的分析偏差一般最小，从整个工程项目的经济性上来说，它是最节省的方法之一。

8.2.2.4　故障树分析法

故障树分析法作为风险识别的一种方法，也可以用于风险评估。

（1）适用范围。具有清晰的风险事件结构以及新的、复杂的、系统的风险评估。

（2）故障树分析步骤。①选取顶事件；②建立故障树；③求故障树的最小交割集；④求系统故障概率。因为故障树的完善与否将直接影响分析结果的准确性，所以正确建立故障树是关键步骤。

（3）故障树分析方法的优缺点。表达直观，逻辑性强，不仅可以分析单一系统的风险，而且还可用于多重系统及人为因素、环境因素、控制因素及软件因素等引起的风险分析；既能用于定量分析，又能用于定性分析，同时能找出系统的薄弱环节；对于新的、复杂的、系统的风险分析结果可信度高。故障树的建造及计算过程复杂，限制了底事件的数量，因此复杂系统的故障树难以做到对事件详细研究，需要假定所有底事件之间相互独立，所有事件仅考虑正常和失效两种状态。

8.2.2.5　敏感性分析法

敏感性分析法是针对潜在的风险性，研究食品供应链体系中各种不确定因素，当其变化一定幅度时，计算主要的食品安全性指标变化率及敏感程度的一种方法。一般是分析食品供应链体系中的食品安全性随不确定因素变化的情况，从中找出对食品供应链影响较大的因素，然后绘出敏感性分析图，找出不确定因素变化的临界值，即最大允许的变化范围。

（1）适用范围。在存在不确定因素的确定环境中，用于分析各种不确定因素的敏感性（贡献率）、寻找影响最大的不确定因素。

（2）敏感性分析步骤。①选定不确定因素，并设定这些因素的变动范围；②确定分析指标；③进行敏感性分析；④绘制敏感性分析图；⑤确定变化的临界点。

（3）敏感性分析法的优缺点。敏感性分析就各种不确定因素的变化对食品供应链安全性的影响进行定量分析，并且找出最敏感的不确定性因素，求出不确定性因素的临界值，有助于决策者了解食品供应链的风险情况，确定在决策过程中及食品供应链运营过程中需要重点研究与控制的因素。敏感性分析过程没有考虑各种不确定因素在未来发生变动的概率，即敏感性分析无法解决风险的动态变化问题。

8.2.2.6　影响图

影响图是表示决策问题中决策、不确定性和价值的新型图形工具，是一个由终点集和弧集构成的有向图。只有随机结点的影响图称为概率影响图，它是影响图的一种特殊形式，其将概率论和影响图理论相结合，专门处理随机事件间的相互关系，对随机事件进行概率推理，并在推理过程中对事件发生的概率及其依赖于其他事件发生的概率作出完整的概率评估。影响图是复杂不确定性决策问题的一种新颖而有效的图形表征语言。

（1）适用范围。影响图作为处理含有不确定性问题的工具，可广泛应用于决策分析、不确定性建模、工业控制、投资风险分析和人工智能等领域。

（2）具体操作步骤。①对流程的每一阶段、每一环节逐一进行调查分析，从中发现潜在风险；②找出导致风险发生的因素；③分析风险产生后可能造成的损失及对整个组织可能造成的不利影响。

（3）影响图的优缺点。影响图是决策分析模型的网络表示，图形直观明了、概念明确、表达力强；能清晰地表示变量之间的时序关系、信息关系和概率关系；对于事件的状态描述不仅限于正常和失效两种方式，还可以描述事件的各种可能存在的状态。在分析问题方面，可以利用一个概率影响图进行多种顺序的评估过程，克服传统分析方法中分析顺序单一性的局限。但是目前还没有一种描述影响图的规范化的方法和程序，描述影响图方法有较大的主观因素。

8.2.3　风险评估原则

风险评估应遵循以下原则，但在实施时需要根据评估任务的性质作具体调整。

（1）风险评估应该是客观的、透明的、记录完整的和接受独立审核/查询的。

（2）尽可能地将风险评估和风险管理的功能分开。一方面要强调功能分开，另一方面也要保持风险评估者和风险管理者的密切配合和交流，使风险分析成为一个整体，而且有效。

（3）风险评估应该遵循一个有既定架构的和系统的过程，但不是一成不变的。

（4）风险评估应该基于科学信息和数据，并要考虑从生产到消费的全过程。

（5）对于风险估算中的不确定性及其来源和影响以及数据的变异性，应该清楚地记录，并向管理者解释。

（6）在合适的情况下，对风险评估的结果应进行同行评议。

（7）风险评估的结果需要基于新的科学信息而不断更新。风险评估是一个动态的过程，随着科学的发展和评估工作的进展而出现的新的信息有可能改变最初的评估结论。

8.2.4　风险评估的应用举例

风险评估的应用举例（表 8-1，表 8-2，图 8-3）

8.3　毒物与安全性评价

8.3.1　毒物

"民以食为天"，人类每天需要从食物中获得各种营养素以满足人体需要；"食以安为先"

则充分说明食品安全的重要性。我国的《食品安全法》明确规定食品应当无毒、无害，符合应当有的营养要求，对人体健康不造成任何急性、亚急性或者慢性危害。食品中除了含有对人体有益的营养成分外，也可能含有一些有害成分。某种有害成分会通过物理损伤以外的机制引起细胞或组织损伤，称为有毒（toxic）。在一定条件下，当此有害物质进入机体后，积累达一定的量，能与身体内体液和组织发生生物化学作用或生物物理变化，扰乱或破坏机体的正常生理功能，引起暂时性或持久性的病理状态，甚至危及生命，这样的有害物质称为毒物（toxicants）。

根据毒物的来源，可将其分为 6 类：第 1 类是食品外源污染物，如重金属铅、镉、汞和砷，持久性有机污染物，如二噁英等；第 2 类是在种植、养殖环节使用的农药和兽药残留，如有机磷农药及抗生素等；第 3 类是在食品生产加工过程中由微生物污染产生的，如霉变花生中的黄曲霉毒素、变质肉类中的肉毒素等；第 4 类是食品加工过程中产生的，如酱油酿造产生的氯丙醇、油炸食品中产生的丙烯酰胺等；第 5 类是食品天然存在的有害物质，如大豆中的蛋白酶抑制剂、棉籽油中的棉酚；第 6 类是食品在人体内消化、吸收以及代谢过程中可能产生的有害中间产物或终产物（如肝脏氧化脂肪酸产生的酮体），也被称为内源性化学物。通常毒物以固体、液体或气体形式存在，也有的以粉尘、烟尘、雾等形式存在。

毒物与非毒物质无明显的分界线，即毒物是相对的。欧洲中世纪科学家 Paracelsus 曾说过："所有的物质都是毒物，没有一种不是毒物的。"剂量决定毒性，因此，确定毒物必须考虑剂量、途径、时间及可能的影响因素。同一种化学物质，由于使用剂量、对象和方法的不同，则可能是毒物，也可能是非毒物。如食盐是人类不可缺少的物质，一般不看作是毒物，但如果一次摄入 60 g 左右会导致体内电解质紊乱而发病，超过 200 g 即可因电解质严重紊乱而死亡。再如亚硝酸盐（nitrate）对正常人是有毒的物质，但对氰化物中毒者则是有效的解毒剂。通常认为，按人们日常接触的方式，以接触较小剂量时，可引起机体产生有害作用的化学物称为毒物。

毒物具有以下基本特征：①对机体存在不同水平的有害性，但具备有害性特征的物质并不一定是毒物，如单纯性粉尘；②经过毒理学研究之后确定的；③必须能够进入机体，与机体发生有害的相互作用。具备上述三点才能称为毒物。

8.3.1.1 毒性（toxicity）

毒性是指外源化学物与机体接触或进入体内的易感部位后，能引起损害作用的相对能力，也可简化为外源化学物在一定条件下损伤生物体的能力。我们平常见到的"剧毒""高毒""低毒"等就是指毒物的毒性。

毒物的毒性大小也是相对的。毒物相对剂量越小，对机体的损害能力越大，则其毒性就越强。在某种意义上，只要达到一定的数量，任何物质对机体都具有毒性，如果低于一定数量，任何物质都不具有毒性，关键是机体对此种物质的暴露剂量、暴露时间、暴露途径、暴露方式及物质本身的理化性质，但在大多数情况下机体暴露于毒物的数量与时间是决定因素。因此在评价外源化学物的毒性时，要根据不同毒物的理化性质以及受试动物种类等选择合适的毒理学试验及评价指标。有些毒物不仅要考虑急性毒性的水平，还要考虑遗传毒性和慢性毒性水平。如 $NaNO_2$ 急性毒性是属于低毒或微毒，但却有致癌性；有些毒物的急性毒性与慢性毒性完全不同，如苯的急性毒性表现为中枢神经系统的抑制，但其慢性毒性却表现为对造血系统的严重抑制。

根据 WHO 急性毒性分级标准，毒物的毒性分级如表 8-3 所示。

表 8-3　毒物的毒性分级

毒性	分级	成人致死量（mg/kg 体重）	60 kg 体重成人致死总量（g）
剧毒	V	<50	0.1
高毒	IV	50~500	3
中等毒	III	500~5000	30
低毒	II	5000~15000	250
微毒	I	>15000	>1000

8.3.1.2　毒性作用

毒性作用也叫毒性反应，是指外源化学物引起机体发生生理生化机能异常或组织结构病理变化的反应；该反应可在各个系统、器官或组织出现。

毒性作用分为以下几类：

（1）变态反应（allergic reaction）

也称过敏性反应或超敏反应（hypersensitivity）。某些作为半抗原（hapten）的化学物质与机体接触后，与内源性蛋白结合为抗原并激发抗体产生，称为致敏。当再度与该化学物质或结构类似物质接触时，引发抗原抗体反应，产生过敏反应症状。过敏反应损害表现多种多样，轻者仅有皮肤症状，重者休克，甚至死亡。

（2）特异体质反应（idiosyncratic reaction）

是由于遗传因素所致的对某些化学物质的反应异常，即某个体对某化学物质的作用更为敏感或强烈。例如，有些病人在接受了一个标准剂量的琥珀酰胆碱后，发生持续的肌肉松弛和呼吸暂停，因为这些病人缺少一种正常人迅速分解肌肉松弛剂的血清胆碱酯酶；还有些人对亚硝酸和高铁血红蛋白形成剂异常敏感，因为他们体内缺乏 NADPH 高铁血红蛋白还原酶。

（3）速发与迟发作用（immediate versus delayed toxicity）

速发作用（immediate toxic effect）指机体与化学物质接触后在短时间内出现的毒效应，如一氧化碳、煤气引起的急性中毒。迟发作用（delayed toxic effect）指机体与化学物质接触后，经过一定的时间间隔才表现出来的毒效应，如放射性物质初次接触后需要几个月甚至是几年才表现异常症状。

（4）局部与全身作用（local versus systemic toxicity）

局部作用（local effect）是发生在化学物质与机体直接接触部位处的损伤，如接触强酸或强碱造成的皮肤灼伤，吸入刺激性 SO_2 气体引起呼吸道损伤等。局部毒性的最初表现为直接接触部位的细胞死亡。全身作用（systemic effect）是化学物质经血液循环到达体内其他组织器官引起的毒效应，如氢氰酸引起机体的全身性缺氧。全身毒性的表现往往是由一定的组织和器官的损伤所引起。

（5）可逆与不可逆作用（reversible versus irreversible toxic effects）

可逆作用（reversible toxic effect）是指停止接触化学物质后，造成的损伤可以逐渐恢复。

一般情况下，机体接触毒物的浓度越低、时间越短、损伤越轻，则脱离接触后其毒性作用消失得越快。不可逆作用（irreversible toxic effect）是指停止接触化学物质后，造成的损伤不能恢复，甚至进一步发展加重，如中枢神经系统受到损伤后多数是不可逆的，因为已分化的中枢神经细胞不能再分裂。

（6）功能、形态损伤作用

功能损伤作用通常指靶器官或组织的可逆性异常改变。形态损伤作用指的是肉眼和显微镜下所观察到的组织形态学异常改变，其中有许多改变通常是不可逆的，如坏死、肿瘤等。由于免疫组化和电镜技术的应用，大大提高了形态作用检测的敏感性。但不可否认，在许多情况下，有些功能测定本身只能发生在靶器官有明显的形态学改变之后，如血清中酶的改变，就要在酶组织化学或电镜改变的中晚期才出现。但是，许多功能指标较形态指标改变更为敏感，所以，测定功能性指标有其重要价值。

8.3.1.3 损害作用与非损害作用

损害作用（adverse effect）是外源化学物毒性的具体表现。具有下列特点：

（1）机体的正常形态学、生理学、生长发育过程受到影响，寿命可能缩短。

（2）机体功能容量降低。

（3）机体维持稳态的能力下降和机体对额外应激的代偿能力降低。

（4）机体对其他某些环境因素不利影响的易感性增高。

外源化学物对机体的非损害作用（non-adverse effect）与损害作用相反，一般认为非损害作用不引起机体机能形态、生长发育和寿命的改变，不引起机体功能容量的降低，也不引起机体对额外应激状态代偿能力的损伤。非损害作用中，机体发生的一切生物学变化应在机体代偿能力范围之内，当机体停止接触该种外源化学物后，机体维持体内稳态的能力不应有所降低，机体对其他外界不利因素影响的易感性也不应增高。

应该指出，损害作用与非损害作用都属于外来化合物在机体内引起的生物学作用，而在生物学作用中，量的变化往往引起质的变化，所以损害作用与非损害作用仅具有一定的相对意义。此外，确定损害作用与非损害作用的观察指标也不断地发展。

8.3.1.4 毒性作用生物学标志

生物学标志（biomarker biological marker）又可称生物学标记或生物标志物，是指针对通过生物学屏障进入组织或体液的化学物质及其代谢产物以及它们所引起的生物学效应而采用的检测指标，可分为暴露生物学标志、效应生物学标志和易感性生物学标志三类。

暴露生物学标志（biomarker of exposure）是机体内某个组织及液体中测定到外源性物质及其代谢产物（内剂量），或外来因子与某些靶分子或细胞相互作用的产物（生物有效剂量），这都可以认为是暴露生物学标志。

效应生物学标志（biomarker of effect）指机体中可测出的生化、生理、行为等方面的异常或病理组织学方面的改变，可反映与不同靶剂量的外源化学物或其代谢物有关联的对健康有害效应的信息，包括反映早期生物效应（early biological effect）、结构和（或）功能改变（altered structure/function）及疾病（disease）三类标志物。

易感性生物学标志（biomarker of susceptibility）是关于个体对外源化学物的生物易感性的指标，即反映机体先天具有或后天获得的对暴露外源性物质产生反应能力的指标。如外源化学物在暴露者体内代谢酶及靶分子的基因多态性，属遗传易感性标志物。环境因素作为应激原时，机体的神经、内分泌和免疫系统的反应及适应性，亦可反映机体的易感性。易感性生物学标志可用以筛检易感人群，保护高危人群。

通过动物体内试验和体外试验研究生物学标志并推广到人体和人群研究，生物学标志可能成为评价外源化学物对人体健康状况影响的有力工具。暴露标志用于人群可定量确定个体的暴露水平；效应标志可为人体暴露与环境引起的疾病提供联系，可用于确定剂量—反应关系和有助于在高剂量暴露下获得的动物试验资料外推人群低剂量暴露的危险度；易感性标志可鉴定易感个体和易感人群，应在危险度评价和危险度管理中予以充分的考虑。

8.3.1.5　剂量—效应关系与剂量—反应关系

（1）剂量

剂量（dose）既可指机体暴露化学物的量，或在实验中给予机体受试物的量，又可指化学毒物被吸收的量或在体液和靶器官中的量。剂量的大小意味着生物体接触毒物的多少，是决定毒物对机体造成损害的最主要的因素。剂量的单位通常以单位体重接触的外源化学物数量（mg/kg 体重）或环境中的浓度（mg/m^3 空气，mg/L 水）表示。

（2）效应、反应、剂量—效应关系、剂量—反应关系

①效应

即生物学效应（effect），指机体在暴露一定剂量的化学物后引起的生物学改变。生物学效应一般具有强度性质，为量化效应，所得资料为计量资料。例如，某些神经性毒剂可抑制胆碱酯酶活性，酶活性的高低则是以酶活性单位来表示的。效应用于描述在群体中发生改变的强度时，往往用测定值的平均数来表示。

②反应

指接触一定剂量的化学物后，表现出某种生物学效应并达到一定强度的个体在群体中所占的比例，生物学反应（response）常以"阳性""阴性"并以"阳性率"等表示，为质化效应，所得资料为计数资料。例如，将一定量的化学物给予一组实验动物，引起50%的动物死亡，则死亡率为该化学物在此剂量下引起的反应。

"效应"有时也被称为量反应，一般仅涉及个体，即一个动物或一个人；而"反应"有时则被称为质反应，涉及群体，如一组动物或一群人。效应可用一定计量单位来表示其强度；反应则以百分率或比值表示。

③剂量—效应关系

剂量—效应关系（dose-effect relationship）是指不同剂量的毒物与其引起的量化效应强度之间的关系。

④剂量—反应关系

剂量—反应关系（dose-response relationship）是指不同剂量的毒物与其引起的质化效应发生率之间的关系。剂量—反应关系是毒理学的重要概念，如果某种毒物引起机体出现某种损害作用，一般就存在明确的剂量—反应关系（过敏反应例外）。剂量—反应关系可用曲线表示，不同毒物在不同条件下引起的反应类型是不同的。

a. 直线型：反应强度与剂量呈直线关系，以及随着剂量的增加，反应的强度也随着增强，并呈正比例关系。但在生物体内，此种关系较少出现，仅在某些体外试验中，在一定的

剂量范围内存在。

b. S 型曲线：此曲线较为常见。它的特点是在低剂量范围内，随着剂量增加，反应强度增高较为缓慢，剂量较高时，反应强度也随之急速增加，但当剂量继续增加时，反应强度增高又趋于缓慢，呈"S"形状。S 型曲线可分为对称和非对称两种，其中后者在毒理学试验中最为常见。

c. 抛物线形：计量与反应呈非线性关系，以及随着剂量的增加，反应的强度也增高，且最初增高急速，随后变得缓慢，以致曲线先陡峭后平缓，而呈抛物线形。如将此剂量换算成对数值则成一直线。将剂量与反应关系曲线换算成直线，可便于在低剂量与高剂量之间进行互相推算。

d. 指数曲线型：在剂量—反应关系的曲线中，当剂量越大，反应率就随之增高的越快，这就是指数曲线形式的剂量—反应关系曲线。若将剂量或反应率两者之一变换为对数值，则指数曲线即可直线化。

e. 双曲线型：随剂量增加而反应率的增高类似指数曲线，但为双曲线。此时如将剂量与反应率均变换为对数值，即可将曲线直线化。

f. 受干扰的曲线形：有时由于毒物的致死作用或对细胞生长的抑制作用等各种原因，可使曲线受干扰，在中途改变其形态甚至中断。在某些毒性试验中，可见到"全或无"的剂量—反应关系的现象，即仅在一个狭窄的剂量范围内才观察到效应出现，而且是坡度极陡的线性剂量—反应关系。产生这种情况的原因应当依据具体情况作出解释。

⑤时间因素

毒物对机体的毒性作用不仅仅是剂量—反应关系，还与毒物引起机体出现某种反应的时间有关，即时间—反应关系。一般情况下，机体接触毒物后迅速产生毒性作用，表明其吸收和分布快，作用直接；反之，则说明吸收或分布缓慢，或在产生毒性作用前需经代谢活化。中毒后恢复迅速，则表明毒物能很快被代谢解毒或排出体外；反之，说明解毒或排泄的速率很低，或者是已经在体内产生了生理或生化方面的损害作用并难以恢复。

时间—剂量—反应关系（time-dose-response-relationship）：剂量—反应关系是从量的角度阐明毒物作用的规律性，而时间—剂量—反应关系是用时间生物学或时间毒理学的方法阐明毒物对机体的影响。在毒理学试验中，时间—剂量—反应关系和时间—剂量关系对于确定毒物作用特点具有重要意义。

在进行毒物的安全性或风险评估时，时间—剂量—反应关系是应当考虑的一个重要因素。这是因为持续暴露时，引起某种损害所需要的剂量远远小于间断暴露的剂量；另外，在剂量相同的条件下，持续暴露所引起的损害又远远大于间断暴露的损害。

8.3.2　食品安全性毒理学评价程序

毒理学安全性评价是指利用规定的毒理学程序和方法，评价化学物对机体产生的有害作用效应（损伤、疾病或死亡），并外推和评价在规定条件下化学物暴露对人体和人群的健康是否安全。

毒理学安全性评价遵循分阶段试验的原则，即各种毒性试验按一定顺序进行。各毒理学试验之间是有关联的，某些试验是其他试验的基础。如急性毒性试验是绝大多数毒理学试验的基础，LD_{50} 是致畸试验、亚慢性毒性试验和某些致突变试验剂量设计的参考依据；慢性毒性试验观察指标和各组剂量的选择要参考亚慢性毒性试验的结果。此外，为尽量减少各种消耗，应对试验周期短、费用低、预测价值高的试验予以优先安排。以最短时间，用最经济的办法，获得最可靠的结果。

食品安全性毒理学评价需按一定的程序进行。《食品安全国家标准　食品安全性毒理学评价程序》（GB 15193.1—2014）规定了食品安全性毒理学评价程序。该程序适用于评价食品生产、加工、保藏、运输和销售过程中所涉及的可能对健康造成危害的化学、生物和物理因素的安全性检验对象，包括食品及其原料、食品添加剂、新食品原料、辐照食品、食品相关产品以及食品污染物。

8.3.2.1　食品安全性毒理学评价对受试物的要求

（1）应提供受试物的名称、批号、含量、保存条件、原料来源、生产工艺、质量规格标准、性状、人体推荐（可能）摄入量等有关资料。

（2）对于单一成分的化学物质，应提供受试物（必要时包括其杂质）的物理、化学性质（包括化学结构、纯度、稳定性等）；对于混合物（包括配方产品），应提供受试物的组成，必要时应提供受试物各组成成分的物理、化学性质（包括化学名称、结构、纯度、稳定性、溶解度等）的有关资料。

（3）若受试物是配方产品，应是规格化产品，其组成成分、比例及纯度应与实际应用的相同；若受试物是酶制剂，应该使用在加入其他复配成分之前的产品作为受试物。

8.3.2.2　食品安全性毒理学评价试验的内容和目的

（1）急性经口毒性试验

经口一次性给予或 24 h 内多次给予受试物后，观察动物在短时间内所产生的毒性反应，包括中毒症状、体征和死亡。致死剂量通常用半数致死量 LD_{50} 来表示，观察期限一般为 14 d。常用的急性毒性试验方法有霍恩氏（Horn）法、限量法（limit test）、上—下法（up-down procedure，UDP）、寇氏（Korbor）法、概率单位—对数图解法、急性联合毒性试验。目的是了解受试物的急性毒性强度、性质、可能的靶器官和作用机制，为进行下一步毒性试验选择剂量和观察指标提供依据，并根据 LD_{50} 进行毒性分级。该试验可提供在短期内经口接触受试物所产生的健康危害信息。

（2）遗传毒性试验

试验项目包括细菌回复突变试验、哺乳动物红细胞微核试验、哺乳动物骨髓细胞染色体畸变试验、小鼠精原细胞或精母细胞染色体畸变试验、体外哺乳类细胞 HGPRT 基因突变试验、体外哺乳类细胞 TK 基因突变试验、体外哺乳类细胞染色体畸变试验、啮齿类动物显色致死试验、体外哺乳类细胞 DNA 损伤修复试验、果蝇伴性隐性致死试验。

遗传毒性试验需要几个试验联合使用以观察不同的遗传学终点。组合必须考虑原核细胞和真核细胞、体内试验和体外试验相结合的原则，推荐下列遗传毒性试验组合。

组合一：细菌回复突变试验；哺乳动物红细胞微核试验或哺乳动物骨髓细胞染色体畸变试验；小鼠精原细胞或精母细胞染色体畸变试验或啮齿类动物显性致死试验。

组合二：细菌回复突变试验；哺乳动物红细胞微核试验或哺乳动物骨髓细胞染色体畸变试验；体外哺乳类细胞染色体畸变或体外哺乳类细胞 TK 基因突变试验。

（3）28 d 经口毒性试验

目的是通过 28 d 经口毒性试验，了解受试物的剂量—反应关系和毒作用靶器官，确定 28 d 经口最小观察到有害作用剂量（LOAEL）和未观察到有害作用剂量（NOAEL），初步评价受试物经口的安全性，并为下一步较长期毒性试验和慢性毒性试验试验剂量、观察指标、毒性终点的选择提供依据。

（4）90 d 经口毒性试验

目的是确定在 90 d 内重复接触受试物引起的毒性效应，了解受试物剂量—反应关系、毒作用靶器官和可逆性，得出 90 d 经口最小观察到有害作用剂量（LOAEL）和未观察到有害作用剂量（NOAEL），为初步确定受试物的经口安全性，并为慢性毒性试验剂量、观察指标、毒性终点的选择以及获得"暂定的人体健康指导值"提供依据。

（5）致畸试验

母体在孕期受到可通过胎盘屏障的某种有害物质作用，会影响胚胎的器官分化与发育，导致结构异常，出现胚胎畸形。因此，在受孕动物胚胎的器官形成期给予受试物，可检出该物质对胚胎的致畸作用。目的是检测妊娠动物接触受试物后引起的胚胎畸形情况，了解受试物是否具有致畸作用和发育毒性，预测其对人体致畸的可能性。

（6）生殖毒性试验和生殖发育毒性试验

生殖毒性指对雄性和雌性生殖功能或能力的损害和对后代的有害影响。生殖毒性既可发生于妊娠期，也可发生于妊娠前期和哺乳期，表现为外源化学物对生殖过程的影响。受试物能引起生殖机能障碍，干扰配子的形成或使生殖细胞受损，其结果除可影响受精卵及其着床而导致不孕外，尚可影响胚胎的发生及发育。通过观察受孕情况、胚胎数量、发生发育情况、胚胎发育及畸形、受试物对妊娠、分娩和乳汁分泌、胚胎出生后的发育异常等，了解受试物的生殖毒性。

生殖发育毒性试验：本试验动物包括三代。F0 和 F1 代给予受试物，观察生殖毒性，F2 代观察发育毒性。研究受试物对雄性和雌性动物生殖发育功能的影响；毒性作用主要包括子代出生后死亡率的增加，生长与发育的改变，子代功能缺陷和生殖异常等。目的是了解受试物对实验动物繁殖及对子代的发育毒性，得到受试物的未观察到有害作用剂量，为初步制定人群安全接触限量提供依据。

（7）毒物动力学试验

给予受试物后测定体液、脏器、组织、排泄物中受试物和其代谢产物的量或浓度的动态变化，了解毒物的组织蓄积性、可能的靶器官、代谢产物的形成情况，测定主要代谢产物的化学结构及其毒性，推测受试物在体内的代谢途径。目的是了解受试物在体内的吸收、分布、生物转化和排泄过程的动态特征，为选择慢性毒性试验的合适动物、观测值表等提供依据。该试验主要适用于化学物质。

（8）慢性毒性试验

确定长期经口重复给予受试物引起的慢性毒性效应，了解受试物剂量—反应关系和毒性作用靶器官，确定未观察到有害作用剂量（NOAEL）和最小观察到有害作用剂量（LOAEL），为预测人群接触该受试物的慢性毒性作用及确定健康指导值提供依据。

（9）致癌试验

确定在实验动物的大部分生命期间，经口重复给予受试物引起的致癌效应，了解肿瘤发生率、靶器官、肿瘤性质、肿瘤发生时间和每只动物肿瘤发生数，为预测人群接触该受试物的致癌作用以及最终评定该受试物能否应用于食品提供依据。

（10）慢性毒性试验和致癌合并试验

确定在实验动物的大部分生命期间，经口重复给予受试物引起的慢性毒性和致癌效应，了解受试物慢性毒性剂量—反应关系、肿瘤发生率、靶器官、肿瘤性质、肿瘤发生时间和每只动物肿瘤发生数，确定慢性毒性的未观察到有害作用剂量（NOAEL）和最小观察到有害作用剂量（LOAEL），为预测人群接触该受试物的慢性毒性和致癌作用以及最终评定该受试物能否应用于食品提供依据。

8.3.2.3　对不同受试物选择毒性试验的原则

（1）凡属我国首创的物质，特别是化学结构提示有潜在慢性毒性、遗传毒性或致癌性或该受试物产量大、使用范围广、人体摄入量大、摄入机会多者，应进行系统毒性试验，包括急性经口毒性试验、遗传毒性试验、90 d 经口毒性试验、致畸试验、生殖发育毒性试验、毒物动力学试验、慢性毒性试验和致癌试验。

（2）凡属与已知物质（指经过安全性评价并允许使用）的化学结构基本相同的衍生物或类似物，或在部分国家或地区有安全食用历史的物质，则可先进行急性经口毒性试验、遗传毒性试验、90 d 经口毒性试验和致畸试验，根据试验结果判定是否需要进行毒物动力学试验、生殖毒性试验、慢性毒性试验和致癌试验。

（3）凡属已知的或在多个国家有食用历史的物质，同时申请单位又有资料证明申报受试物的质量规格与国外产品一致，则可先进行急性毒性试验、遗传毒性试验和 28 d 经口毒性试验，根据试验结果判定是否应进行进一步的毒性试验。

（4）食品添加剂、新食品资源、食品相关产品、农药残留及兽药残留的安全性毒理学评价试验的选择。

①食品添加剂：

a. 香料。鉴于食品中使用的香料的品种很多，化学结构很不相同，而用量很少，在评价时可参照国际组织和国外的资料和规定，分别决定需要进行的试验。凡属 WHO、香料生产者协会（FEMA）、欧洲理事会（COE）和国际香料工业组织（IOFI）四个国际组织中的两个或两个以上允许使用的，一般不需要进行试验。凡属资料不全或只有一个国际组织批准的，先进行急性毒性试验和遗传毒性试验组合中的一项，经初步评价后，再决定是否需进行进一步试验；凡属尚无资料可查、国际组织未允许使用的，先进行急性毒性试验、遗传毒性试验和 28 d 经口毒性试验，经初步评价后，决定是否需进行进一步试验；凡属用动、植物可食部分提取的单一高纯度天然香料，如其化学结构及有关资料并未提示具有不安全性的，一般不要求进行毒性试验。

b. 其他食品添加剂。凡属毒理学资料比较完整，WHO 公布日容许摄入量或不需规定日容许摄入量者或多个国家批准使用，如果质量规格与国际质量规格标准一致，则要求进行急性经口毒性试验和遗传毒性试验。如果质量规格标准不一致，则需要增加 28 d 经口毒性试验，根据试验结果决定是否进行其他毒性试验。凡属有一个国家批注使用，但 WHO 未公布日容许摄入量，或资料不完整的，可先进行经口毒性试验、遗传毒性试验、28 d 经口毒性试验，根据试验结果判定是否需进一步试验。对于由动植物或微生物提取的单一组分、高纯度的食品添加剂，凡属新品种的，需先进行急性经口毒性试验、遗传毒性试验、90 d 经口毒性试验和致畸试验；经初步评价后，决定是否需进行进一步试验。凡属国外有一个国际组织或国家已批准使用的，则进行急性经口毒性试验、遗传毒性试验和 28 d 经口毒性试验，经初步评价后，决定是否需进行进一步试验。

c. 酶制剂。由具有长期安全食用历史的传统动物或植物可食部分生产的酶制剂，世界卫生组织已公布日容许摄入量或不需要规定日容许摄入量者或多个国家批准使用的，在提供相关证明材料的基础上，一般不需要进行毒理学试验。对于其他来源的酶制剂，凡属毒理学资料比较完整，世界卫生组织已公布日容许摄入量或不需要规定日容许摄入量者或者多个国家批准使用的，如果质量规格与国际质量规格标准一致，则要求进行急性经口毒性试验和遗传毒性试验；如果质量规格不一致，则需要增加 28 d 经口毒性试验，根据试验结果考虑是否进行其他相关毒理学试验。

②新食品原料：按《新食品原料申报与受理规定》（国卫食品发〔2013〕23 号）进行评价。

③食品相关产品：按照《食品相关产品新品种申报与受理规定》（国卫监发〔2013〕23 号）进行评价。

④农药残留：按照 GB 2763—2021 进行评价。

⑤兽药残留：按照《兽药临床前毒理学评价试验指导原则》（中华人民共和国农业部公告第 1247 号）进行评价。

8.3.2.4　食品安全性毒理学评价试验的结果判定

（1）急性毒性试验

如 LD_{50} 小于人的可能摄入量的 100 倍，则应放弃该受试物用于食品，不再继续其他毒理学试验。

（2）遗传毒性试验

①如遗传毒性试验组合中两项或以上试验阳性，则表示该受试物很可能具有遗传毒性和致癌作用，一般应放弃该受试物应用于食品。

②如遗传毒性试验组合中一项试验为阳性，则再选两项备选试验（至少一项为体内试验）。如再选的试验均为阴性，则可继续进行下一步的毒性试验；如其中有一项试验阳性，则放弃该受试物应用于食品。

③如三项试验均为阴性，则可继续进行下一步的毒性试验。

（3）28 d 经口毒性试验

对只要求进行急性毒性、遗传毒性和 28 d 经口毒性试验的受试物，若试验未发现有明显毒性作用，综合其他各项试验结果可作出初步评价；若试验中发现有明显毒性作用，尤其是有剂量—反应关系时，则考虑进行进一步的毒性试验。

（4）90 d 经口毒性试验

根据试验所得的未观察到有害作用剂量进行评价，原则是：①未观察到有害作用剂量小于或等于人的可能摄入量的 100 倍表示毒性较强，应放弃该受试物用于食品。②未观察到有害作用剂量大于人的推荐摄入量的 100 倍而小于 300 倍者，应进行慢性毒性试验。③未观察到有害作用剂量大于或等于人的推荐摄入量的 300 倍者则不必进行慢性试验，可进行安全性评价。

（5）致畸试验

根据试验结果评价受试物是不是实验动物的致畸物。若致畸试验结果阳性则不再进行生殖毒性试验和生殖发育毒性试验。在致畸试验中观察到的其他发育毒性，应结合 28 d 和 90 d 经口毒性试验结果进行评价。

（6）生殖毒性试验和生殖发育毒性试验

根据试验所得的未观察到有害作用剂量进行评价，原则是：

①未观察到有害作用剂量小于或等于人的推荐摄入量的 100 倍表示毒性较强，应放弃该受试物用于食品。

②未观察到有害作用剂量大于人的推荐摄入量的 100 倍而小于 300 倍者，应进行慢性毒性试验。

③未观察到有害作用剂量大于或等于人的推荐摄入量的 300 倍者则不必进行慢性毒性试验，可进行安全性评价。

（7）慢性毒性和致癌试验

①根据慢性毒性试验所得的最大未观察到有害作用剂量进行评价的原则是：a. 未观察到有害作用剂量小于或等于人的推荐摄入量的 50 倍者，表示毒性较强，应放弃该受试物用于食品。b. 未观察到有害作用剂量大于 50 倍而小于 100 倍者，经安全性评价后，决定受试物可否用于食品。c. 未观察到有害作用剂量大于或等于人的推荐摄入量的 100 倍者，则可考虑允许使用于食品。

②根据致癌试验所得的肿瘤发生率、潜伏期和多发性等进行致癌试验结果判定的原则是：凡符合下列情况之一，并经统计学处理有显著性差异者，可认为致癌试验结果阳性，若存在剂量—反应关系，则判断阳性更可靠。

a. 肿瘤只发生在试验组动物，对照组中无肿瘤发生。

b. 试验组与对照组动物均发生肿瘤，但试验组发生率高。

c. 试验组动物中多发性肿瘤明显，对照组中无多发性肿瘤，或只是少数动物有多发性肿瘤。

d. 试验组与对照组动物肿瘤发生率虽无明显差异，但试验组中发生时间较早。

（8）其他

若受试物掺入饲料的最大加入量（原则上最高不超过饲料的 10%）或液体受试物经浓缩后仍达不到最大未观察到有害作用剂量为人的推荐摄入量的规定倍数时，综合其他的毒性试验结果和实际食用或饮用量进行安全性评价。

8.3.2.5　进行食品安全性评价时需要考虑的因素

（1）试验指标的统计学意义和生物学意义

在分析试验组与对照组指标统计学上差异的显著性时，应根据其有无剂量反应关系同类指标横向比较及与本实验室的历史性对照值范围比较的原则等来综合考虑指标差异有无生物学意义。此外，如在受试物组发现某种肿瘤发生率增高，即使在统计学上与对照组比较差异无显著性，仍要给以关注。

（2）生理学表现与受试物毒性

人的推荐摄入量较大的受试物，应考虑给予受试物剂量过大时，可能影响营养素摄入量及其生物利用率，从而导致动物某些毒理学表现，而非受试物本身的毒性作用所致。对试验中某些指标的异常改变，在结果分析评价时要注意区分是生理学表现还是受试物的毒性作用。

（3）时间—毒性效应关系

对由受试物引起的毒性效应进行分析评价时，要考虑在同一剂量水平下毒性效应随时间的变化情况。

（4）特殊人群和易感人群

对孕妇、乳母或儿童食用的食品，应特别注意其胚胎毒性或生殖发育毒性、神经毒性和免疫毒性等。

（5）人群资料

由于存在着动物与人之间的种属差异，在评价食品的安全性时，应尽可能收集人群接触受试物后的反应资料，如职业性接触和意外事故接触等。在确保安全的条件下，可以考虑遵照有关规定进行人体试食试验。志愿受试者的体内代谢资料对于将动物试验结果推论到人具有很重要的意义。

（6）动物毒性试验和体外试验资料

毒理学评价程序中所列的各项动物毒性试验和体外试验系统是目前毒理学水平下所得到的最重要的资料，也是进行评价的主要依据，在试验得到阳性结果而且结果的判定涉及受试物能否应用于食品时，需要考虑结果的重复性和剂量—反应关系。

（7）安全系数

由动物毒性试验结果推论到人时，鉴于动物与人的种属和个体之间的生物学差异，一般采用安全系数以确保对人的安全性。安全系数通常是 100 倍，但可根据受试物的原料来源、理化性质、毒性大小、代谢特点、蓄积性、接触的人群范围和人的可能摄入量、食品中的使用量及使用范围等因素，综合考虑增大或减小安全系数。

（8）毒物动力学试验的资料

毒物动力学试验是对化学物质进行毒理学评价的一个重要方面，因为不同化学物质、剂量大小，在毒物动力学或代谢方面的差别往往对毒性作用影响很大。在毒性试验中，原则上应尽量使用与人具有相同毒物动力学或代谢途径和模式的动物种系来进行试验。研究受试物在实验动物和人体内吸收、分布、排泄和生物转化方面的差别，对于将动物试验结果比较正确地推论到人和降低不确定性具有重要意义。

（9）综合评价

在进行综合评价时，必须全面考虑受试物的理化性质、结构、毒性大小、代谢特点、蓄积性、接触的人群范围、食品的使用量与使用范围、人的可能摄入量的因素，对于已在食品中应用了相当长时间的物质，对接触人群进行流行病学调查具有重大意义，但往往难以获得剂量—反应关系方面的可靠资料；对于新的受试物，则只能依靠动物试验和其他试验研究材料，然而，即使有了完整和详尽的动物试验资料和一部分人群接触者的流行病学研究资料，由于人类的种族和个体差异，也很难作出能保证每个人都安全的评价。所谓绝对的安全实际上是不存在的，需要在受试物可能对人体健康造成的危害以及其可能的有益作用之间进行权衡，并以食用安全为前提。安全性评价的依据不仅是安全性毒理学试验的结果，而且与当时的科学水平、技术条件以及社会因素有关。因此，随着时间的推移、社会经济的发展、科学技术的进步，有必要对已通过评价的物质进行重新评价，得出新的结论。

8.4　食品安全限值的制定

食品安全限值的制定（图 8-4）

本章小结

　　食品安全既是食品消费的最低要求，没有安全，色香味、营养都无从谈起，它也是食品消费的最高要求，关乎百姓的健康甚至生命。人人都需要安全的食品，人人都要维护食品安全。保障食品安全是所有食品生产经营者和各级政府、有关监管部门的法定责任，同时也需要全社会来关心维护食品安全，支持政府的工作。食品的安全性评价主要通过运用毒理学动物试验结果，并结合人群流行病学调查资料来阐述食品中某种特定物质的毒性及潜在危害，对人体健康的影响性质和强度，预测人类接触后的安全程度来实现。通过对食品安全风险分析、食品危害的风险评估、毒物与安全性评价、食品安全限值的制定等知识的介绍可知，食品安全风险评估结果是制定、修订食品安全标准和食品安全实施监督管理的科学依据。因此，食品危害的安全性评价结果具有重大意义。

思政园地

思政园地

思考题：

1. 简述食品安全性毒理学评价对受试物的要求。
2. 简述食品安全性毒理学评价试验内容。
3. 简述不同的受试物选择毒性试验的原则。
4. 简述 90 d 经口毒性试验的目的。
5. 食品安全性毒理学评价时需要考虑的因素有哪些？

思考题答案

第9章 食品工厂的卫生设计

本章课件

食品卫生不仅直接影响产品的质量，而且关系到人民身体健康，是一个关系到工厂生存和发展的大问题。为了防止食品在生产加工过程中受到污染，食品工厂的建设必须从厂区布局、厂房、个人卫生设施、给排水设施、废弃物处理设施、供电与照明设施、通风和温控设施等方面要求到相应的辅助设施等，按照我国《工业企业设计卫生标准》（GBZ 1—2010）进行周密的考虑，并在生产过程中严格执行国家颁布的食品卫生法规和有关食品卫生条例，以保证食品的卫生质量。

9.1 厂区与布局

9.1.1 工厂选址

厂址选择不但与投资费用、基建进度、配套设施完善程度及投产后能否正常生产有关，而且与食品企业的生产环境、生产条件和生产卫生关系密切。由于不同地区不同环境中工业化程度和"三废"治理水平不等，其周围的土壤、大气和水资源受污染程度不同，因此，在选择厂址时，既要考虑来自外环境的有毒有害因素对食品可能产生的污染，确保食品的安全与卫生，又要避免生产过程中产生的废气、废水和噪声对周围居民的不良影响。综合考虑食品企业的经营与发展、食品安全与卫生以及国家有关法律、法规等诸多因素，食品企业厂址选择的一般要求如下：

（1）在城乡规划时，应划定一定的区域作为食品工业建设基地，食品企业可在该范围内选择合适的建厂地址。

（2）有足够可利用的面积和较适宜的地形，以满足工厂总体合理的布局和今后发展扩建的需要。

（3）厂区应通风、日照良好、空气清新、地势高燥、地下水位较低、地面平坦而又有一定坡度、土质坚实。厂区一般向场地外倾斜至少达0.4%，基础应高于当地最大洪水水位0.5 m以上，并应设在受污染河流和有废水排放工厂的地域上方。

（4）要有充足水源，水质符合国家生活饮用水水质标准，以靠近自来水管网较好，同时考虑自来水的供给量及水压是否符合生产需要。采用深井水、河塘水的，必须事先进行水质检验，为选址和水质处理提供依据。

（5）厂区周围不得有粉尘、烟雾、灰沙、有害气体、放射性物质和其他扩散性污染源；不得有垃圾场、废渣场、粪渣场以及其他有昆虫大量孳生的潜在场所。

（6）厂区需远离有害场所，生产处建筑物与外界公路或通路应有防护地带，其距离可根据各类食品厂的特点由各类食品厂卫生规范规定。但总的原则是有毒、有害场所排出的含有害成分的废气、烟尘、废水、废渣等物质对食品企业不造成环境影响。

食品企业要远离的污染源主要是产生化学性、生物性、放射性物质的厂矿企业、医院及受到它们污染的场所。厂址虽远离有害场所，但是当在一定范围内存在污染源而可能影响食品工厂时，食品厂必须在污染源的上风向，位于居民区的下风向。一个地区的风向是指主导风向，它是一年中该地区风吹来最多的方向，可从当地气象台（站）了解这方面的资料。

在食品工厂外墙与外缘公路之间设防护地带，一般距离在 20~50 m，如达不到这个距离，在设计时要考虑食品车间与外缘公路有足够的距离。在防护带内应用树木和花草进行绿化，这样在夏天可以遮挡太阳对土壤的辐射，植物水分蒸发时消耗热能，使土壤及附近空气温度降低；在冬季有植被覆盖，使土壤及附近的空气温度较高。因此，绿化可以更好地改善周围的微小气候，减少灰尘，减弱外来噪声，美化环境，防止污染。

（7）有动力电源，电力负荷和电压有充分保证，同时要考虑冷库、电热发酵等设施不能停电，必要时考虑备用电源。

（8）交通运输方便，根据交通条件，建厂地点必须有相应的公路、水运或铁路运输条件。

（9）要便于食品生产中排出的废水、废弃物的处理，附近最好有承受废水流放的地面水体。

（10）既要考虑生活区用地，又要方便职工上下班。

（11）尽量不占或少占耕地，注意当地自然条件，预评价工厂对环境可能造成的影响。而针对某类食品生产企业，其选址除了满足一般要求外，还应满足各自特殊行业或特殊产品的卫生规范、良好生产规范（GMP）或其他法律、法规和标准要求。

当厂址选好后，还必须对其进行预处理。为了消除潜在的污染源，必须将已定厂址上所有的有毒物质处理掉，同时还要平整地表、修筑可排暴雨的排水沟以保证厂区内不存在积水（积水是昆虫，特别是蚊子的栖息地）。食品加工企业的规划和设计必须符合一定的审美观，但是要注意：灌木丛与车间的距离不能少于 10 m，以保证鸟类、啮齿类动物以及昆虫等没有活动场所；草地与墙之间的距离至少为 1 m，以便在其中铺设具有聚乙烯层、厚度为 7.5~10 cm 的鹅卵石路面，防止啮齿类动物进入生产区域。

9.1.2　厂区布局

食品工厂的工作作息应该尽可能合理，所有的操作运转应该以简单的方式进行，用最短的时间来节约成本。食品加工厂应该包括以下功能分区：

（1）原料及辅料接收和储存

比如水果、包装袋/箱、糖、盐等，一些情况下，"原料"是猪、牛、羊、鸡等。

（2）加工和包装

清除副产品、废品、废水等，同时要使用辅助系统和消耗原料（产品配方、包装等）。

（3）质量控制

（4）最终产品的储存与运输

为了降低经营成本，各个责任区不得互相干预，工厂的扩建不受到相应建筑物的限制。不清洁区域（如原料接收储存室、空的包装袋/箱、产品的储存车间）和清洁区域（即对卫生条件有特殊要求的加工包装车间）应该准确地标出。尽量保持原料验收与原料初加工之间、包装材料与包装设备之间、辅助系统与加工设备之间的最小距离。在一些情况下，推荐使用一些小型制冷室和一些特殊的制冷设备。而在其他情况下，使用集中的压缩机室将更合适。蒸汽产生和供应装置通常是集中的，那么锅炉房应与蒸汽消耗点尽可能接近。

9.2　厂房

9.2.1　厂房设计

外墙应有良好的密封结构，可抵抗病虫害侵入，使鸟类无处栖息或筑巢，还可预防外部车辆的直接撞击。工厂的地面高于外部地面，可有效防止污染物（泥浆、泥土、异物等），特别是车辆（铲车、原材料配送车辆等）的直接进入。紧紧密封的墙顶部（天花板和屋顶）和底部（基础和地板）可防止污垢、灰尘和害虫进入车间。外墙防水板可防止外墙底部损坏和腐蚀，因此，该外墙的设计可全面保护产品免受污染。

一些啮齿动物可以垂直挖洞 1 m 以上，这就要求外墙基础至少低于地面 600 mm。如果旧厂房的已有地基太浅，不能阻止老鼠向下挖洞，则建议在现有外墙或地基内置一个至少低于地面 600 mm 并向外延伸 300 mm 的地基，形成一个"L"形状。

鼠类还可沿着房屋外立面的落水管内外立面攀爬到屋顶，进入建筑物内。在落水管的下端加集水管，上端加铁皮球或网罩（网目孔径不大于 6 mm），可防止鼠类从管内攀爬，这个方法也适用阴沟或通风管道。在不影响车辆、行人出入的前提下，在低于窗台或支管等高度以下安装挡鼠板，以防止鼠类从此进入建筑物。挡鼠板为锥形或圆形，伸出落水管 300 mm。管道和电缆进出室内处，要装挡鼠板或用铁皮、水泥密封，防止鼠类侵入。

地基下方要建一条 60 cm 深、外伸 30 cm 宽的防鼠缘，用于防止老鼠从水泥地板下打洞、咬破较松的接合面进入车间或者从排水道进入车间。墙内应避免有洞，电动机的壳子、通风烟囱应该有足够的遮蔽措施以防止鼠类进入。要注意，鼠类能从小于自己身体直径很多的缝隙中钻过，如小鼠能钻过直径为 6 mm 的小孔，挪威大白鼠（体积最大的鼠）可以从直径 12 mm 的洞中钻过。

给排水系统应能适应生产需要，设施应合理有效，经常保持畅通，具有防止污染水源和鼠类、昆虫通过排水管道潜入车间的功能。

下水道的鼠类常常通过砖缝、破碎的管道、雨水排放管道或排污水沟与主管道、楼板或地平之间的接缝等处打洞到地面，进入建筑物内。因此，必须密封电缆、排水渠和公共设施等通过基础墙和地板可能形成的缝隙。

如果管道完整无缺，鼠类也可以从管道内部攀爬而上，从没有加盖的地漏或马桶中进入室内，或从管道内部攀爬到屋顶、从没有铁丝网罩的气孔进入室内。因此，通向车间外的管道入口处设计成弯管的样子，可防止啮齿动物沿着内壁潜入车间。假如未设计成弯管式，也可以在外侧出口处安装铁丝网，网孔直径不大于 6 mm，这个方法也同样适用于通风管顶部或与外界相通的任何出口。

下水道的检查口、盲端和废弃支道等还是鼠类筑巢、繁殖后代的场所，这些与外界相通的入口必须定期检修。所有的盲端都要堵死，废弃的排水管及其侧支要么填充混凝土，要么清理掉，并将暴露于车间的接口用铁皮或铁丝网罩盖紧。任何雨水渠都应覆盖严实，并定期清理淤泥和树叶。

9.2.2　车间分区

食品工厂生产车间的车间分区是工厂设计的重要内容之一，与工厂投产后生产的产品种类、产品质量、新产品的开发、产品产量和质量的调节、经济效益、原料综合利用等有很大关系，并且影响到工厂整体布局。车间分区必须与土建、给排水、供电、供汽、通风采暖、制冷、安全卫生、原料综合利用以及"三废"治理等方面取得和谐统一。车间分区布置一经施工就不易改变，所以，在设计过程中必须全面考虑。

生产车间分区包括平面分区和立面分区。平面分区要把车间的全部加工设备在一定的建筑面积内做出合理安排，按一定的比例，从俯视角度径直画出生产车间的设备平面分区图。为解决平面图中不能反映的重要设备和建筑物立面之间的关系，还必须画出生产车间剖面图，在管路设计中另有管路平面图、管路立面图及管路透视图等。

生产车间分区的原则如下：

（1）要有全局观点，符合总体设计要求。包括生产的要求，本车间在总平面图上位置的要求，与其他车间或部门的关系，以及有利于发展的要求。

（2）车间设备布置时，应使设备能够灵活调动，满足多种生产的可能，并留有可用于设备更换的适当余地。同时还应注意设备相互间的间距及设备与建筑物的安全维修距离，保证操作方便，维修装卸和清洁卫生方便。

（3）除某些特殊设备按相同类型适当集中外，其余设备要尽量按工艺流水线安排。

（4）要尽可能利用生产车间的运输空间，各工序间要相互配合，保证各物料运输通畅，避免重复往返，合理安排生产车间各种废料排出，人员进出要和物料进出分开。

（5）对空压机房、空调机房、真空泵等既要分隔，又要尽可能接近使用地点，以减少输送管路及损失。对散发热量、气味及有腐蚀性的介质，要单独集中布置。

（6）应注意车间的采光、通风、采暖、降温等设施。必须考虑生产卫生和劳动保护，如卫生消毒、防蝇防虫、车间排水、电器防潮及安全防火等措施。可以设在室外的设备，尽可能设在室外并加盖简易棚保护。

9.2.2.1　步骤与方法

食品工厂生产车间平面设计一般包括新设计的车间平面布置和对原有厂房进行平面布置设计。步骤如下：

（1）作出设备清单（见表 9-1）及工作室等各部分的面积要求。

表 9-1　××食品厂××车间设备清单

序号	设备名称	规格型号	安装尺寸	生产能力	台数	备注
1						
2						
…						

（2）对设备清单进行全面分析整理，分出笨重的、轻的、固定的、可移动的、几个产品生产时共用的、某一产品专用的以及质量等说明。对于笨重的、固定的、专用的设备应尽量排在车间四周，轻的、可移动的、共用的设备可排在车间中央，在更换产品时方便调换设备。

（3）确定厂房的建筑结构、形式、朝向、跨度和宽度，绘出承重柱、墙的位置。一般车间长 50~60 m 为宜（不超过 100 m）。在计算纸上画出车间长度、宽度和柱子的具体位置。

（4）按照总平面图，确定生产流水线方向。

（5）利用计算机绘制草图，用方形或设备平面外形表示生产设备，尺寸应按比例缩小，排出多种方案分析比较，以求最佳方案。

（6）对草图进行讨论、修改，对不同方案可以从以下几个方面进行比较：

①建筑结构造价；

②管道安装（包括工艺、水、冷、汽等）；

③车间运输；

④生产卫生条件；

⑤操作条件；

⑥通风采光。

（7）将生活室、车间办公室绘入草图。

（8）确定剖视位置，画出车间主要剖面图（包括门窗）。

（9）审查修改。

（10）绘出正式图。

9.2.2.2　对建筑设计的要求

车间工艺布置设计与建筑设计密切相关，在工艺布置过程中应对建筑结构、采光、通风、防虫等问题提出要求。

（1）对建筑外形的选择要求

根据生产品种、厂址、地形等具体条件决定，一般所选的外形有长方形、"L"形、"T"形、"U"形等，其中以长方形最为常见，其长度取决于流水作业线的形式和生产规模，一般在 60 m 左右为宜，以利于流水线的排布，并应使车间内立柱越少越好。生产车间的层高按房屋的跨度（食品工厂生产车间常用的跨度为 9 m、12 m、15 m、18 m、24 m 等）和生产工艺的要求而定，一般以 4~6 m 为宜，单层厂房可酌量提高。

国外生产车间柱网一般 6~10 m，车间为 10~15 m 连跨，一般高度为 7~8 m（吊平顶 4 m），亦有车间达 13 m 以上的。

（2）对车间布置的要求

性质不同的食品，应在不同的车间生产；性质相同的食品在同一车间内生产时，也要根据不同的用途而加以分隔，如车间办公室、车间化验室、生活间、工具间、空压机房、真空泵房、空调机房等，均需与生产工段加以分隔。在生产工段中原料预处理工段、热加工工段、精加工工段、仪表控制室、油炸间、杀菌间、包装间等均在相互之间加以分隔。

9.2.3　天花板、墙壁、门窗、地面

对地面、墙壁和天花板的正确建造、修理及清洁是一项有效的卫生计划的重要组成部分。

对地面和墙面进行选择时考虑食品区域的特殊需要，包括：卫生、安全、耐用、舒适和成本。食品制备区、储藏区（包括干燥储藏区、步入式冷藏库）和洗刷区要求有平滑和易于清洁的表面。地面覆盖物、墙、墙面覆盖物和天花板要使用没有吸附性的材料，该材料应没有容纳污垢的裂缝或缺口。针对水、清洁剂及反复擦洗造成的损坏和退化，所选择的表面材料要有较强的耐受力。

（1）天花板和墙壁

食品制备区、洗刷区、步入式冷藏库和卫生间的墙面和天花板必须平滑、无吸附性和易于清洁。亮色调可增强这些区域的人工照明，使污垢易于被发现以便更好地清洁。在经常清洁的区域、墙面或墙面覆盖物要用瓷砖、不锈钢或玻璃纤维等材料制成。混凝土、渗水的木块或砖只能用在干燥的储藏区，如果用于其他区域，必须采用抛光、密封的方法使它们具有平滑、无吸附性和易清洁的特性。

在食品加工企业中不允许使用假天花板，因为它有可能成为昆虫和其他污染物的寄生场所。在安装悬吊式天花板时，其要求与铺设地板一样，应该与下面的加工区域密封隔绝。如果需要在天花板上铺设动力运转系统、空气处理管道和通风系统，那么就应该设置一条狭窄的通道，以便于维修人员进行检查或维修。天花板上方的空间要保持一定的高压以避免灰尘渗入。天花板的结构通常是光滑的水泥板，并带有填塞好接缝的外露双 T 型结构。加工区上方的结构钢不能暴露在外，应该将其埋入水泥、花岗石等物中以避免其收集空中的灰尘、残渣或成为啮齿类动物的跑道以及昆虫的避难所。由于金属的传热速率很高，其表面容易凝结水珠，而且金属的热胀冷缩作用能破坏交接处勾缝材料的性能，导致昆虫寄生，所以天花板上不能安装金属嵌板。此外，也不能采用玻璃纤维制作天花板，因为啮齿类动物能在其中生活繁殖。比较受欢迎的隔热材料有聚乙烯泡沫、泡沫玻璃和其他填充物。石棉有害，故禁止使用。

（2）门窗

害虫和以空气为传播媒介的污染物常通过门进入车间。双层门能够减少害虫和污染物的进入。如果在门外安装风幕，便可进一步提高卫生水平。风幕应该具备一定的风速（最小为500 m/min）以阻止昆虫和空气污染物的进入。风幕的宽度必须大于门洞的宽度以便于进行彻底吹扫。风幕的开关应该直接与门开关相联，以保证门一旦打开，风幕便开始工作，并持续到关门为止。

由于窗子容易破损，常受到害虫、灰尘和其他污染源的污染，因此是工厂卫生管理中的重要环节之一。在环境控制较好和照明充足的地方，可以不设置窗子。定期修理、清洗和填补能提高窗子的使用寿命。安装固定窗和不会破碎的聚碳酸盐制成的窗能够减少许多麻烦。外窗台应该倾斜 60° 以防止鸟类栖息和灰尘积聚。一般认为，将窗子与外墙面齐平安装，内窗台倾斜 60° 的设计形式较好。也有些政府要求窗子的设计必须符合地方防火法规的规定。

（3）地面

在食品制备区和洗刷区推荐使用的地面材料有：水磨石、石质瓷砖、沥青瓷砖、人造瓷砖，也可以使用混凝土，但必须用环氧树脂或类似的材料对其进行封闭处理使之耐用并没有吸附性。

在食品生产区和洗刷区避免使用木材、乙烯基塑料和地毯。这些材料不易清洁并且易于吸收水分、污垢和其他形式的污染物。美国 FDA《食品法典》还禁止将地毯用于食品制备区、步入式冷藏库、洗刷区、放置洗手池、坐便器和小便池的卫生间、垃圾存储间及其他易潮湿区域等场所。

采用水冲洗法进行清洁的地面需要有引流的坡度。另外，地面和墙面拐角须经内凹弧形化设计并密封。弧形饰是在地面和墙面之间内凹弧形密封的边缘，它能消除那些使清洁变得困难和无效的死角或沟槽。在那些使用水清洁法以外的方式对地面进行清洁的食品经营企业，墙面与地面之间的接缝必须不超过 1 mm 并且必须进行内凹弧形处理。

失足滑倒和坠落是食品经营企业中最常见的事故。在许多例子中，光滑的地面会导致人员受伤和设备损坏。为保护员工的安全，在需要的地方应使用垫子或其他形式的防滑覆盖物。这些设施也应是不渗透、无吸附性和易于清洁的。美国 FDA《食品法典》禁止将锯末、硅藻土或类似的材料用于地面，除非是少量地用它们来吸收洒落的液体并且随即进行清理。

9.3　个人卫生设施

9.3.1　更衣间

（1）更衣间设施

更衣间应设数量足够的储衣柜或衣架、鞋柜，衣柜之间要保持一定距离，离地面 20 cm 以上，如采用衣架应另设个人物品存放柜。

（2）要求

清洁程度要求不同的区域应设有单独的更衣间，个人衣物与工作服应分别存放，不能造成交叉污染。更衣架和鞋架不能靠墙。储衣柜、鞋箱材料采用不易发霉、不生锈、内外表面易清洁的材料制作，保持清洁干燥。更衣柜应有编号，柜顶呈 45°斜面。更衣室应配备紫外灯等空气消毒设施，并保持通风良好。易腐败即食性成品工厂的更衣间应与洗手消毒室相近。

9.3.2　洗手消毒设施

在本书的前面几章均提到了食品从业人员的手在造成污染和交叉污染来源上有重要意义。食品从业人员必须知道为了安全地完成工作应该何时、怎样洗手。方便的设置及恰当的装备是促使员工洗手的关键因素。将洗手处安放在食品制备区、食品分配区和洗刷区。洗手处的数量和安装上的要求通常由当地卫生或管道工程法规规定。

洗手处必须装备有带压运行的冷热流动水、肥皂和干手工具。洗手处必须通过混水阀或混合器提供水温不低于 38℃ 的热水。如果使用自动关闭开关、缓慢关闭开关或计数开关，那么它们必须在不需要重新激活的情况下提供持续至少 15 s 的水流。为每个洗手处配备容纳肥皂液或肥皂粉的分配器。监督管理机构常常不鼓励使用肥皂棒，因为它能被细菌和污垢污染。

个人一次性的毛巾和干手器是推荐的干手工具。大多数地方卫生部门不推荐发放可回收的布毛巾，因为它造成污染的机会太多。被员工反复用来擦手的公用布毛巾也被禁止使用。洗手处应保持清洁并进行良好维护，千万不要用作其他用途。同样重要的是，要记住制备食物和洗碗用的水池一定不要用来洗手。

9.3.3　卫生间

卫生间设施是所有员工都需要的。从业人员专用卫生间的位置应该方便使用并且在工作中随时可以进出。离工作区域很近的卫生设施可以促进员工养成良好的个人卫生习惯，降低生产损失并使员工能就近管理。建筑内的卫生间必须完全封闭并具有能自动关闭的密封门。用于建造卫生间及其固定设施的材料必须耐用，易清洁。卫生间区域的地面、墙面和固定物必须很好地清洁维护。每个卫生间应提供纸巾，配备易于清洁的废物箱，而且女用卫生间应该至少有一个带盖的容器。

卫生间区域中的卫生条件恶劣，能传播疾病。不洁的卫生设施也可对店员的态度和工作习惯产生不良影响。将这一区域列入日常的清洁计划中以保证其处于良好的清洁保养状态。千万不要在卫生间储藏食物。

9.4　给排水设施

给排水设施（表 9-2，表 9-3，图 9-1）

9.5　废弃物处理设施

废弃物处理设施

9.6　供电与照明设施

供电与照明设施（表 9-4）

9.7　通风和温控设施

通风和温控设施

9.8　设备的卫生设计

9.8.1　卫生设计的目的

（1）保障安全

良好的卫生设计可以防止产品被污染，保护消费者的健康。食品污染源可能有微生物（如致病菌）、化学制品（如润滑剂、清洗剂）和机械制品（如玻璃、螺母）等。不好的设备设计，可能导致产品召回、产量下降甚至停产的后果。物理性污染物，如塑料片，虽然影响食物卫生，但是很少受到媒体注意；天然的物理污染物，例如玻璃或腐蚀性的 CIP 清洗液引起的危害更加严重；大多数人关心的是致病性微生物，例如李斯特菌或大肠埃希氏菌，这些致病菌在生产过程中有可能污染产品，并在适宜的条件下非常迅速地繁殖，因此必须避免与食品直接接触的设备有缺口和裂缝，以防止微生物在其中生长和繁殖。

一切设备系统和周围场所必须符合安全和卫生法规要求：①没有滞留液体或残渣的凹陷及死角；②可以防止混入杂质；③与外界隔离；④零件、螺丝、插头和螺帽等不会因震动而松离；⑤投入原料及排出产品均能卫生操作；⑥构造面可防止害虫侵入。

（2）便于清洗

显然，清洁的本质就是防止污染。如果产品残渣积累，微生物能以此为营养迅速繁殖，使本来就难清洗的设备不得不提高清洗的频率、使用更加高效的清洗剂和增加清洁去污环节或程序，结果导致费用增加、合格产品减少、设备寿命缩短和产生更多的废水。为了更有效地清洗设备，设备的表面必须保持光滑，没有裂痕、尖角以及突出的部分。设备的设计必须考虑易于清洗。所有与产品接触的表面应便于检查和机械清洗；各部件要便于拆开，以达到彻底清洗的要求。所有设备在首次使用之前，先进行清洗和钝化（对能与产品反应的表面进行灭活处理），在某些情况下，由于设备某部分的变化需要进行再钝化。设备必须安装在易于操作、检查和维修的场地，其环境应易于清洗，以保证卫生，从而使产品受污染的可能性减少到最低程度。部件结构（支柱、曲柄、基座等）设计时，对集污的可能性必须减少到最低的程度。

（3）便于检查

实践证明，检查、测试和检验卫生设计的质量是非常重要的。在设备的维护保养以及生产过程中，经常需要检查清洁度，因此，设备设计时必须确保设备中的相关区域便于检查。

9.8.2　设备结构与材料

食品直接接触材料必须满足一系列要求，在工作条件（包括不同的温度、压力、清洗剂和消毒剂）下，保持惰性，且耐腐蚀、无毒、机械稳定、光滑和易于清洗，我国与此相关的标准为《食品安全国家标准　食品接触材料及制品生产通用卫生规范》（GB 31603—2015）。食品非直接接触的材料则应机械稳定、光滑和易于清洗。选用食品接触材料时，需考虑两个方面：一是无毒，所有应用于食品加工的材料必须证明其安全后才可实际应用；二是材料表面应足够光滑以便于清洗，表面粗糙度（Ra）应为 0.8 μm。

（1）金属材料

食品加工中可供使用的金属种类非常有限，主要使用不锈钢。在某些设备的结构材料中会使用奥氏体不锈钢，因其有良好的抗腐蚀性和易于清洗消毒。食品加工中常见的奥氏体不锈钢为 AISI-304（即钢中含约 18% 的 Cr 元素、8%~25% 的 Ni 元素、0.1% 的 C 元素）和 AISI-316（即钢中含约 17% 的 Cr 元素、12% 的 Ni 元素和 2.5% 的 Mo 元素）。当选择易切割的不锈钢时，应确保这种不锈钢中不含铅和硒。实际上，食品加工设备的供应商大多采用 316 型的不锈钢，但是某些特殊的设备如板式热交换器，会使用多种材料。

在多数实际应用中，奥氏体不锈钢具有较理想的使用寿命，但是它也有缺点，其中最主要的问题是其对于各种形式的局部腐蚀非常敏感，而对同一种原因引起的全面腐蚀的抗性却很好，这使奥氏体不锈钢表面这层坚韧的氧化膜在大多数情况下提供了很好的耐腐蚀性。但是，在这层氧化膜局部磨损的地方，例如发生磨损或摩擦磨损而不能自我修复时，若再受到强烈的局部攻击时，往往会造成较轻金属的损耗和组件故障。发生局部腐蚀的四种最常见的形式为点蚀、裂隙腐蚀、沉积腐蚀、应力腐蚀。另外在适当的条件下运作，腐蚀疲劳仍是一种可能的失效形式。不锈钢的局部腐蚀通常与环境中存在的卤离子有关，食品加工业中通常是氯化物。

如何选择合适型号的不锈钢取决于产品的耐腐蚀性（特别要注意含氯的流体会导致点蚀、应力腐蚀开裂）。AISI-304 在不含任何氯化物的情况下应用广泛，而含氯化合物会导致其腐蚀。如果有氯存在的情况下，可使用含钼（有时候是钛）的 AISI-306 型不锈钢。AISI-316 和 AISI-316L 适用于工作温度适中（<60℃）的含氯设备和管道。AISI-316 型不锈钢在 60℃ 以下不会因为氯的存在而发生腐蚀，而在 60~150℃ 温度范围内则会发生腐蚀。AISI-316 适用于设备的部件，如阀门、铸件、转子、轴等，而 AISI-316L 则被用于管道和容器，因为它能增强可焊接性。AISI-410、AISI-409 及 AISI-329 不会受到应力腐蚀开裂，因此可作为特殊设备的材料。铝合金的抗腐蚀性不佳，通常应避免其作为与食品直接接触的材料。当使用铸镍或铸铁的设备时，镀层必须可靠且完整，在使用条件下，镀层不能污染食品，且对食品级消毒剂有耐腐蚀性。

钝化是不锈钢的重要表面处理过程，可以有效地保证不锈钢产品表面抵抗腐蚀。不锈钢具有抗腐蚀的性能是因为在其表面有一层既薄又不易损伤的铬氧化膜，使得不锈钢具有“不锈”的特性。不锈钢表面的钝化膜是由铁、铬和一些钼的氧化物混合组成的。如果不锈钢是既干净又干燥的，在空气中可瞬间形成铬氧化膜。但如果产品的接触表面不干净或含有表面缺陷，那么将不会形成完整的氧化膜。钝化过程包括：机械清洗，脱脂、去油，检查，钝化（浸泡或喷雾），漂洗。清洁和脱脂能除去表面的污染物，并在钝化前的检查阶段来验证清洁度。局部钝化可采用硝酸浸泡或喷雾的方法。使用氧化性酸（如硝酸）进行钝化的目的有两个：一是酸能溶解高碳钢；二是氧化性酸能保证得到一个均匀清洁的表面且使惰性的铬氧化膜稳定。

（2）塑料

塑料应用于众多领域，经常被用作保护工具，又因其可塑性和耐腐蚀性，可作为软管实现金属管道之间的连接。但值得注意的是，某些塑料具有多孔性，可能吸收产品的组分并藏匿微生物。塑料类型多样，无法拥有同不锈钢一样明确的标准。在食品工业中应用的塑料，必须是食品级材料，且要求提供批准的认证细节和展示在适当情况下的正确使用协定。"污染转移"是指食品扩散至塑料中，随后塑料转移至食品，而溶有塑料的这部分食品又回到原食品中。因此，必须确定扩散率和机械性能的变化。再者，一些清洁剂会破坏塑料，因此需要选择合适的清洁剂。

随着时间的推移，塑料在特定的化学环境中会降解，且机械应力会加快降解过程，并导致环境应力开裂（ESC）。加速试验可以帮助我们选择合适的塑料，但加速试验需要进行验证，即推断预测性和有效性。特定塑料应适用于特定的操作条件并符合预期的寿命，如纤维增强复合材料（FRP）和玻璃纤维增强塑料（GRP）被用于储存原料。

常用的易于清洗、可应用于卫生设计的塑料包括聚丙烯（PP）、不加增塑剂的聚氯乙烯（PVC）、聚乙缩醛、聚碳酸酯（PC）、高密度聚乙烯（PE）等。使用聚四氟乙烯（PTFE）应当特别注意，因为它具有渗透性并很难清洗。任何暴露的塑料添加物（如玻璃、碳纤维和玻璃珠）不应该接触到产品，除非添加物和塑料之间的黏合物无法渗透到产品中。

（3）合成橡胶

橡胶是食品材料和设备中应用最广泛的材料之一。橡胶具有高弹性，即去除压力可以恢复到原形的能力，使橡胶材料广泛应用于垫圈、盖、软管制造。合成橡胶有许多成分，如弹性体（橡胶）、矿物填料、增塑剂、活性剂、抗氧化剂、催化剂、硫化剂。橡胶的性能主要来源于弹性体，弹性体由不同来源的重复结构形成的长分子链组成，如 NR（天然橡胶）、EPDM（三元乙丙橡胶）、CIIR（氯化丁基橡胶）、NBR（丁腈橡胶）、SBR（丁苯橡胶）。

目前，编制合适材料的标准非常困难，这主要是因为生产供应商之间没有生产橡胶的相关标准，如精确的化合物配方、搅拌周期和固化等；材料可能遇到的特定条件有很多，比如温度范围、臭氧、紫外线、脂溶性等，也与最终黏附的材料的种类及加工处理的方式有关。弹性体的种类丰富，每个种类中又包括多种，而每种都可能有不同的机械和化学性能。因此，为了高效地选用橡胶，可进行加速试验。但是，人们还不能科学地解释加速寿命试验的原理。因此，特定的弹性体化合物应评估其特定的加工条件和预期寿命。

许多文献提供了橡胶在单个条件下的信息，如压力、温度的影响等，然而实际上橡胶受到压力和温度的综合影响，通常情况下没有考虑到这种可能。了解高温和高压的共同作用会导致橡胶提早失效是很重要的。弹性橡胶在食品工业中主要用作密封圈、垫圈和接头密封环，一般使用 EPDM、NBR、硅胶、氟橡胶（后两种可用于高温180℃）。

综上所述，所有与食品表面接触的材料都应该是惰性、无毒、不渗水、无吸附性、不可溶解的。在设计和制造过程中要将材料及其耐腐蚀性结合起来考虑。不锈钢一般选用常用的304、316 等符合食品安全要求的型号，通常以 304 使用最多。不锈钢最大的缺点是易受到局部侵蚀（如点蚀、裂缝腐蚀、镀层侵蚀、应力腐蚀），因为通常情况下形成的可以保护不锈钢不受侵蚀的惰性氧化膜会造成局部断裂。这种局部侵蚀通常与含有氯化物的环境有关。用于制造垫圈、密封圈和 O 型环的人造橡胶或塑料，必须和机身的要求一致，能经受住运行条件的考验。有时为了使密封圈容易拆卸而使用的润滑剂必须是食品级的。任何黏合剂都必须是无毒的。

在某些情况下，尤其是在处理含氯化物的高酸性食品时，塑料优于不锈钢。刚性管道最常使用的材料是聚氯乙烯（PVC）、丙烯腈-丁二烯-苯乙烯共聚物（ABS）和聚丙烯（PP）。塑料管比不锈钢管轻、便宜，但是允许使用的最高温度却低得多（低于 100℃），而且其支撑物需要防止下沉变形。塑料材料比不锈钢具有更强的热膨胀性。弹性管和软质管可由聚氯乙烯、乙烯基醋酸纤维、低密度聚乙烯、尼龙、聚四氟乙烯或是加固了的天然或合成橡胶制成。后两种材料主要用于酿造和乳制品工业的排空以及灌装油槽汽车的使用。

在食品工业中，橡胶是在材料和设备中应用最广泛的材料之一。橡胶代表了具有高弹性（弹力）特性的一类材料。例如，从原材料上去除施加的压力后可以恢复到原有外形的能力。因为这个原因，橡胶被认为是最好的制造垫圈、盖、软管的材料。陶瓷往往只用于高度专业化的领域，如在旋转设备中作为机械密封物质。由于玻璃易于破损，因此，通常不提倡使用；如果要使用玻璃，那么其表面必须用塑料涂层进行保护。

用于固定垫圈的胶黏剂不允许含有毒性物质。人们应该严格遵守设备供应商提供的使用方法来使用这些垫片。如果没有按照供应商的指导使用，黏合剂将会引起不锈钢的局部性腐蚀。所有的结合必须非常牢固，以确保胶黏剂不会脱离与它黏合的基础材料，胶黏剂必须稳定，在食品加工中能耐受一定的酸碱度、温度等。

绝缘材料不能被外部环境浸入的水润湿（如冲洗，或冷表面的凝结水）。浸入水可能导致氯离子在不锈钢表面的积累，造成应力腐蚀、开裂或孔蚀。绝缘材料的选择不当也会造成氯离子的释放而发生腐蚀。浸入水将促进微生物的生长，增加微生物污染的风险。

在一些特殊的情况下可使用木材，如在相对湿度调节成微生物生态（如奶酪催熟、酒和醋的生产等）发挥有利作用的情况下采用；如果其他材料不具有木材特有的机械性时，也可使用木质材料，如屠户使用的木制砧板。木制品表面必须进行有效的清洁和消毒，因为微生物能利用表面的残留物作为营养物质而生长繁殖，一般屠户清洗使用过的木制砧板后，通过在砧板表面撒上一层食盐来预防微生物生长繁殖。另外，木材的碎片还可以导致物理性污染。

9.8.3　设备设计中的风险评估

食品加工设备是为了某种目的而设计和制造的，在实际生产中，这意味着不同的卫生设备需要不同的卫生设计水平。例如，一台生肉的搅拌器不需要设计成与纯熟肉搅拌器一样的卫生水平。同样，添加防腐剂的设备通常拥有比灌装机的设计更为严格的卫生要求或标准。卫生设计标准与危害转移至最终产品的风险性相关。

所吃食物的安全风险很大程度上取决于产品的加工方式、保藏的温度以及消费者在使用前的烹饪步骤。例如，一个保存很好的食品，如密封、干燥，或者在食用前彻底烹调的食品，几乎不可能引入微生物污染。但是，食品在加工过程中还有可能引入非微生物危害，例如，物理危害（玻璃、塑料、金属等）或化学危害（润滑油、清洗剂、杀虫剂等），卫生要求决定了食品加工设备设计师和制造者必须关注下述问题：确定设备的工作程序；确定与食品生产相关的危害；采取措施除去危害以降低食品安全风险；采取方法确保可能随之发生的其他危害减少至可接受范围内；确认消除危害或减少风险的可行性；描述残渣的风险和保障设备安全运行所必需的其他预防措施。

要帮助设备制造商解决上述问题，以便用有效的方式预防在食品生产过程中引入危害。食品生产商应该对设备制造商提出以下要求：

（1）设备的功能

即设备是否仅用于一个具体过程，满足特定目的，可从哪几方面识别危害，或者设备属通用型的，可用于许多产业，能为各种各样的产品使用，例如泵。

（2）被处理的产品类型

即产品是否已经被污染（例如原材料），是否按要求保存或者是否无菌。

（3）产品深度加工的程度

即产品被加工出来，随后会有一个深加工的过程，如消除危害（如热处理）或对最终产品有意义的加工过程。

（4）净化和检查的程度

即每次用完之后设备是否得到清洗和检查。定期检查的频率，如每天还是每周检查。

（5）机器的使用

即设备是经常使用，还是偶尔才使用；它是否是为不间断高强度的使用设计的；它是否容易被损伤。

风险评估的描述通常有下述几项内容：①满足最低生产目的要求的设备一定要确保安全，这可能包括对个别危害的控制，例如没有玻璃的设备；②符合当前所有最优标准卫生设计的设备，尽管它需要拆下来清洗，但是它适合大部分食品的生产；③符合当前所有最优标准卫生设计的设备，清洗时无须拆卸；④符合当前所有最优标准卫生设计的设备，根据特殊加热去污或化学去污过程而设计，并且可以防止微生物污染，因此，适合无菌食品的生产。

使用高卫生要求的设备生产低风险食品是可接受的（尽管不一定划算），但反之则不行。为了保障食品的安全性，不能用低端的设备处理高风险或无菌食品。

9.8.4　设备的结构

（1）转角、缝隙和死角

设备转角必须很好地打磨成圆角，以便于清洗。圆角的适宜半径应≥6 mm，最小半径为3 mm，必须避免锐角转角（<90°）。对于特殊设备，其锐角转角必须不断清扫，如凸轮泵。如果由于技术原因，锐角转角不能避免，那么角的半径必须<3 mm，这种设计用于补偿损失的清洗性能。如果用作衬垫角，这个角必须是锐角，用以在与产品和垫圈界面最接近的部位形成一个足够紧的衬垫。边缘需要去除毛刺。

（2）紧固件

最常见的失败的卫生设计之一就是用不合适的紧固件，如螺母、螺栓和螺丝钉。紧固件的使用存在两个问题。首先是危险，它们可能在使用过程中逐渐松动，最终掉入产品中；其次是在与金属接触的过程中，会增加磨损，造成更多裂缝，导致产品残留。如果必须使用螺帽或螺丝钉，符合卫生设计要求以及安装它们的最理想的方式是将它们插于产品的背面。如果不是，它们的设计应该有一个圆顶头，以最大限度地减少产品的风险且便于清洗。

（3）封口

O 型封口几乎完全被金属部分包围，与产品接触面相隔离。但是，由于弹性体的体积、弹性体事实上已经完全封闭、弹性体和钢之间的热膨胀系数差等因素，弹性体内部会产生压力，进而加速老化，所以应该定期更换弹性体。使用金属制动装置可以确保微生物无法进入，并且在加热时可防止弹性体的损坏。为了便于清洁，动态封口也需要认真地设计。封口周围的空间应该尽可能大。朝向产品的一面应该禁止出现狭窄的环形间隙。因为动态封口仍然允许一些微生物通过，所以在无菌设备中须禁止使用这种设计。作为替代，可以使用襄形膜板来隔离封口和产品。如果不允许使用襄形膜板（比如转动密封），必须使用双重水封。封口中间的空隙必须充满抗菌液（热水、蒸汽或抗菌剂溶液）或无菌水。

（4）轴端

搅拌器、均质器、混合器或铣刀等设备可能会产生相当大的风险。必须禁止由金属对金属的触点产生的裂隙和凹槽内的死角。如果使用黏合剂来黏合金属，黏合剂和黏合产生的构件必须遵守固定接点的规则。毂、螺母和联结轴必须在控制压力下仔细密封。角（如毂、螺母等的）应该做成圆角并且水平倾斜。为避免螺旋接合，附件（如刀刃）应该焊接在毂上。轴承应该尽可能设计在产品接触区域的外面，这样可以防止润滑油对产品造成污染（除非润滑油是可食用的），也能防止因产品进入轴承而造成的故障。轴封必须设计得易于清洁。当轴承位于产品接触区域内部时（比如容器搅拌轴的底部轴承），应该可以拆卸，从而方便清洁。还有一点很重要，套筒上应该有一条上下贯穿的凹槽，方便清洁液通过。

（5）门、盖子和面板

门、盖子和面板的设计应注意防止污垢进入和积累。它们的外面应该是斜面，而且容易拆下清洁。如果使用铰链盖子，铰链必须可拆除或者易于清洗，并且要求能够防止积累产品、灰尘和异物（包括昆虫）。透过或附加在盖子上的管道、工具应该焊接在盖子上，或者仔细地封口。

（6）外缘

产品设备的外缘设计（即容器、滑道盒子）必须避免产品产生聚集，或者存在难以清洗的地方。开放的顶部外缘必须设计成圆形的或是倾斜的，以避免液体残留。

（7）传输带

不可拆卸的传输带表面和盖子会有污垢堆积并且不易清理。转动的枢纽同样会产生裂缝并且不容易清理，因此，方便清洁、盖子可分离的设计更有优越性。

9.8.5　设备连接系统

在食品加工设备中，管路系统对于每个加工单元中流体的运输是必需的，比如原材料的接收，在搅拌槽中的储存、发酵、热处理、装罐。管路系统中典型的部件是管道（管子、弯管、T型构件）、管道连接件、阀门和泵（表9-5）。食品工业中管路系统的卫生设计需要和常规的设计综合起来，以保证食品加工过程的安全性，这与一贯的工厂设计不同。卫生设计和加工的基本方面包括：材料和表面的卫生、排水能力、清洁度、避免死角。

表9-5 不同管路构造的优缺点列表

管路构造	特点	优缺点
独立的管道	每个容器都有自己的管路连接，容器的灵活使用不受限制	高度的灵活性；烦琐的操作过程；只需较少的程序设计；需要大量的管子和阀门
管道组	容器被聚集在一起，每组一次完成一道程序	灵活性受到限制；需要重复设计程序次序；在两组之间采用交互的操作程序可以避免这种限制；需较少的管子和阀门的数量
交叉管道	容器通过三通阀矩阵连接起来，每组一次可完成多个程序	高度的灵活性；只需较少的操作程序设计；需较少的管子和阀门的数量

管路系统应具有倾斜度1∶100的排水能力，管道组必须有足够的支撑，以防管道下沉变形。建议每隔3~4 m安装一个支柱。在关键点设置微生物检测也非常重要，尤其是在难以清洗的部位。

管路系统的卫生设计必须保证在清洗过程中，产品接触到的区域都能够被清洗到。在加工线安装阀门和设备时使用T型部件仍然是较常见的。卫生设计不应有凹槽装置避免造成隐藏的微生物残留。另外，凹槽、圆顶盖、润滑油槽、小凹痕、裂缝、缺口、尖角或螺纹都会影响清洗的效率。

为了保证清洁率，小于135°的内拐角处管道的最小半径应该是3.0 mm。更小的半径需要作出谨慎的估计，以保证在CIP（就地清洗系统）过程中，这些部分能被充分地清洗到。所有的边缘处都应采用倒角。要尽可能地避免螺纹的暴露，如果必须要暴露则应适当采取遮蔽措施，或者是采用被证明在常规的CIP过程中能清洗到的开放型设计，以防止产品的进入。同样，弹簧接触产品的地方，必须使用开路线圈型弹簧安装在设备上，保证在普通的CIP过程中清洗液能够容易地进入。

（1）管道连接

管道连接是设计的一个重要方面，要求易于维修保养、装拆方便、有较大的韧性。卫生的管道连接的基本要求应包括：可靠的严密性，避免细菌进入；易清洗；机械强度；方便操作保养。典型的连接就是两块金属部分被焊接在管道上，中间有一个聚合物垫圈。两个金属部分主要是通过法兰螺钉、V形夹钳或螺纹螺母连接在一起的，参数在表9-6列出。

表9-6 管道连接设计中的关键参考值

关键设计参数	建议
弹性垫圈材料	使用人造垫圈肖氏硬度70°（shore-A）
表面粗糙度	金属表面 $Ra \leqslant 0.8 \ \mu m$；垫圈表面尽量光滑
接触压力	最小 1.5 N/mm^2；最大 2.5 N/mm^2

续表

关键设计参数	建议
产品接触表面空隙	金属部分不存在空隙；垫圈不存在大于 1 µm 的空隙
摩擦力	避免在压缩机里流动
人造橡胶的热膨胀率＝15×不锈钢的热膨胀率	减少人造橡胶的体积；提供双向膨胀的可能性
不可压缩但可变形的橡胶	考虑容纳变形的空间
在产品一侧的垫圈凹口	最大 0.2 mm
在产品一侧的垫圈突起	最大 0.2 mm
人造橡胶的压力	避免张应力；最小压缩量 20%~25%
公差	临界区：半个法兰接头的位置、垫圈的压缩、内径
密封圈表面损害	保护表面避免受到损害

（2）密封件

对于零件间的紧密连接，密封件是不可缺少的。对于密封件的一般要求是：能承受处理时的温度和压力；能承受蒸汽灭菌；与制造的原材料兼容以及能抵抗产品和清洁、消毒所用的化学药品；在上面提及的所有温度和压力情况下对细菌具有屏蔽或阻隔性；能有大约一年的有效寿命。

密封件通常是用聚合物材料做成，膨胀性很高。典型的密封件材料描述见表 9-7。如果在封闭系统的设计时不适当考虑热膨胀，密封件可能遭受严重的损害。除了密封件会更快地老化而且变得不能被有效地清洁处理之外，它们还可能被折断，而且产品可能被人造橡胶材料的碎片污染。食品、CIP（就地清洗）的清洗液和卫生设施的蒸汽可能溶解一些聚合物材料。合适的材料和良好的封闭系统设计能很大程度地提高密封件的寿命。另外，密封件必须是具耐磨性的零件，而且一定要在固定的周期里替换使用。密封件也需要润滑油来减少摩擦。与食品接触的润滑物必须遵从 USDA H1 分类。

表 9-7　密封件原料的性质和使用

原料	性质和使用
三元乙丙橡胶（EPDM）	一般用途的材料；对 CIP 溶液和蒸汽具有良好的抗性；不适用于较高脂肪含量的产品，尤其是包含矿物油/脂肪的产品
HNBR 人造橡胶	一般用途的材料；抗脂肪、碱液和蒸汽；有足够的机械强度，防止出现磨损和裂缝；压缩形变不如 MVQ 和 EPDM
MVQ（硅）橡胶	适用于含脂产品；良好的压缩形变，尤其在低温情况下；对热酸的抗性有限
FPM 橡胶	对热水、蒸汽和热酸的抗性有限
聚四氟乙烯（PTFE）	普通抗性；必须用回弹性弹簧以支撑触点压力

除材料外，密封件的效能还取决于密封面的封闭情况。表面粗糙度的最大值 R 为 0.8 µm（Rz 大约 4 µm）。密封件须强加在用足够压力密封的零件上面。压力程度取决于密封件的弹性性能。例如，当使用一个 70° 肖氏 A 硬度的人造橡胶时，需要 1.5 N/mm² 的最小触点

压力。当人造橡胶垫圈被压缩为原始厚度的15%时可获得触点压力。推荐将压缩率控制在20%~25%以达到可接受的水平。此外，密封件的形状和设计也很重要。当拉伸应力过大或垫片因几何形状的不同而导致的压差过大时，密封件都有可能会出现裂缝。这通常发生在锋利的转角处。如果这些角落做成倒角，将高压到低压的过渡变慢，可以防止裂纹的扩大。

值得注意的是，密封件的设计也需考虑人造橡胶高于不锈钢的热膨胀性。如果密封件没有扩张的空间，温度的升高将导致人造橡胶变形和突出。理论上，当温度降低时，人造橡胶将会恢复到原始位置，但在实践中，由于温度和人造橡胶延伸变形，在摩擦力的影响和弹性性能损失下，这种形变的恢复会随时间的延长而降低。突出的人造橡胶将会吸附污染物或折断，从而污染产品。因此，必须控制暴露在产品处的垫圈区域尽可能地小。

合适的垫圈设计的主要特征是：产品接触面的最大变形度是20%；垫圈的功能部位最小限度地受热膨胀的影响；垫圈小部分暴露在产品处；轴肩的处理使垫圈具有一定硬度（同样使垫圈的小部分功能部位能往两个方向展开）。

（3）阀门

每个加工设备都需安装阀门。根据系统的大小，一个运输液体的管道设备能有数百甚至数以千计的阀门。在加工设备或车间中阀门具有许多功能：关闭、打开管道，切换、控制和在过度或不足的压力或者管道交叉点处不兼容介质情况出现时作保护作用。

对于阀门的一般主要卫生条件包括如下十一条：

①清洁度。所有与产品接触的表面必须清洁，特别注意支座和密封件。

②表面。表面粗糙度对清洁度有很大影响。表面粗糙度越高，所需的清洁时间也越长。原则上，产品接触面的处理会导致粗糙度 $Ra \leqslant 0.8~\mu m$。一个较粗糙的表面在某些情况下可被接受，但是必须清楚详细地说明偏离的表面粗糙度。

③材料。阀门（包括静态和动态的密封件）的材料，必须符合已实施的工序。

④几何结构。阀门设计必须确保在与产品接触的所有空间中都有充足的液体交换。除在生产和清洁处理时的液体交换外，液体流过时气泡不留在阀门中也是很重要的。因此，在产品区域、凹点、裂缝和间隙处，应该避免有锐利的边缘、螺线和死角。如果不能够避免死角，则需尽可能地将其缩短，并使之可被清洗到。如果清洁度取决于某个特定的程序（如CIP的流程方向），则必须清楚地指出这个程序。

⑤排水能力。至少有一个安装部位（无须拆除的）中，有能够完全将污水排出沟外的阀门。

⑥密封件。一个阀门的密封件的数量应该尽可能的少。必须采取措施来确保在所有的情况下密封材料的变形特性是可控制的。密封件变形太少同变形过多一样，都是不利的。

⑦弹簧。应该避免弹簧与产品接触。当弹簧与产品接触时，它们必须是最小范围的表面接触。

⑧泄漏检查。阀门的设计应该提供内部漏泄的快速外观检测，如通过隔膜阀和防混阀。除此之外，液体一定要流到产品区域。

⑨外表面。阀门的外表面应易于清洗。

⑩说明书。应该注释关于阀门的安装、操作、清洁和维护的全面资料和建议。

⑪微生物的不透性。对于无菌性应用，与产品接触的动态密封的移动轴必须包括一个环

境和产品之间的屏障，以避免微生物的入侵。密封件的双重配置最好设计为两个密封件的距离超过轴的冲程。如果不是这种情形，必须证明能够防止微生物入侵。对于无菌性应用，阀门的移动轴最好通过隔膜或波纹管与产品分离。

特殊阀门的需求类型是：

①隔膜阀和波纹管阀。通过大气的排出口或一个特定的检测泄漏系统可检测出渗漏。

②旋塞阀。旋塞阀不适合 CIP。使用说明必须明确说明清洁时需拆除旋塞阀。

③减压阀。这些阀门一定能自动排水到出口，以避免产品残渣的堆积。

④球阀。球端、遮蔽物和表面之间的区域一定是可清洁的。CIP 一般不用传统的球阀门。如果需要使用，球端、遮蔽物和表面之间的区域一定要完全与 CIP 流程结合。

⑤防混阀。防混阀被定义为在产品线中能形成一个独立的特殊区域，该区域能安全地排出产品和不相容的液体。该特定区域必须能排空到大气中、可清洁，且必须设计成泄漏不会导致压力积聚。

9.9　卫生设计的验证

食品生产加工设备的设计在卫生方面常常需要验证，以满足如下要求：①证明其符合食品卫生方面的法律、法规或规范的要求；②设备制造者用于检查设计的质量及其制造过程；③确保满足购买合同要求；④确定新的或改良后的设计不会与卫生学的设计标准相冲突。

验证的性质由下述因素决定：①设备的复杂性；②是开放式的加工设备（如传送带）还是封闭式的设备（如热传导）；③是用于食品生产加工过程的清洁过程前，还是清洁过程中，抑或是用于处理包装密封前的食物。

对于开放式、未处理净化好的产品的设备的验证方法比较简单，过程如下：①通过对二维或三维设计图的检查来验证其是否遵循卫生学设计原则；②检查设备本身，包括必要时对其进行拆卸；③检查制造设备的材料是否满足卫生设计标准的要求。

对于一些开放式的设备，上述验证方法也许是足够的，但是，对于更加复杂的设备，尤其是隐蔽地处理已净化好的产品的设备来说，需要更加全面的验证。食品企业中，最常见的卫生效果的验证包括巴氏杀菌效果的验证、高温杀菌效果的验证、防止微生物污染的能力验证和清洗效果的验证。

本章小结

在食品工厂生产全过程中，必须采取各种措施，严格控制可能影响食品安全与卫生的因素，为生产安全、高质量的产品提供一个卫生的生产环境。加工食品的设施和建筑的卫生设计是保证良好卫生操作规范有效实施的基本条件，食品加工所要求的卫生环境是与食品生产相关的空气、水、地面、生产车间、设备、生产处理系统、生产介质和人。在卫生设计过程中，首先需要选择无环境污染的场所，工厂的设计必须具备合理的给排水系统，合乎卫生要求的车间设计，尽量减少来自环境的污染。各种食品加工设备都必须具有光滑、无渗透性的表面以防止害虫侵入，还要考虑设备的结构、材料及对设备进行风险评估、验证，而且设备布局要合理。在加工生产中还应注意成品不得与原料或半成品接触、食品加工者的卫生等。此外，食品生产中所使用的原材料、食品接触面、设施和设备以及生产工艺技术等均可能引起食品污染。

思政园地

思政园地

思考题：

1. 在选择食品加工企业的厂址时，必须考虑哪些问题？

2. 设备设计中的风险评估的意义是什么？

3. 食品生产企业门窗和墙壁有哪些要求？

4. 食品生产卫生设计的意义是什么？

5. 设备的卫生设计的基本原则有哪些？

6. CIP 清洗系统有哪些优缺点？

思考题答案

第 10 章　食品工厂的卫生保持

10.1　员工卫生

10.1.1　员工健康与卫生

患病的员工不应该参与食品加工、不能接触食品以及加工食品的设备与器具。通过食品传播致病性微生物的人类疾病一般是呼吸道疾病（如感冒、喉咙疼痛、肺炎、猩红热、结核和牙龈炎）、霍乱、痢疾、伤寒和病毒性肝炎等。在许多疾病中，即使病人已恢复健康，但是导致疾病的微生物仍可能存在于人体内，处于这种状态的人通常被称为病原携带者。员工生病时，他们作为污染源传播病菌的潜能显著增强，在疖疮、粉刺、红斑、感染的伤口、眼睛和耳朵内外经常发现葡萄球菌，鼻窦感染、喉咙痛、咳嗽和其他感冒症状是体内病原微生物数量进一步增长的信号。肠道疾病（如腹泻和腹痛）的情况亦是如此，甚至在疾病症状全部消失后，某些致病性微生物仍继续存在于体内，因而有可能发生二次污染。例如，患沙门氏菌感染疾病的员工恢复后，细菌有可能在其体内存活数月之久。现已发现，肝炎患者在疾病症状消失后，导致肝炎的病毒能在其肠道中存活五年以上。为了阐明员工个人卫生的重要性，有必要了解人体不同部位作为潜在细菌污染源的作用。

（1）皮肤

器官具有四种主要功能：防御、感觉、热调节和排泄。就个人卫生而言，防御是一项主要功能。表皮（皮肤外层）和真皮（皮肤内层）是坚实、柔软、具有弹性的表层，具有抵抗来自外部环境损害的功能，与身体内其他部位相比，表皮不容易受到损害，这是因为表皮中没有神经组织和血管。表皮的最外层称为角质层，角质层细胞由 25～30 层组成，它们比其他细胞更加平坦和柔软，其功能是阻止微生物进入身体内部，角质层对暂居和常居微生物菌群的分布十分重要。每隔 4～5 d，这些组织就被内层新产生的细胞替换，并脱落下来。这些死亡细胞的直径为 30×0.6 μm，大多脱落下来的细胞会吸附到衣服上或传播到空气中。真皮是皮肤的内层，由相互联结的组织、弹性纤维、血管和淋巴管、神经组织、肌肉组织、腺体和导管组成。真皮的腺体分泌汗液和油脂，作为一个基本器官，皮肤通过不停地出汗，分泌油脂和脱落外层死亡细胞发挥其功能。当这些物质与外界物质（如灰尘、脏物和油脂）混合时，便形成了细菌繁殖的理想环境。这样，皮肤就成为细菌污染的潜在来源。随着分泌物的积累和细菌的不断繁殖，皮肤可能会发生过敏，食品加工者可能在摩擦和抓挠过敏皮肤的过程中将细菌传播到食品中。不正确的洗手方式和洗澡次数过少将增加随死亡细胞碎片而分散的微生物含量，污染食品并导致食品保质期缩短或食源性疾病。

　　如果食品加工员工是金黄色葡萄球菌或表皮葡萄球菌携带者，就有可能导致食源性疾病。这两种细菌存在于毛囊和汗腺的脏物中，它们能导致脓肿、疖和外科手术后伤口感染。在产生分泌物时，外分泌腺排出的汗以及皮脂携带着腺体中的细菌附着于皮肤表面并造成再次感染。

　　某些种类的细菌之所以不能在皮肤上生长，是因为皮肤作为一种生理屏障能分泌一些对微生物而言为异质的化学物质，抑制其生长。当皮肤清洁时，这种自我杀菌特性非常有效，表皮上的狭缝和空隙为微生物的生长提供了适宜的环境。细菌还能在毛囊和汗腺中生长。手经常到处触摸，与伤口、老茧以及大量微生物接触的机会很多。由于手与外环境的密切联系，不可避免会接触到污染的细菌。皮肤上的常居细菌通常存在于皮肤深层的毛孔中，毛囊腺分泌的脂类物质对这些菌落有保护作用，因此难以除去。皮肤常居菌群中的微生物多数为藤黄微球菌和表皮葡萄球菌，而暂居菌群主要为金黄色葡萄球菌。

　　不良的皮肤护理和皮肤上的小毛病，不但影响外观，还可能引起细菌感染，如疖和脓疱。疖是严重的局部感染，通常在表皮破损后，微生物渗入毛孔和皮脂腺时产生。皮肤的损害有可能是皮肤对衣服过敏造成的。当微生物（如葡萄球菌）繁殖并分泌出一种能杀死周围细胞的外毒素时就会引起皮肤肿胀和疼痛。机体对这种外毒素作出反应，在感染部位积累淋巴、血和组织细胞，并抵抗侵入细菌，通过形成一道抑制屏障来隔离感染部位。生疖时决不能去挤它。如果随意挤疖，感染可能会扩散到邻近部位，长出一簇疖。如果葡萄球菌进入血管，就可能随血液进入身体其他部位，导致脑膜炎、骨感染和其他意料不到的疾病。如果生疖的员工必须加工食品的话，就应该提高警惕，因为疖是致病性葡萄球菌的主要来源。接触疖或疱的员工应该使用手部浸泡消毒器以防感染。皮肤和衣着的清洁度对预防疖是十分重要的。脓疱是一种皮肤感染疾病，通常由大量葡萄球菌引起。不能保持皮肤清洁的年轻人经常患有这种疾病，这种疾病通过接触传播，容易扩散到身体其他部位。

　　（2）手指

　　当手接触不清洁的设备、污染的食品、衣服或身体的其他部位时都有可能污染到细菌。在这种情况下，员工应该利用手部浸泡消毒器以减少污染的传播。使用塑料手套也许是解决问题的方法之一。有些卫生专家坚持认为使用塑料手套可能会扩大污染，但这是一个有待讨论的问题，因为使用塑料手套有助于防止致病性细菌从手指和手部传播到食品上，而且对那些观察食品加工的人而言，用这种方式加工食品可产生良好的心理影响。手套的使用有利亦有弊。使用手套时能得到清洁的接触表面，只要手套没有扯破或裂开，那些隐藏在皮肤内外的细菌就不可能污染到食品上。但是，手套里面的皮肤由于毛孔闭塞，大量污染的汗液在手套内表面和皮肤之间迅速增加，因此手套不利于提高良好的卫生水平。

　　（3）指甲

　　指甲下面的脏物是传播细菌最简单的方式之一。指甲肮脏的员工绝不应该加工任何食品。用肥皂和水洗手可除去暂存细菌，利用抗菌剂或消毒剂能控制手上的常居细菌。临床研究表明，含有润湿剂的酒精能有效控制并除去暂存和常居细菌，而且不会导致手部过敏。

　　（4）珠宝

　　在食品加工和服务领域中，员工不应该佩戴珠宝，以减少在机器环境中的安全性危害。此外，珠宝也可能污染或掉落到食品中。

（5）头发

头发上具有一些微生物（特别是葡萄球菌），抓过头的员工应该在加工食品前洗手消毒并戴头套。食品加工领域应该将戴头套作为所有员工必须遵守的条件，并且应该在雇用时告诉新员工有关戴头套的必要性，能自由使用的头套应该戴在坚硬的帽子下面，"海外"型纸帽不能约束所有的头发，因此不符合良好卫生操作的要求。

（6）眼睛

眼睛本身一般没有细菌感染，但有时可能有轻度细菌感染，此时细菌会传播到睫毛上以及鼻子与眼睛间的凹痕内，只要患者用手揉眼睛就会使手被细菌污染。

（7）嘴

嘴和嘴唇上存在许多细菌，如果要求一位员工将嘴唇在皮氏培养皿内的无菌琼脂表面上压一下就能直观地验证这一事实。在唇印上长出的细菌菌落为细菌的存在提供了确凿的证据。打喷嚏时，有些细菌会传播到空气中或落到正在加工的食品上。此外，工作时应禁止吸烟。在员工（特别是患病员工）的嘴中能发现各种致病性细菌或病菌，打喷嚏时便将这些微生物传染给其他员工以及食品上。抽烟后口腔中的刺激性味道或患有感冒都会引起吐痰。吐痰不雅观，能传播疾病和污染产品，因此吐痰是所有食品加工企业都严格禁止的不良行为。刷牙能预防牙齿上细菌斑点的增长，减少员工将唾液或鼻涕弄到手上，进而将细菌传播到食品上而造成污染的程度。

（8）鼻、鼻咽和呼吸道

鼻与喉都比嘴更能限制微生物总数，这点归功于人体拥有的有效过滤系统。人体分泌大量黏液覆盖在鼻、鼻窦、咽和食道表面，形成了一层连续膜，将吸入的直径大于 7 μm 的微粒都保留在上呼吸道内。直径大于或等于 3 μm 的微粒有一半左右停留在呼吸道中，其余微粒则进入肺部。后者扩散并进入支气管和细支气管后被人体防御系统分解。在正常鼻黏液中能发现钝化病毒的介质，进入人体的病毒被这些介质控制。

有时微生物也能渗入黏膜并在喉及呼吸道中定居，在这些区域中经常发现葡萄球菌、链球菌和类白喉菌。其他微生物有时会停留在扁桃体中。流感是所有传染性疾病中最普遍的一种。一般认为流感由鼻病毒引起，在病毒首次袭击后，一般都紧跟着二次感染的攻击，因为初期疾病降低了上呼吸道中黏膜的抵抗力。二次感染由包括细菌在内的各种媒介引起，特别是患感冒的员工只要轻微地刮一下鼻子就能将细菌由鼻子传播到手上，进而传播到食品中。

患感冒的员工在刮过鼻子后应该洗手消毒。否则，这些细菌会污染正在加工的食品。打喷嚏或咳嗽时应该用肘或肩阻挡一下。鼻窦感染起因于鼻窦中黏膜的感染，由于黏膜肿胀和发炎，分泌物在堵塞的鼻腔中积累。随着鼻腔中压力的增加，患者出现头疼、发晕、流涕等症状，如果流鼻涕的员工必须处理食品的话，就应该采取预防措施。流出的黏液中存在感染物和其他微生物，如金黄色葡萄球菌。由于这个原因，员工在擤过鼻涕后应该洗手消毒，并且应该彻底控制自己不要打喷嚏。咽喉痛一般由链球菌引起。致病性链球菌的主要来源是上呼吸道中携带这种微生物的人。这些携带者通过黏液传播化脓性咽喉炎、喉炎、支气管炎。链球菌还能导致猩红热、风湿热和扁桃体炎。这些疾病有可能通过不良卫生操作传播。流行性感冒（通常称为流感）是一种急性传染性呼吸道疾病，开始时只有少数人患病，很快就发生流行性暴发，导致大批人患病。流感病毒通过呼吸道进入人体。由葡萄球菌、链霉菌、肺炎球菌引起的二次细菌感染有可能导致死亡。

这些疾病多数具有较高的传染性。因此，凡是感染了其中任何一种疾病的员工都应该停止工作，因为他们威胁到了待加工的食品和与其共事的员工。患者应控制咳嗽和打喷嚏，防止产生含有感染成分的雾状黏液。双手应该尽可能保持干净，可利用手部浸泡消毒器防止传染性微生物的污染。

（9）排泄器官

肠排泄物是细菌污染的主要来源。人类肠中 30%～35% 由细菌细胞组成。小肠上部的细菌主要是粪链球菌和葡萄球菌，但是在肠道下部微生物的种类和数量极多。粪便微粒聚集在肛门周围的汗毛上，继而扩散到衣服上。当员工上厕所时，其双手有可能携带了某些肠道细菌。如果员工没有按规定正确地清洗双手，那么这些微生物将扩散到加工的食品上。在食品中经常发现肠道细菌。缺乏个人卫生的员工应该对这类污染负责。因此，员工在离开厕所前要用肥皂洗手，在加工食品前应该用手部浸泡消毒器对双手进行消毒处理。

食品中有可能发现致病菌和细菌这两种微生物。肠内病菌能通过食品传播。在这种情况下，食品成了病菌携带者。人和动物肠道内带有很多常见的细菌，当它们大量繁殖时，就会产生对人体有害的毒素。感染或中毒的程度由轻到重，严重时甚至会导致死亡。沙门氏菌、志贺氏菌、肠球菌经常引起不同类型的肠道疾病。

10.1.2　员工对食品污染的影响

（1）员工影响微生物污染的内在因素

①身体局部

正常微生物菌群的组成随机体面积而改变。脸、颈、手和头发具有较多暂存微生物和较高细菌密度。暴露在外的机体更容易被环境污染。当环境条件改变时，微生物菌群能适应新的环境。

②年龄

人体携带的微生物随年龄而改变。对进入青春期的青少年而言，这种趋势尤为明显。他们常分泌大量脂质（通常称为皮脂），因此容易感染痤疮丙酸杆菌，形成粉刺。

③头发

由于头发密度高和头部易分泌皮脂，因此头皮上的头发能促进金黄色葡萄球菌和酵母等微生物的生长。

④pH

汗腺中分泌的乳酸、细菌产生的脂肪酸和通过皮肤扩散的 CO_2 都能影响皮肤的 pH。皮肤的近似 pH 值为 5.5，因此其抵抗暂居微生物菌群的能力比抵抗常居微生物菌群的能力强。改变皮肤 pH 的各种因素（肥皂、洗面奶等）能改变正常微生物菌群。

⑤营养物

汗液中含有水溶性营养物（如无机离子和一些酸），皮脂中含脂（油）溶性物质（如甘油三酸酯、酯和胆固醇）。目前，还没有完全了解汗液和皮脂在微生物生长中的作用。

（2）来自人类的污染

人是最常见的食品污染源。人作为携带者传播疾病。携带者指那些没有疾病症状但是藏有并能释放病原体的人。携带者可分成三类：

①恢复期携带者

在传染性疾病患者恢复后的一段不确定时期内（一般少于 10 周），其体内仍潜伏着致病性微生物。

②慢性携带者

这类携带者虽然没有疾病症状，但其体内一直潜伏着传染性微生物。

③接触携带者

由于与已经被感染的人密切接触而传染上致病菌的人，虽然没有患病，但体内已经潜伏了致病菌。

人体中潜伏着大量微生物，具体包括：

①链球菌

这些微生物通常潜伏在人的喉咙和肠道内，比其他细菌更容易导致各种疾病。这些微生物还经常导致二次感染。

②葡萄球菌

鼻腔是传染性葡萄球菌最主要的储液腔。对食品企业而言，不能雇用那些将某些致病微生物作为天然存在的皮肤菌群之一的人，因为如果让这些人加工食品，他们将对消费者的安全造成持续威胁。

③肠道微生物

肠道微生物包括沙门氏菌、志贺氏菌、大肠杆菌、霍乱、传染性肝炎、传染性肠内变形虫。这些微生物能导致严重的疾病，因而是公共健康问题的焦点所在。

10.1.3　手的清洗

约 25% 的食品污染可归因于不正确的洗手方式。洗手有利于切断经过手的传播路线，减少常居细菌。将绿脓杆菌、肺炎杆菌、黏质沙雷氏菌、大肠杆菌和金黄色葡萄球菌人工移接到指尖上，它们能存活 90 min 之久。肥皂和水在洗手时，能作为乳化剂溶解手上的油脂，同时除去暂存细菌。洗手时仔细搓手或用蘸肥皂的刷子擦洗能有效除去手部的暂存和长存细菌，因而比快速洗手效果好。

正确的洗手方式是实施卫生操作的基础。在食品加工区域可安装一台机械化洗手机（图 10-1）。当员工进入该区域时，他们必须使用这台清洗设备。实践证明，该设备使洗手频率增加至 300%。使用者将双手插入洗手机的两个圆筒中，通过光片传感器打开清洗开关。在每个圆筒中都有一只喷嘴将抗菌清洗液和水的混合物喷到手上，接着再用饮用水冲洗。与普通洗手方法相比，当洗手机的清洗循环进行到第 10 s 时，手部致病菌的去除率提高了 60%。该方法也能除去手套上的污染物。完成手或手套清洗需要约 2 L 水，用量只有普通洗手方法的三分之一。

抗菌剂能对微生物发挥连续抗菌作用，将其掺入普通洗手肥皂中可提高其清洁效果。抗菌洗手肥皂的整体功效依赖于使用时间和频率。在洗手过程中，如果与抗菌洗手肥皂接触的时间少于 5 s，那么它就不能有效减少微生物数量。清洁剂与杀菌剂结合使用能更有效除去暂存细菌。此外，也有许多干燥手和其他皮肤表面的方法。滚筒纸和薄毛巾也可用于干燥手和皮肤，同时要配备盛放废弃物的垃圾筒；电吹风只能在休息室内使用，以避免其他区域的温度升高，由于电吹风能将地板上的灰尘吹到食品接触表面上，因此不能将其放在食品加工区域内。

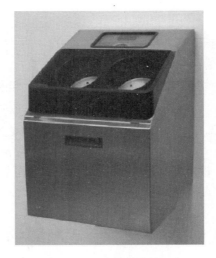

图 10-1　机械化洗手机

10.1.4　员工的卫生要求

管理部门应该制定规章制度以确保员工遵守卫生操作的要求。管理人员和经理在向员工灌输卫生操作的重要性时应该以身作则，通过自身高标准的卫生习惯和良好的健康状态为员工树立榜样。食品加工企业应该拥有洁净的更衣室、服务和福利设施以及保持清洁所需的洗衣设施。

管理人员应该要求员工进行就业前体格检查，以确保其身体、智力、情绪都处于健康状态。这一过程是加深员工对良好卫生操作习惯重要性的印象，强调员工应懂得如何"排除"沙门氏菌和志贺氏菌污染。而且，就业前的体格检查有助于在应聘人员从事食品加工前就将其中患有皮肤感染的人员检查出来。所有与食品打交道的员工都应该定期检查是否有某些疾病症状、感染和其他不健康情况。

（1）为确保个人卫生，员工应遵守下列规则：

①通过摄取适当营养和清洁身体来维持并保护身体健康。

②一旦生病，应在工作前及时向管理人员报告病情，以便于调整工作，防止发生食品污染事故。

③养成卫生工作习惯，消除食品污染的潜在因素。

④大小便、处理废料和其他污染材料、处理生肉制品、蛋制品或乳制品、接触货币、吸烟、咳嗽、打喷嚏后都应该清洗消毒双手。

⑤使用除臭剂，勤洗澡，勤洗头（每周至少洗两次），勤剪指甲，勤洗内衣和工作服。加工食品时要戴帽子或发网等。

⑥员工的手不应该接触食品经营设施和器具，如果必须接触时，应该使用一次性手套。

⑦应该遵守"禁止吸烟"这一类规则以及其他与潜在污染有关的警告。

（2）为了促进员工实施卫生操作，雇主应做到以下几点：

①向员工提供有关食品加工和个人卫生方面的培训。

②对员工及其工作习惯进行定期检查，对违反卫生操作规则者作出违纪处理。

③奖励在个人卫生和卫生操作方面操行优秀员工。

10.2　设备与工器具的清洗消毒

10.2.1　污物的特性

污物是处于不适当位置的物质，通常由污垢、灰尘、有机物质组成。食品经营和加工设施中有时可以引入有机物，例如切割板上的脂肪沉积物、移动传送带上的润滑油沉积物及沉积在加工设备上的其他有机物。灰尘是细干而成粉末的土或其他物质的粉粒化为的微细粉末。灰尘颗粒的直径一般在百分之一毫米到几百分之一毫米。一般堆积的灰尘可以通过物理清洗方法去除，而食品工厂中的灰尘由于沾染了有机物而成为油污，需采用处理有机油污的方法进行清洗。根据污垢的化学组成可以将其分为无机污垢和有机污垢。无机污垢主要是矿物盐、金属或非金属的氧化物和水化物。有机污垢主要包括脂肪、蛋白质、碳水化合物或其他有机化合物。

根据去除污物的清洗方法，将其分成以下几类：

（1）溶于不含清洗剂的水（或其他溶剂）中的污物

这类污物能溶解在自来水和其他不含清洗剂的溶剂中，具体包括无机盐、糖、淀粉和矿物质。通常处理这类污物不存在任何技术问题，因为将它们除去仅仅是一种溶解行为。

（2）溶于含增溶剂或清洗剂溶液中的污物

酸溶性污物可溶解在 pH<7.0 的酸性溶液中，这类沉积物包括铁锈、草酸钙、金属氧化物（如 Fe 和 Zn 的氧化物）、不锈钢膜层、水垢（由各种碱性清洗剂与不具有碳酸硬度水中化学成分之间的反应而形成的沉淀物）、硬水水垢（主要成分为 $CaCO_3$ 和 $MgCO_3$）及奶垢（加热时水垢和牛奶表层发生相互作用，在金属表面形成的沉淀）。碱溶性污物可溶于 pH>7.0 的介质中。脂肪酸、血液、蛋白质和其他有机沉积物在碱性溶液中可溶。在碱性条件下，脂类和碱反应生成肥皂（这一反应称为皂化）。肥皂是可溶的，能作为残留污物的增溶剂和分散剂。

（3）不溶于清洗剂的污物

这类污物不溶于常用清洗液中，必须使其从吸附表面上散开，然后悬浮在清洗介质中。

污物的分类还取决于清除污物时所使用的清洗剂类型，对某种清洗剂而言，一种污物属于某一类，但对另一种清洗剂而言，它可能属于另一类。例如，在使用水相清洗体系时，糖能溶于水，但在干洗工业上采用有机溶剂时，糖是不可溶的，因此它就属于另一类了。选择合适的溶剂和正确的清洗剂在去除污物时是很重要的。表 10-1 总结了各种污物的溶解特性。无机类污物可以进一步分类。酸性清洗剂最适于清除无机沉积物。碱性清洗剂在清除有机沉积物时更有效。如果将它们细分，很容易确定每种污物的特性和最有效的清洗剂。表 10-2 列出了污物亚类的分类，并列举了一些沉积物的例子。

表 10-1　各种污物的溶解特性

污物的种类	溶解特性	去除难易程度	加热时表面发生的变化
单价盐	溶于水、酸	易到难	与难去除的其他组分相互作用
糖	溶于水	易	焦糖化，且难以去除
脂类	不溶于水，溶于碱	难	发生聚合且难以去除
蛋白质	不溶于水，微溶于酸，溶于碱	很难	发生变性而且极难去除

表 10-2　污物沉积物的分类

污物种类	污物亚类	沉积物实例
无机污物	硬水沉积物	$CaCO_3$ 和 $MgCO_3$
	金属沉积物	普通的铁锈、其他氧化物
	碱性沉积物	使用碱性清洗剂后因不进行适当冲洗而留下的膜层
有机污物	食品沉积物	食物残留
	石油沉积物	润滑油、工业润滑脂和其他润滑产品
	非石油沉积物	动物脂和植物油

　　污物沉积物的特性很复杂，如果出现有机污物被无机污物沉积覆盖或相反情形时，其特性就更加复杂。因此，为了最有效地除去污物沉积，正确鉴定沉积物的种类和使用最有效清洗剂或合成化合物是很重要的。有时，为了除去无机和有机沉积混合物，不得不采用一种以上清洗剂的两步清洗程序。

　　污物的表面吸附性能受其化学和物理性质的影响，如表面张力、润湿能力以及与吸附表面的化学反应性、物理特性包括颗粒大小、形状和密度。有些污物靠黏附力或分散力附着于表面，有些污物与被吸附颗粒的表面活性部位结合。表面活性剂可降低二者之间的吸附力，因为表面活性剂能降低污物的表面能，从而削弱污物和吸附表面之间的结合。污物的物理特性也会影响其吸附强度。吸附强度与环境湿度和污物与表面的接触时间直接相关。此外吸附力还取决于污物的几何形状、颗粒大小、物体表面不规则程度和增塑性。不规则表面和裂缝中的机械截留使污物在设备和其他表面沉积下来。

10.2.2　清洗原理与清洗剂

清洗原理与清洗剂（表 10-3，表 10-4，表 10-5）

10.2.3　消毒原理与消毒剂

消毒原理与消毒剂

10.2.4　就地清洗消毒系统

随着劳动力费用持续增加和卫生标准要求的提高，就地清洗系统（CIP）越来越受到欢迎，该系统非常适用于清洗水管、酿造桶、热交换器、集成式机器和均质器。其工作原理是将清洗剂的化学活性优势与机械去污效果充分结合起来。在合适的时间、温度、清洗剂和作用力下，将清洗液洒到污垢表面。若要达到最佳清洗效果，必须用大量清洗液清洗污垢，清洗时间少则 5 min，多则 1 h。因此循环使用清洗液对充分利用清洗剂、节水、节能和节约清洗剂是十分必要的。

为充分利用水源并减少废水排放，CIP 将最后清洗用水作为下轮清洗的补充用水。乳品企业曾尝试利用超滤浓缩或蒸发浓缩回收清洗剂，以便进一步利用。目前已有将各种不同装置组合成的具备各种单一系统优点的综合性系统。已知这些系统能灵活利用各种回收水和清洗剂，减少具体清洗操作过程中的用水总量。这些装置在临时存贮槽中混合回收清洗剂和水，并将其作为下一轮清洗操作的预清洗用水，从而减少水、清洗剂和能源的消耗量。正确设计的 CIP 系统清洗某些设备的能力与用手工将设备拆卸下来清洗的效果是一样的，因此在许多食品企业中，CIP 设备已经完全或部分取代了手工清洗。表 10-6 列出了典型 CIP 系统的循环清洗过程。

表 10-6　典型 CIP 系统操作循环

操作步骤	功能
预清洗（用热水或冷水）	除去大部分污垢
清洗剂清洗	除去残余污垢
清洗	除去清洗剂
杀菌	除去残余微生物
后清洗（根据消毒剂使用情况决定）	除去 CIP 清洗液及消毒剂

与 CIP 系统相应的工厂设计很重要，因为清洗过程中没有必要拆卸设备。无缝连接的管道和贮存罐可便于采用液体喷雾清洗其光滑的外壁。不论是固定的还是旋转的喷淋球都应该能在 360°范围内产生高速射流，以除去设备内部残余污垢和其他污染物。管路必须具有灵活性，每条管路的位置应该是固定的，而且要根据其在清洗中的作用来安装。大型加工操作过程也许要安装几个主要的管路，以便分开清洗。设计者应该根据污垢特点设计管路，当加工操作完成时可以利用管路按正常顺序进行清洗。使用排水选择阀门能方便地引导水流、清洗

剂、清洗用水直接流向下水道，而不是任其溅在地板上引起化学腐蚀。在喷淋清洗管路，利用选择阀门和辅助贮存罐能放出供应槽中的清水、把水排入下水道、进行清洗液的循环使用、计量供应槽中放出的清水并在清洗完成后将水排入下水道。

通常，CIP 系统类型有单一使用系统、回收系统和多用系统（具有单一使用系统和循环使用系统的优点）。

（1）单一使用系统

在系统操作中清洗液只使用一次。这类系统通常是小型设备，放在靠近需要清洗和消毒的设备旁。由于清洗设备紧靠需要清洗区域，所以清洗剂和清洗用水的量相对较少。污垢重的设备用单一使用系统比其他设备效果更为理想，因为清洗液的重复利用几乎是不可行的。有些单一使用系统设计成循环清洗液和清洗用水，将其用于下道清洗循环的预清洗阶段中。与其他 CIP 系统比较，单一使用设备更紧凑，投资更低。由于其设备较简单，因此可以购买预装配件自行安装。

清洗贮存罐这类设备的典型操作过程需 20 min，具体步骤如下：①开始时每隔 40 s，预清洗 3 次，每次 20 s，除去污垢沉淀，随后用真空泵将水抽到排水管；②将蒸汽压入清洗介质（如果用蒸汽的话），预调好温度，再直接进入清洗循环，这种状态维持 10~20 min 后，再将用过的清洗剂输入排水管或回收罐；③用冷水直接清洗两次，期间每次间隔 40 s，然后将水输入排水管或回收罐；④再一次清洗和重新循环，期间注入 pH 为 4.5 的酸溶液，继续冷循环约 3 min，然后排水。

（2）回收系统

对食品工厂而言，CIP 回收系统的重要性在于其能回收利用清洗剂和清洗液。由于大多数污垢在预清洗过程中除去，进入清洗液的污垢并不多，因此清洗液具有重复利用的价值。必须注意的是若要充分发挥清洗的效率，清洗液的浓度一定要合适，必须按照清洗剂和设备供应商推荐的原则确定。清洗顺序变化包括清洗时间和操作顺序的（先酸后碱或先碱后酸）变化。回收系统为每种化学试剂都配备了一只贮存罐。如果用热水清洗，就必须要有热水槽或支路以节约能源和用水。清洗液通常用线圈加热。

CIP 回收系统的一些基本部件是酸槽、碱槽、清水槽、回收罐、加热系统、CIP 进料口和真空泵。在这套清洗系统的管路设计图中配备了远程控制阀门和计量仪。通过程序控制装置使预清洗操作自动按顺序进行。有了这套系统就能将清洗液从 CIP 设备输送到生产车间和需要清洗的设备旁。能重复利用清洗液的双槽系统包括清洗用水槽和回收清洗液槽。三槽 CIP 设备包括清洗液槽、重复利用的预清洗用水槽和最终清洗用水槽。单用和多用系统都需要经过仔细设计和控制以避免食品与清洗液混合而带来不必要的危险。

两个碱性清洗剂槽中通常存有不同浓度的清洗液。浓度稍低的清洗液贮存罐、其他贮存设施及管路口浓度高的清洗液适用于清洗盘式热交换器。泵负责将清洗剂输入贮存罐，并通过自动调节酸的浓度来调整中和槽的使用状况。

只要附加一只 CIP 进料泵，上述两种 CIP 管路便能进行同时清洗。槽的容量由回路液量、需要的浓度和期望达到的清洗程度决定。在机械化工厂，中央控制台使用远程控制阀门打开或关闭清洗回路。利用回收水槽可减少回收系统的耗水量。为了达到最佳效果，有必要对清洗液进行循环利用。虽然这样做提高了投资阶段用于回收设备的费用，但是可以节省操作费用。理想 CIP 回收系统能自动充满、排空、循环使用、加热和分散清洗液。表 10-7 描述了采用回收清洗液的方式对贮存槽和管道进行程序清洗时理想 CIP 系统的典型操作过程。

表 10-7　理想回收 CIP 系统的操作过程

操作	时间（min）	温度
预清洗：使用回收槽中的冷水进行预清洗，然后排出	5	环境温度
清洗剂清洗：用 1% 碱性清洗剂冲净残余清洗用水并将其导入排水管，然后利用电导探测器控制分流使其流入清洗剂回收槽回收和再循环	10	根据清洗设备和污垢类型决定，环境温度 85℃
中间清洗：用清水槽中未加热的软水将残余清洗剂冲净，冲清洗液流入清洗剂槽中，水则分流到回收水槽中	3	环境温度
酸洗：0.5%~1.0% 的酸液将残余水冲到排水管中，利用电导探测器控制分流使其流入清洗剂回收槽回收和再循环	10	根据清洗设备和污垢类型决定，环境温度 85℃
最后水洗：利用冷水和回收水槽中的水冲洗残余酸液，排出	3	环境温度 85℃

（3）多用系统

该体系的设计结合了单一系统和回收系统两者的特点，适合清洗那些可按 CIP 原则有效清洗的管路、槽及其他贮存设备。这类系统通过自动控制程序进行工作。程序包括由不同清洗方式即碱性清洗剂循环、酸性清洗剂循环及酸化清洗等组合而成的清洗顺序。它们在不同温度和时间段内通过清洗回路。

图 10-2 是典型多用 CIP 系统的简化流程图。这种多用模式的设备允许 CIP 清洗序列、化学试剂浓度和热力学特性发生变化。多用 CIP 系统包括配有辅助泵的化学试剂槽、循环管路和热交换器。盘式热交换器将进入的水和清洗液加热到需要的温度。利用热交换器能灵活控制温度，最大限度地利用槽的容量及根据需要适时加热水或清洗液。

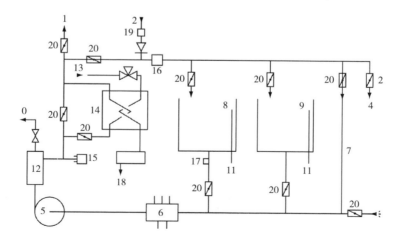

图 10-2　典型多用 CIP 系统简图

1—CIP 进口　2—CIP 回路　3. 进水口　4—排出口　5—Puma 泵　6—注射套　7—循环回路　8—清洗剂贮存槽
9—回收水槽　10—普通水龙头　11—溢流管　12—过滤器　13—蒸汽进口　14—巴拉弗洛热交换器
15—温度探测器　16—溶剂观察孔　17—电导测试仪　18—冷凝　19—无流动测试仪　20—蝶阀

多用 CIP 系统按下列操作步骤进行清洗：

①预清洗。当循环水或供水达到所需温度后开始。预清洗操作完成后清洗液可直接排出或通过回路进行下一轮清洗操作，然后再排出。

②清洗液循环。利用洗涤剂容器或旁通回路进行清洗液循环。在理想情况下，能在不同循环阶段进行清洗剂的混合。因为适时注入清洗剂可提高清洗液的强度或利用率。盘式热交换器或旁通回路有助于清洗液的循环。有了旁通回路，可利用温度控制程序对整个清洗剂槽加热。清洗液能重复利用或被排出。

③中间清洗。具体操作与预清洗相似，其主要作用在于清除前道清洗过程中的残余清洗液。

④酸循环。此选择性操作与清洗循环相似，酸槽可要可不要。如果有酸槽，水通过盘式热交换器或其他旁通回路建立循环回路。根据特定的回路流量和时间注入预定浓度的酸。

⑤消毒剂循环。该操作的设计目的是减少生物污染。操作过程与注酸操作相似，但通常不需要加热。

⑥热水消毒。该操作在不同时间和温度下进行，使清水循环回路通过盘式热交换器达到加热消毒目的。用过的水既可以回收利用也可以排出。

⑦最后一步水清洗。将水抽入 CIP 管路，然后输送到循环回路。水清洗的时间和温度是变化的。

综上所述，CIP 设备的优点很多，能就地清洗设备及贮罐，从而节省人力；自动操作能更有效、更连贯地进行清洗和消毒，利用时间控制或电脑控制的设备，能更加准确控制清洗和消毒操作；通过自动计量和重复使用，使水、清洗剂和消毒剂的消耗量最优化；由于具备自动清洗程序，使设备、贮存罐和管道在完成清洗任务后立即被清洗干净，迅速进入下一道清洗任务，既提高了设备和贮罐的利用率，也更安全。同时，其缺点也很明显，多数 CIP 系统是定制的，因而设计和安装增加了投资和维护费用；使用限制在能安装设备的地方，而移动式设备可在更大区域内使用；污垢重的设备不能用 CIP 设备进行有效清洗；也很难设计出适用于所有食品加工设备的 CIP 装置，灵活性差。

10.3 空气处理系统

空气处理系统（表 10-8，表 10-9，表 10-10）

10.4　废弃物处理

10.4.1　废弃物处理的调查

废弃物处理的调查（表 10-11）

10.4.2　液体废弃物的处理

食品在处理、加工、包装、贮存过程中随时都会产生废水。产生废水的数量、污染强度和组成性质将在经济和环境两方面影响企业的处理能力和排放状况，产品在加工过程中损失的量和这些废弃物的处理费用直接影响到处理的经济情况，决定废弃物处理费用的重要指标是废水的相对强度和每日排放体积。

通过废水的循环利用、回收固体等方法可使其得到充分利用。废水的回收程度和再利用价值由处理可回收物质的废水处理设施、独立处理的操作费用、可回收物质的市场价值、地方流体质量标准、企业将废水排入公共污水道需增付的费用和未来期望的排放体积等因素决定。处理固体、浓缩液、血液和浓缩黏液（在湿法炼油中）时的经济投入决定了废水排入下水道前可除去多少污染固体废弃物。废水控制计划必须能够用干法除去并转化有机固体，能将有机固体排入下水道中，同时要将清洗操作过程中的耗水量减至最小。

消耗的清洗剂和消毒剂都被排入废弃物处理系统中。由于能杀死微生物的消毒剂肯定是有毒的，其毒性自然引起了人们的关注。但是，这些有机化合物作为间接食品添加剂符合食品和药品管理局的要求，而且在水中得到一定程度的稀释，因而毒性随之降低到安全水平。一般认为，用于清洗剂和润滑剂的许多成分与食品添加剂一样安全。这表明废水处理的主要问题就是 pH 值的变化和可能长期进入的痕量金属。只要对企业进行合理设计和选择最佳清洗剂和消毒剂的使用浓度，便可以控制和减少这些不良影响。

清洗剂和消毒剂中除含有机酸和有机碱外，还含有表面活性剂、螯合剂和高聚物等，故其能提高生化需氧量（BOD）/化学需氧量（COD）值。传送器的润滑油也含有类似能提高 BOD/COD 值的物质，不过，在食品企业中，这些化合物的 BOD/COD 值仅占总量的 10%。食品企业卫生用水占整个污水排放量的 30% 以上。这类废水 BOD/COD 值较低，因此，其 pH 问题就成为最主要的问题。

如果将未经充分处理的废水排入河流或其他水体中，其中可生物降解的耗氧化合物可使废水呈过营养状态。如果不消除这种状态，任其持续下去，将破坏接受废水排入体系的生态平衡。一般说来，在废弃物预防技术和废弃物利用方面投资比在废弃物处理设施上投资更经济。由于许多食品加工企业排放污染废液，致使城市废弃物处理厂的处理能力不够，因此大部分食品加工企业需要专用废弃物处理设施。废水处理仍是一个有待进一步研究的技术，它需要环保局、废弃物排放厂和废弃物处理厂之间进行密切合作。

10.4.2.1 预处理

在食品加工废水排入城市废弃物处理系统前通常要求对其进行预处理。下水道法规规定了排入城市废弃物处理体系中废水的各项指标，决定了废水预处理的程度。过去 EPA 曾认为来自加工企业的许多废水能相互混合，且可生物降解。

通常城市污水厂对来自食品加工企业的污水有一定的限制。虽然食品加工过程中产生的废弃物不会含有毒物质，但存在不能处理的物质，这类物质会造成堵塞，需要另外处理。比较难以处理的废弃物包括油、脂肪、动植物组织和废料。因此在废弃物排入城市废弃物处理系统前进行一些分离和预处理是很有必要的。

如果废弃物增加导致城市废弃物处理系统处理额外增加废弃物的能力降低，那么食品加工企业在废弃物预处理时，必须承担更多的责任或支助城市废弃物处理厂改进和扩建工作。加工企业应该计算一下增加的污水处理费用，以决定具体废水参数的处理工程是采取企业内预处理的形式还是从经济上支助城市废弃物处理系统的扩建以获准直接排放废水。额外费用的计算从基本流动速率开始，并利用 BOD_5、悬浮固体和油污等成分的浓度系数进行。例如，向所有的下水道使用者包括人排放的废水按水费的50%对其基本流量进行收费，当 BOD_5、悬浮固体，通常还包括废弃物浓缩量的增加高于根据正常负荷标准确定的最低值时应增收废弃物处理费。

一般情况下，小型企业认为对废水进行足够的预处理使其达到城市管理部门的要求更经济合算，但是大型企业则相反，他们发现对废水按照高于法规要求的水平进行预处理更有利，有些企业对废水进行充分的预处理以减少由于排放未经处理废水而增加的费用。为了避免交纳昂贵处理费用或城市废弃物处理厂不能处理增加的废水，许多大型食品加工企业对其排出的全部废水进行预处理。

对废水按高于地方法规要求的标准进行预处理具有以下优点：来自企业和动物产品的脂类物质和固体物质具有较好的市场价值，由于肥皂厂、饲料厂和其他工业对固态废弃物的需要使固态废弃物的回收有利可图，同时固体回收减少了废水的处理量；如果市政府收费和额外增加费用高，那么增加预处理过程就更经济，因为有效的预处理可降低这些费用；促使食品加工企业负责废水预处理可减少城市废水处理厂的负担。同时，下述几项缺点限制了废水预处理的应用：预处理设备昂贵，而且提高了加工操作的复杂性；维护费、监测费以及废水处理操作过程的记录都很昂贵；如果行政管理部门不允许废弃物处理免税，那么预处理设备属于需要纳税的财产。

如果进行预处理，其过程必须根据废弃物处理调查中所获得的事实决定。对企业进行实地调查的结果以及对废弃物回收和水循环利用系统的评价结论对预处理系统的确定、设计和评估都是十分必要的。费用评估应包括预处理对流速的影响，如溶解的气体、漂浮物和油污池。这样，根据流量、BOD_5、悬浮固体和油污减少的程度便可推测企业内废水回收和水循环的主要费用。

最常用的预处理过程包括流量平衡、可漂浮物质和悬浮固体的分离。添加石灰和明矾、三氯化铁（$FeCl_3$）或多聚物可提高分离的程度。在加入明矾和石灰或三氯化铁之后，漂动的漂浮物有助于悬浮固体的凝结，并通过重力沉降或气体浮选将其分离。在分离前需采用振动筛、旋转筛或静止筛进行筛分，以浓缩分离可漂浮固体和沉淀固体。

（1）流量平衡

通常采用流量平衡和中和法减少废弃物流动过程中的水力负担，所需的设备是用以减少液体排放波动的容纳装置和抽送装置。无论是加工企业自行处理废水还是在预处理后排入城市废弃物处理系统，其操作都是很经济的。一个平衡罐具有足以贮存循环水或再利用水的容量，而且能以稳定的流速将废水送入处理系统。这个单元操作的特征就是废水以不同的流速（流量）进入罐内，再以稳定的流速从罐内流出。平衡罐可以是污水池、钢罐、水泥池，这些罐通常没有盖子。

（2）筛分

最常用的预处理过程就是筛分，一般用振动筛、固定筛或转动筛进行筛分。由于振动筛和转动筛能处理大量含有较多有机物质的废水，因而比较常用。这些筛分装置更适于流分的操作模式（通过筛，水向前流，固体则不断地被除去），这些筛分装置在孔径大小和机械作用方面有很大的差别。用于预处理的网孔直径为 12.5 mm（静止筛）~0.15 mm（光滑高速圆形振动筛）。有时会将不同的筛子结合使用以达到除去固体的理想效果，如预处理筛和光滑筛结合使用。

（3）撇去漂浮物

如果存在大块漂浮固体，常常要采用该方法。将这些固体采集起来并移入某些处理设备或前文所述的设备中。为了提高固体分离效果，可添加石灰和三氯化铁或多聚物。漂动的漂浮物也能促进这些固体的凝结。

10.4.2.2　预处理技术

预处理的主要目的就是除去废水中的颗粒物质。具体过程常用沉淀和浮选技术。

（1）沉淀

多数污水中含有大量易于沉淀的固体物质，因此沉淀是最常用的从废水中除去固体物质的预处理技术。在预处理过程中通过筛分和初步沉淀可除去 40%~60% 的固体或使 BOD_5 值减少 25%~35%。除去的固体中有些呈惰性，不能用 BOD_5 法测出。

预处理过程中最常用的设备是矩形沉淀罐或圆罐清洁器。许多沉淀罐装有慢速旋转收集器。该收集器带有刮板（桨式），可刮去沉淀在罐底的污泥或撇去漂浮在表面的浮渣。在设计沉淀系统时应该考虑滞留容器的大小，用于废水的静置过程。废水温度的变化也会影响沉淀，因为温度变化易产生热对流，而且对边缘沉淀颗粒有潜在的干扰。在这个预处理过程中，通过除去表面的浮渣，还可除去油污。

（2）浮选（气浮）

浮选可除去废水中的油、油污和其他悬浮物质。浮选法用于食品工业的主要原因就是它能有效除去废水中的油。溶解气体浮选法（DAF）是指利用小气泡除去废水中悬浮固体的方法。当某个小颗粒黏附于小气泡上时，其相对密度小于水。因此，附于小气泡上的颗粒具有向上的动力，结果实现与废水的分离，便于将其从废水中除去。此外，预处理过程还包括将未经处理的废水和已经在压力罐通过注入气体而进行压缩的澄清回收液体进行混合。在混合液体进入澄清罐后，释放压力以形成小气泡，小气泡再带着悬浮颗粒移向水表面。

利用漂浮原理，小气泡能除去油和悬浮颗粒。关于气泡在废水中的形成方法有下列几种：用旋转促进器或空气分布器在常压下形成小气泡；利用气体饱和液体介质，将该混合物置于真空状态下形成小气泡；在高压下使液体中的空气达饱和状态，然后释放压力形成气泡。在DAF设备处理前，通常需要加入絮凝剂对废水进行预处理。DAF法不仅具有处理速度快的优点，还能除去密度与水相近或更小的固体，因此DAF处理法的应用甚为广泛。但该处理方法技术投资高，操作费用昂贵，尤其是化学添加剂和污泥处理费用昂贵。

DAF系统需要保持一定浓度的细菌，这类细菌能在DAF系统中存活，用于生物降解液体中的污染物。脱水装置，如带式过滤器能与DAF系统联合使用。将漂浮的油和油污收集起来后，可对其进行化学处理和物料调整，此过程与固液分离过程相似。漂浮技术也可用于污泥处理和废水的第二次、第三次处理，由于食品企业废水中有大量油脂，因此可将该技术作为废水处理系统的一部分。过去，在湍流液体中进行漂浮处理是一个难题，但现在发明了消除湍流的商用高速漂浮装置，其薄板装置（垂直叶片）可防止不利的流动和湍流，如果再合理设计一个进料井就可以提高固液分离的效果。它能在重力增稠器底部产生高浓度的固体，改善重力澄清器内液体的性质。

预处理过程中收集的污泥含2%~6%的固体，应该在最后处理前对这些固体进行浓缩处理。如果收集的固体不能作为肥料或不具备其他实际应用价值，那么排放和处理污泥的费用将是污水处理的主要费用。有些处理系统将大部分有机物质生物降解掉，最终产生的污泥很少，从而减少处理和排放费用。如果沉淀的污泥能作为副产品回收便可减少排放费用。因为回收固体（污泥）的价值所产生的利润一般足以支付其他处理费用。也可利用生物氧化法处理回收固体，一般说来这是最后一种处理方法。

过去曾发明了一种方法，就是在排放前利用一系列由玉米淀粉形成的凝结剂分离废水中的油脂和悬浮固体。从DAF系统中回收的油脂可用于炼油。这些淀粉凝结剂通常在进行DAF系统操作前加入平衡罐内，以减少悬浮固体和油脂表面的带电量，促使这些物质凝结，进而被DAF系统除去。

过去，废水处理一般指从液体中除去固体，根据水圈原理设计的新设备可安装在冷却器后，过滤从冷却器中流出的水，然后使水流经过一系列过滤器重新流至冷却器。在这一过程中，有机物被过滤掉，因此水可循环使用。将有机物含量只有3%的液体浓缩物通过精炼设备循环处理，如碟式干燥器，最终可将产品浓缩成干燥粉末。循环过程中产生的蒸汽可直接作为蒸发系统的能源，由蒸发系统提供自由能。

（3）二次处理

最常用的二次处理技术就是利用生物氧化对溶解状态的有机物质进行生物降解处理。二次处理的范围从污水池的应用到复杂的活性污泥处理，也包括采用化学处理法除去磷和氮以及促进固体絮凝等方面。大部分污水池是泥塘，其中含有水和废弃物的混合物，能连续除去污水池中混合物，但要注意不能使污水池流空。许多曝气池的设计非常相似，通常有一个坝或小路围绕在污水池的四周，防止废水泼洒和溢流。聚水池（污水池）的深度由待处理废水的体积决定，但是在设计过程中要增加一定容积以防止无法预料事件的发生，如天气情况。为了适应无法预料的环境变化，通常需要设计一处盛放雨水的地方。具体降雨量由过去100年中最大暴雨在24 h内所累积的雨量决定，也可以根据过去25年中雨水最多月份中的降雨量决定。为安全起见，所增加的空间还应包括刮风和浪花掀起的空间，以防止溢出。

圆形和方形污水池不但造价便宜，而且利于废水混和。如果用矩形池，其长宽比为 3：1 或更小。应该避免存在与主体水部分隔离的狭小地方，因为这种地方有利于蚊子的繁殖。大部分污水池深度约 3 m，但污水池越深其所占面积越小，而且深水池可提高混和程度，减少气味。污水池应该密封以防止渗漏，否则会污染地下水。通常采用密封性强的黏土或工业衬垫密封污水池。一般情况下，如果污水池低边（低部和四周）的最大漏水量为 10^{-7} cm/s，那么就可以认为它是密封的。污水池底部和周边密封黏土的最小厚度通常为 30 cm，但是各地方法规制定的标准也许不同。随着污水池的加深，所需的密封厚度增加。在确定污水池的位置时，要考虑泥土的类型、离水位的深度以及到岩床的深度。

尽管预处理能除去可被筛分和易沉淀的固体物质，但溶解的固体仍存在于废水中。二次处理的主要目的就是继续除去废水中的有机物质，降低废水的 BOD_5 值和悬浮固体含量。参与固体生物氧化的微生物主要存在于水和土壤环境中。这些微生物菌群可消化一些溶解固体，并且将其转化为最终氧化产物，如二氧化碳和水，或将其转化成细胞物质，这类细胞物质能作为颗粒物质除去。微生物细胞物质和吸收的有机物进一步氧化降解。

内生呼吸反应需要氧气。经处理后，微生物悬浮固体通过重力沉降作用与水分离。某些溶解的固体和小悬浮固体则以凝胶或超凝胶颗粒形式存在，这类固体在二次处理中不能被澄清除去。如果流体浓度太高，在排放前应将流体过滤，或添加凝絮剂以提高澄清效果。

（4）厌氧污水池

厌氧污水池可设计成单级，也可设计成多级。虽然多级污水池投资费用高、占用土地多，但其具有下列优点：由于经过第二和第三级厌氧污水池处理后废水中漂浮碎片减少，从而减少了冲洗系统和抽水泵的阻塞现象；第一级污水池中废弃物浓度高，故不会溢出；有大量细菌用于废弃物处理；最终流体的处理更加完全、彻底。

细菌需要一定的时间生长繁殖，所以污水池在第一次投入使用时，应该有计划地控制需要进行生物处理的废水容量。厌氧菌生长缓慢，通常需要一年或更长时间才能使污水池成熟。一般情况下，污水池应该在春末或夏天启用，让细菌在比较温暖的季节中生长。当污水池启用 2~3 个月后，可逐步增加投入的废弃物量。随着时间的推移，污水池会因沉淀而积蓄流体，因此应该定期清除池中沉淀。通常应该保留 40% ~ 50% 体积的活性污泥，而且应该在较暖季节除去液体，以确保细菌能自我重新补充而不至于降到有效水平以下。对多级污水池而言，应该除去最后一级池中的液体。

污水池使用 10 ~ 20 年以后，其中会积累大量污泥，在这种情况下，应该除去污泥以防微生物过量。清除污泥的常用技术有三种。第一种技术利用搅拌器使污泥重新悬浮起来，在其与液体完全混合后用泵排出，一旦停止搅拌，剩下的污泥将重新沉淀。第二种技术利用浮动挖泥机除去污泥，随着挖泥机在污泥表面的移动，泵将污泥抽送到另一台置于岸上的泵内，第二台泵再将污泥送至容罐内或放于地上。第三种技术将液体抽至另一只污水池内，让剩下的污泥自然干燥。这个过程可能长达数月。

预处理和二次处理中都可能产生废污泥，在对这些污泥进行最后处理前一般要将其进一步稳定化。所谓稳定池即厌氧污水池和好氧污水池，已广泛用于处理污水和稳定污泥过程中。这项技术所需投资相对较少，处理费用较低，而且操作容易，所以自 20 世纪 50 年代以来，其应用日益广泛，但厌氧污水池和好氧污水池不适用于地价很高、废弃物量极大的情况。

污水池处理原理是生物氧化和固体沉淀。将溶解、悬浮和沉淀的固体转化成挥发性气体，如氧、二氧化碳和氮、水以及菌体，如小菌落、大菌落和动物。厌氧污水池和其他污水池使排放液呈均匀状态，以便于其流入下道处理设施或接受水体中。

厌氧污水池的深度一般在 2.5~3.0 m 之间，表面面积/体积比应尽可能小。利用高浓度有机物可使整个污水池处于无氧状态。在无氧条件下，厌氧菌消化有机物。加料速度可用 BOD_5、COD、SS 或其他单位体积的测量值来表示。进料 BOD_5 值的范围为 225~1120 kg/($hm^2 \cdot d$)。操作温度一般需要在 22℃ 以上，滞留时间为 4~20 d。处理后 BOD_5 的降低率为 60%~80%，这仅仅是部分流体的 BOD_5 值和测量时间。厌氧污水池用于起始有机物含量高的流体的预处理和二次处理，也可用于污泥处理系统。通常厌氧处理后进行好氧处理或滴滤，因为经过厌氧处理后流体中有机物质含量高（如 BOD_5 值大于 100 mg/L）。

有些处理过程将厌氧和好氧处理结合起来使用。在一个充分混合的厌氧罐内将复杂有机化合物降解为 CO_2、CH_4 和简单有机物质，使废水 BOD_5 值减少 85%~95%，从水中分离出的气体含 65%~70% CH_4。最后将经厌氧处理后的液体送入好氧反应器中待进一步处理。

上文所述过程包括将经过厌氧处理的流体送入脱气和絮凝罐后，再送入薄板清洁器。在清洁器内将厌氧微生物分离出来并送回厌氧罐，上清液在重力作用下流入好氧池。好氧池由机械供气器提供氧气，因为该过程只要求通过好氧处理使 BOD_5 值减少 5%~15%，所以所需的供气能量较低。至此，该过程仍需进一步处理。在终端清洁器中使好氧污染物质沉淀出来，然后将其送回到好氧池内，其余的污泥再循环到厌氧罐内以提高细菌活力，并且进一步分解。

将厌氧和好氧结合起来的方法可以处理各种差别较大的流体。厌氧处理对流体差异反应迟钝，因为厌氧微生物生长速度慢，而生长速度较快的需氧微生物能处理经厌氧处理后废弃物含量高的流体（注意：废弃物不再是厌氧的）。

（5）好氧污水池

好氧污水池用机械供气器提供空气氧以促进生物氧化，机械搅拌器在水下搅动空气并使其在水平方向旋转，这样，即使在 BOD_5 值高达 450 kg/($hm^2 \cdot d$) 的情况下，也可保持溶氧浓度在 1~3 mg/L 内。由于水下氧传递的作用，既不会产生冻结也不会产生凝结。好氧污水池可分为兼性好氧污水池（其混合程度足以使溶解氧分散，但不能使所有固体物质悬浮在液体中）。送入好氧污水池约 20% 的 BOD_5 被转化成污泥固体，BOD_5 减少了 70%~90%，产生的固体将在兼性好氧污水池中的厌氧污泥罐中发生部分分解，但是完全混合流体需要进行其他处理，例如，进行澄清或送入光滑池中处理。

（6）滴滤池

废水薄层经过位于排水道上面的固定介质（通常是石块）时，滴滤池通过细菌作用和生物氧化减少废水中的 BOD_5 值和悬浮固体量。确切地说，在活性污泥处理过程中发生了生物降解。此外，在过滤三相体系时，其中的生物膜固定于固体介质中（石块或塑料）。通过将大面积废水暴露于空气中，从而使其中溶入足够的空气。在介质表面生长的菌胶团（过滤污泥）薄层紧紧吸附于介质表面。如果废水中悬浮固体的浓度超过 100 mg/L，那么在滴滤处理过程之前应该进行预处理。

滴滤池的效率受温度、废弃物性质、水流速度、过滤介质的性质和滤池深度的影响。介质性质（如尺寸大小、空隙、表面积等）以及水流速度对滴滤池的影响大于其他因素。滴滤池的处理效率不依赖于表面有机物的加样速度。表面积和孔隙更大的塑料介质比石块过滤介质在设计和过滤效率方面都有较大改进。与活性污泥处理法比较，该处理方法在操作上更简单，处理系统更易维护。

（7）活性污泥法

活性污泥法广泛应用于废水处理中。该处理体系需要一个反应器（曝氧罐或曝氧池）、一个澄清器和一台输送泵（负责将部分沉淀下来的污泥送至反应器，并且将其中平衡废弃物排放至处理装置中）。该处理法不一定需要预处理过程。在澄清器中沉淀下来的部分污泥被送回到反应器内，与其中的废水混合。此过程所产生的生物固体浓度高于循环过程。用"活性污泥"这个术语是因为返回反应器的污泥中含有能迅速降解待处理废水的微生物。流动废水与返回的生物悬浮固体的混合物称为"混合液"。活性污泥法处理过程通常被称为流动生物氧化系统，而滴滤则被称为"固定床"系统。

目前，使用方便的活性污泥法处理系统已广泛用于家庭污水连续二次处理过程中。该方法不能处理溶解的无机固体，但对除去废水中的各种有机物质很有效。混合过程可使用表面供气器或布气器。当待处理废水从反应器末端流向排放终点时，流体中有机物与活性污泥充分混合，同时进行生物降解。流体在反应器内停留的时间可以在 6 h~3 d 之间或者更长。停留时间的长短取决于废水的强度和选用的操作方法。当活性污泥与废弃物流体接触时，流体中粒状物很快被吸附在活性污泥的胶体基质上，其时间很短（不到 30 min）。通过吸附作用可除去大部分流体 BOD_5，活性污泥系统中供气的机械和电力设备相对昂贵，而且能耗高，但该方法处理效率高达 95%~98%。经过改装后能在不添加化学试剂的情况下，除去氮、磷化合物。

延时曝气处理法是活性污泥法的改进形式，其典型应用实例就是 Pasveer 和 Carrousel 型氧化沟。这种方法在欧洲和其他国家得到广泛的应用。用"延时曝气"这个术语来描述该过程是因为它能减少废污泥量，延长曝气时间能有效延长混合液体中悬浮固体在澄清器中的沉降时间。由于污泥有足够的时间被充分无机化，残余的污泥在脱水前不需要在消化池里做进一步处理。但是，有机物质的稳定过程需要氧，因此延时曝气系统要消耗更多的能量。该方法的主要优点就是它能非常有效地除去 BOD_5（95%~98%），减少废污泥的处理量，而且不需要预处理。

污泥经好氧消化得到挥发性固体，其稳定过程类似于机械和气动供气所进行的好氧消化，有时该方法用于稳定活性污泥法或由活性污泥法改造而成的其他方法以及滴滤法产生的过多生物活性污泥。同时，它也可用于稳定生物处理过程前的主要沉淀物。

接触稳定化法也是由活性污泥法改造而成的处理方法，该法的优点就是只需两步处理便可除去废弃物。在第一步过程中，活性污泥固体迅速吸附在污水中的胶体物质上，从而使有机物质处于稳定的悬浮溶解状态，持续时间为 0.5~1.0 h。第二步利用沉降作用分离吸附于活性污泥上的有机物质，同时将浓缩的混合液体氧化 3~6 h。第一步处理过程在接触罐内进行，第二步在稳定罐内进行，因此，该方法将吸附过程从氧化延滞期中分离出来。

（8）氧化沟

该处理技术已发展成为一种操作简单、经济有效的废水处理方法。该技术在不断搅拌和通气的条件下使废弃物与污泥菌体保持 20~30 h 的接触状态。经生物反应器处理后，再将稳定化的悬浮固体送入澄清器中进行澄清处理，通过沉淀作用除去废水中的固体。对氧化沟而言，每立方米空间（吸附了空气的空间）能处理的 BOD_5 量为 200~500 g/d。每增加 1 kg 的 BOD_5 可产生 200~300 g 活性污泥固体。经过该过程，BOD_5 减少 90%~95%。温度对氧化沟除去废弃物的效果有显著影响，因为处理过程中生成的微量生物絮凝物将随澄清流体一起排出。在低温条件下操作会降低处理效率。

典型的氧化沟/通气池有单封闭槽和能连续流动的多级封闭槽。采用氧化沟处理废水的最大优点在于一旦建立了合理的操作程序，再操作时就无须费神。美国有多家食品加工企业采用氧化沟处理废水。

现在十分流行采用全障碍氧化沟（TBOD）处理食品加工废弃物和工业废弃物。TBOD 生物净化水的具体操作过程如下：将废弃物颗粒与氧气混合，同时让细菌吸附于这些污染物上生长，从而实施水的生物净化过程。该系统可在氧化沟中某一点得到较高的氧气传递效率，从而便于实施有效过程控制以及允许灵活地进行设计。实际过程中应该防止菌落在氧化沟反应器底部沉淀，使废水的流动始终处于稳定而有力的状态。供气和输送泵系统由浸入水下的管式轮涡供气器组成，该装置将氧气送入混合液体中。

（9）土地处理技术

最有效的两种土地处理技术是渗入过滤和地面流（通过地面流动）体系。在土地处理技术中，如果操作不正确，废水中的污染物会损害菜地、土壤、地表水和地下水。但是这两种处理技术都能有效除去高强度废水中的有机碳。渗入过滤体系除去污染物的效率约为 90%，而地面流体系为 84%。渗入过滤系统的优点是处理效率较高，缺点是分配系统复杂、投资昂贵。污染较少的地下饮用水供应体系常采用地面流处理系统。

虽然过去曾采用土地处理法处理一些食品加工废弃物，但现在该方法的应用已受到限制。营养物质过剩也许会限制植物生长，积累于土壤中的矿物质和其他成分也许具有人们迄今为止尚未发现的长期残留能力。

（10）旋转式生物接触器

旋转式生物接触器（RBC）属于黏附生长型生物处理系统，其原理与滴滤过程相似。该设备的初期投资费用很高，但操作费用和占地面积适中。该系统由许多大直径（约 3 m）、重量轻的碟盘组成，这些碟盘安装于水平轴上，每根轴上装一组碟盘。碟盘间隔为 2~3 cm，防止生长菌落之间相连接，每组碟盘之间装有叶片以减少波动或短流，所有这些装置便组成了一个 RBC 单元。当废水通过一只水平开口罐时，它会浸没正在缓慢旋转（0.5~10 r/min）的部分叶片（30%~40%），而且开口罐半圆形的底部通常与碟盘轮廓相配套。RBC 设备的功能就是将微生物黏附于碟盘表面上，然后使这些微生物吸附并利用废水中的营养而生长。如果将某碟片表面旋转至水平面以上，直接暴露于空气中的微生物或黏附于碟盘表面的薄薄的水膜将吸收空气。增加旋转速度可提高罐内氧气的含量。在滴滤池里这些生物膜会导致腐烂，因此这些生物固体必须被沉淀掉或除去。尽管该方法属于二次处理法，但是当废水中悬浮固体含量不高时（≤240 mg/L），可以省去预沉淀过程。

（11）磁性分离

这种二次物理处理法已应用于三次处理过程中。用磁铁矿物质（Fe_3O_4）化学处理悬浮物质中的有机废固体，导致氧化铝和氯化铁形成凝聚的絮状物，并使这些凝聚颗粒带上磁性。

该处理体系由一个处理室组成，室内含有处于磁场中的羊毛状不锈钢基质。当废水悬浮物中带磁性的凝聚颗粒通过处理室时，便黏附于磁场中羊毛状不锈钢基质上，将磁场强度降至零后便可除去这些吸附的有机废弃物。该技术在澳大利亚应用甚广，但是在北美很少应用。

（12）三次处理

废水三次处理过程统称为废水高级处理，主要用于提高废水处理的质量，以满足 PDES（国家消除污染排放系统）指南的要求。三次废弃物处理主要用于处理食品加工业废水，以除去食品加工中的污染物（如有色物质、发出异味的物质、盐类和风味化合物）。在城市废弃物处理中使用的一些三次处理方法常用于预处理食品企业中的废弃物。

①物理分离。沙滤和微滤法常用于废水的三次处理和纯化过程中。这两种分离方法可除去小至微米级悬浮固体。微滤器是一个旋转的圆锥体，其上覆盖一层过滤材料（通常是精纺网孔尼龙或金属织物），将其水平放置于一开口罐内，废水进入圆锥体内部并流经过滤器过滤。当圆锥体缓慢旋转时，反洗位于废水表面以上的部位以清洗筛网，同时将固体收集于分离槽内。微孔过滤器能除去直径大于筛孔的颗粒（筛孔范围一般为 $20 \sim 65\ \mu m$）。由于筛子可自动清洗，操作和维修费用较低，因此，这种三次处理法的费用相对较低。但是筛孔容易堵塞，从而影响了该处理方法的有效性，同时也降低了筛子的使用寿命。由于微生物能在圆锥体的二次水中生长，从而在筛子上形成黏质物。利用紫外线或氯化处理可减少黏质物的生长。快速沙滤法、混和介质法和连续逆流过滤法常用于三次废水处理过程中。该处理方法需要排除澄清液体的下水道和收集固体的回收系统。现在可采用自动反洗机械来清洗过滤器。

②物理-化学分离法。食品加工废水中含有大量溶解性固体，这类污染物可采用各种物理化学分离法进行有效处理，其中能够除去难以处理的有机物而且费用最低的三次处理法是活性炭吸附法。有机溶质对碳的亲和力取决于碳的类型和该溶质对水的溶解度系数。离子交换法利用带电树脂用其他离子置换无机盐（阴、阳离子）从而将其除去。一般说来，高价离子被单价离子（如 H^+ 或 Na^+）置换，阴离子被 OH^- 或 Cl^- 置换。该技术的基本目的就是除去对供应水有害的无机盐或从工业加工废水中回收有价值的无机盐。

离子交换树脂由具有网状结构的交联有机分子（又称为多聚物）组成。分子中含有反应官能团，一般为强酸、弱酸或强碱。树脂上的阳离子（如 H^+ 或 Na^+ 离子）被废水中的高价离子置换，必须用强酸和强碱溶液定期再生树脂。离子交换法特别适用于除去水或乳清中的无机盐。随着脉冲型离子单元设备的出现，该处理方法在经济上是可行的。

电渗析法用于除去盐水中或乳清中的无机盐。该方法的原理是在流体通道上交替放置阳离子和阴离子选择膜以除去无机盐。当离子溶液通过时，阴、阳离子的行为类似于电流：阳离子通过阳离子选择膜，阴离子通过阴离子选择膜。因此，在电渗析内部离子的浓度变大，而流出水中则除去了无机盐。电渗析法作为三次处理方法存在盐沉淀、阴离子板上易形成无机盐污垢以及水中有机成分经常堵塞膜等问题，因而其应用受到很大限制。

③三级污水池。通常将成熟的污水池称为光滑池，常用于对活性污泥和滴滤系统中流出的二次流体进行三次处理。该类污水池池深一般为 $0.3 \sim 1.5\ m$，通过自然通气、机械供气-

光合作用来供氧。BOD_5 的加样速度通常为 $17\sim34$ $kg/(hm^2 \cdot d)$。经处理后 BOD_5 和悬浮固体的减少量为 $80\%\sim90\%$。该系统对废弃物的处理效率受温度影响。在实际操作中，这个简单的处理方法无需设备和能量，而且在日常操作中也无需费神，但是该工艺的土地占用量是各种处理方法中最高的。

④化学氧化。化学氧化法利用各种化学试剂对三次处理过程中的废水组成进行进一步氧化。臭氧处理法是可行的化学氧化处理法。臭氧作为强氧化剂在水中裂解生成氧和初生态氧，也可与有机物质快速反应。臭氧处理法具有消毒、除去不良风味和气味以及漂白等作用。化学氧化法中常用的化学试剂还有氯气、二氧化氯和高锰酸钾。

⑤消毒。为了民众的健康，经过处理的废水在最终排放前必须经过消毒处理。由于初次和二次废水处理过程中已除去微生物，或因长时间暴露于自然环境中病原菌已被杀死，所以很少进行灭菌处理。但是消毒剂能与有机物反应，因此实际操作过程中通常在废水处理后期进行消毒处理。从表 10-12 列出的家庭废水中微生物污染及其数量可知，食品加工操作废水中微生物的污染问题是不容忽视的。消毒方法有很多，如化学氧化剂、紫外线、γ 射线、微波照射以及各种物理方法（如超声波和热处理）。由于经氯气消毒的水中可能存在致癌性有机氯化物，而且对废水进行氯化处理对鱼有毒害作用，因此，近五年来氯化法的应用日益减少。氯化法和其他化学处理法不能杀死所有的微生物，某些藻类、孢子、病毒（包括致病性病毒）在氯化处理过程中仍能存活。用紫外线设备对适当体积的流体进行消毒是可行的，紫外线法是一种有效的消毒方法。该方法不会产生对水中动植物有害的残留物质。热处理法也很有效，但对于体积较大的流体是不可行的。

表 10-12　家庭废水的微生物特征

微生物	100 mL 废水中微生物的数量（个）
菌落总数	$10^9\sim10^{10}$
大肠杆菌	$10^6\sim10^9$
粪便单链球菌	$10^5\sim10^6$
沙门氏菌	$10^1\sim10^4$
病毒（噬菌体）	$10^2\sim10^4$

10.4.3　固体废弃物的处理

固态废弃物处理是食品加工企业的主要问题之一。食品加工企业（如罐头厂）所采用的原料中至少有 65% 必须作为固体废弃物处理。最常用的处理方法是将这些废弃物运到城市垃圾堆中。如果垃圾堆不在附近，必须在企业所在地处理垃圾时，容易造成吸引昆虫和产生不良气体等问题。一些加工企业用堆肥法处理固体废弃物，成熟的堆肥将作为肥料用于改良土壤。对经过堆肥处理的物质进行分析，其中含氮 1.25%、磷酸盐 0.4%、碳酸钾 0.3%。一些城市废弃物处理站利用堆肥法制造并销售农用固体肥料。

若用堆肥法处理固体废弃物，其中的有机物质必须经微生物作用进行稳定。废弃物稳定过程中所产生的腐殖质能提高土壤肥力，改善土壤耕作性质。堆肥的基本方法包括以下四步：

一是将固体废弃物粉碎（粉化）使有机物质充分暴露，以利于微生物作用；二是将粉碎后的废弃物堆积于通风室内，其高约 2 m，宽约 3 m；三是室内通风；四是经充分通风后，将堆肥再次粉碎。

如果在固体废弃物中接种可加速堆肥过程，好氧嗜热菌在废弃物中发酵 10~20 d，即可制成有机混合肥，具体处理时间取决于废弃物的组成和温度。除堆肥外，可将各种食品加工废弃物经干燥、粉碎作饲料用，例如土豆加工废弃物的榨出液就可这样处理；制造酒精所产生的残渣也可在干燥后饲喂家畜；柑橘废弃物，包括处理后的活性污泥，因为其含有维生素 A 和蛋白质，所以在干燥后可作为动物饲料使用；加工后的乳清和炼油后的残留动物副产品也是有较高价值的动物饲料。

10.5　虫害控制

10.5.1　昆虫的控制方法

（1）杀虫剂

由于杀虫剂有潜在的危险，所以，只要可能的话，应该尽量不采用化学试剂杀灭害虫。但是，如果其他防治方法不奏效，就有必要采用杀虫剂。为了保证合理有效地使用杀虫剂，应考虑聘请从事害虫防治工作的专业人员进行这项工作。对限制使用的杀虫剂更应该由专职人员保管和使用。不过，即使聘请了专职人员，食品部门的监督人员本身也应该具备有关害虫及杀虫剂和有关化学试剂使用规则等方面的基本知识。

利用残留杀虫剂杀虫具有长期杀虫效果。在进行残留处理时常将化学试剂投放于某些点上或间隙中。由于法律禁止某些杀虫剂在食品加工或服务业中使用，因此使用残留杀虫剂时要特别小心，避免其污染食品、设备、器具、物品及其他工作人员所接触的物品，使用者应该熟悉产品标签上的各项要求和说明，了解其使用方法、类型和潜在效力。利用残留杀虫剂的另一种方法是间隙处理，即在害虫隐蔽处——间隙中或害虫侵入建筑内的通道上（如不同建筑单元间的膨胀节及设备与地面之间）施放少量杀虫剂。由于这些位置常与害虫藏身的空间（如中空墙壁或设备支架与底座间的空隙）相通，因此，对这些间隙进行药物处理是很重要的。其他必须采取间隙处理的重要地方是水道导管处、接头、开关盒以及电机房。

非残留杀虫剂只有在使用时具有防治害虫的效果，因此这类杀虫剂的使用方法通常为接触处理或空间处理。接触处理采用液体喷雾剂喷雾，使害虫与杀虫剂接触而被立即杀死，接触指杀虫剂与害虫发生真正的接触。只有在喷雾剂与害虫发生接触的可能性很大时才能采用这种处理方法。空间处理则利用湿润器、蒸气分散混合器或烟雾剂装置将杀虫剂分散于空气之中，从而起到防治暴露于空间内、能飞行和爬行昆虫的作用。因此，药剂的空间喷洒方法常用于控制昆虫的数量。对食品未暴露在外的加工区域，可将非残留杀虫剂雾化成烟雾剂，使之分散于空气中。如除虫菊酯就可以采用这种方法分散，而且，其与胡椒基丁醚一起使用具有增效作用，经常使用的其他杀虫剂还有拟除虫菊酯。烟雾剂能有效杀灭飞行昆虫及暴露在外的昆虫。这种杀虫方法必须在预先安排好的非生产区域，而且是在不会与食品发生接触的情况下定时使用。

在食品工业中，熏蒸剂主要用于防治危害储藏物的昆虫，其主要的特点是能杀灭隐藏的害虫。熏蒸剂一般采用空间处理法，在停产进行安全检查的周末使用。为保证熏蒸剂能充分分散，在分散熏蒸剂时经常采用空气分离设备，如通风机械或电风扇。熏蒸剂作用的主要模式是激活害虫体内的呼吸酶，多数熏蒸剂都能阻碍或延迟 O_2 的同化作用。常用熏蒸剂有下列几种：

①磷化氢。这种熏蒸剂的活性物质主要是磷化铝，通常装于可渗透包装袋中或制成片剂使用，通过控制磷化物与空气中水蒸气的接触而达到缓慢释放有效成分磷化氢的目的。由于磷化氢非常容易燃烧，因此使用和贮存时必须严格按照生产商在说明书中提出的要求执行。

②溴甲烷。这是一种不可燃烧的熏蒸剂，目前已得到广泛应用。溴甲烷能被昆虫表皮吸收，并有效渗透至昆虫体内成为呼吸道毒素。但是，目前有人对这种熏蒸剂提出了异议，将来可能会被逐步取代。

③环氧乙烷。这种非残留熏蒸剂通常与 CO_2 以 $1:9$（重量比）的比率混合使用，以减少共燃和爆炸的可能性，常用于防治损坏储藏物的害虫。使用时应该由专门从事害虫防治的技术人员操作。

④硫化羰。这种物质能毒杀多种储藏物害虫。硫化羰作为一种防治收获后产品中昆虫和小虫的熏蒸剂，现已申请专利。硫化羰有许多优点，在某些情况下能代替溴甲烷或磷化氢，甚至能取代两者。硫化羰具有良好的渗透性和通气性，所以对环境没有太大的影响。其用途很广，既可用于短时间毒杀害虫，又可用于长时间内缓慢毒杀害虫。同时，这种熏蒸剂对种子发芽没有副作用。对其他商品而言，硫化羰还是一种有效的熏蒸剂。

（2）控治昆虫的其他化学方法

其他能有效防治昆虫的方法是采用毒饵。毒饵是一种诱引昆虫的食物，如糖与杀虫剂混合物。使用时毒饵不及其他方法方便，但毒饵能有效防治难接触区域内的蚂蚁和蟑螂的侵入，并减少室外苍蝇的数量。毒饵是有毒的食物，故使用和贮存时要特别小心。每天或需要时在害虫取食表面撒上薄薄的一层干颗粒状商品毒饵，可使害虫初步致死，并控制其数量。颗粒状的灭蝇毒饵仅适用于室外。液体毒饵是一种溶于水的杀虫剂与引诱剂，如糖、玉米糖浆和糖蜜的混合物。这种毒饵可用喷雾器喷洒，或撒于苍蝇经常停落的墙壁、天花板和地面上。夏季应该定期使用灭蝇毒饵以防止苍蝇的繁殖。

①机械方法。一般说来，用于害虫防治的机械装置并不是特别有效的。苍蝇拍在使用过程中容易被污染并转移昆虫死尸，因此在食品加工、储藏、制备和销售区内不允许使用。风幕是一种可行的害虫防治机械装置，它不仅可以减少冷藏室内冷气的损耗，而且可以防止昆虫和灰尘进入食品加工区域内。在人员进出口及卸货卡车和大型设备出入口都可以使用风幕。风幕靠一台向下垂直吹风的电风扇使气流以 $125 \ m^3/min$ 的速度穿过整个门洞。当受保护区域处于正压下时，使用风幕的效果最佳。这种风幕一般安装在门外框的上方。

②昆虫光捕捉器。防治苍蝇最安全有效的方法之一是使用昆虫光捕捉器。这种防治方法没有毒性喷雾剂具有的潜在危险。昆虫光捕捉器通常采用具有高伏特低安培电流的导电金属网，并将该金属网置于一种类似紫外光的光源前面。这种光源能驱使苍蝇飞向该光源并触电致死。有些光捕捉器配有一种晚上起作用的"黑光"和一种白天起作用的"蓝光"。

应该按下列步骤分段安装食品加工厂和仓库内的昆虫光捕捉器：第一段是内部周边，将捕捉器布置在进货/出货口、人员出入口及昆虫侵入通道附近，而且要安装在门内，距门 3~8 m 处，同时，捕捉器要远离强气流和人行通道，否则叉式升降机或其他设备可能会损坏捕捉器；第二段是内部，捕捉器应沿着昆虫侵入生产区的通道布置，生产区内部应采用翼式捕捉器，以防昆虫死尸落在地面或生产设备上；第三段是外部周边，覆盖好的载货台，尤其是没有分段堆放的载货台应注意做好害虫防治工作。捕捉器布置在昆虫与出入口之间，而不能直接安装于出入口处。

尽管这种防治方法很有效，但也应考虑采取一些防范措施。为了保证获得最佳杀虫效果，每年应更换一次紫外光源。捕捉器的安装应具策略性，以获得最佳位置而不至于招来外界的昆虫。此外，应定期清理专门用于收集电击致死昆虫死尸的盘子，以防皮蠹甲虫和以昆虫死尸为食源的害虫侵入。

③粘捕器。这种捕捉器中具有黏性捕蝇纸、几根防水袋或涂有干得很慢的胶黏剂的扁平塑料。具有黏性表面的黄色塑料袋能捕捉各种飞行中的昆虫。有些粘捕器还具有信息素，可以捕捉特定种类的昆虫。

④生物防治。生物防治常与综合害虫防治（IPM）程序（将在本章结尾部分讨论）结合使用。防治植食性昆虫应用最广泛的生物防治技术之一是发展并组合寄生植物的抵抗力。采用剪接和重组 DNA 控制的组合是一项非常有发展前途的技术之一。其他防治方法包括利用病毒、真菌和细菌使某种害虫发病或采用生长调节剂、荷尔蒙和能影响害虫交配活动的信息素。生长调节剂能打乱昆虫的生活史并阻止其繁殖，因此这种方法多用于蛹的生长阶段。实验证明，生长调节剂可防治蚊子、跳蚤和其他昆虫。磨细的硅藻土也能有效防治昆虫。利用研磨加工方法将硅藻壳磨成细小的微粒，当苍蝇触及这些微粒时，微粒便渗透到昆虫的蜡层中，使其水分耗尽而致死。而且，硅藻土颗粒进入昆虫体腔后还会干扰其消化、繁殖和呼吸。

⑤信息素捕捉器。这类捕捉器利用特定的性激素将昆虫吸引至专门捕捉昆虫的小室内。最近研制成功的新型捕捉器采用微胶囊化信息素，这种信息素能在一段较长时间内缓慢释放。目前可以买到各种不同种类害虫的化学引诱剂，其中有些用于果蝇的防治。Hill（1990）报道，有食物芳香味的引诱剂比信息素更加有效。Hydroprene 是一种非农药型昆虫生长调节剂（IGR），这种调节剂有一定的安全和毒性限度，故适用于敏感环境中蟑螂的防治。经环保机构验证，这种生长调节剂可用于有食物的地方。昆虫生长调节剂的破坏作用在于它能扰乱未成熟蟑螂的正常生长发育。昆虫发生的不正常生长发育包括长出畸形翅膀和失去繁殖能力。

（3）侵入害虫的监控

应该建立系统检测或监控程序，并记录现存害虫种类、数量和来源。监控对象包括原料、添加剂及加工和储藏区域。样品的实验室测试应该使用污物测试方法。这些方法参见第十五版《公职分析方法》或其他专业分析出版物。应该对昆虫、昆虫碎片、卵、幼虫和蛹进行鉴别、统计和记录，以便于迅速鉴别危害最大的污染源或发现变异种害虫，同时还应鉴别啮齿类动物的毛发和排泄物，并进行统计和记录。

10.5.2　鼠类的控制方法

最有效的灭鼠方法是毒药毒杀、毒气毒杀、捕捉以及使用超声装置。

（1）毒药毒杀

毒药毒杀是一种有效的灭鼠方法，但使用时必须小心谨慎，因为人误食毒药是很危险的。用于灭鼠的毒药有阻碍剂［如3-（α-糠基丙酮）-4-羟基香豆素（富马碱），3-（α-苄基丙酮）-4-羟基香豆素（杀鼠灵），2-新戊酰-1，3-茚三酮（新戊酸）等］。这些多次剂量毒药只有被老鼠取食多次后才能杀死老鼠，因此人若误食一次不会马上发生危险。

多次剂量阻凝剂（慢性毒药）尽管比大多数其他毒药更安全，但也要按照使用说明进行贮存和使用。使用阻凝剂的最佳位置是沿着老鼠所经通道及其取食点附近。为防止被人误食，毒饵应放于毒饵盒中或置于紧靠老鼠栖息地的区域。为了确保毒饵的毒性，每天都应该更换新毒饵的位置，并且至少要持续两周。

阻凝剂类灭鼠药的商品形式很多：有装于塑料或波纹状容器中，能直接置于啮齿类动物通道附近的灭鼠药；有能与谷粒混合并投放于老鼠洞穴和墙壁间死角处的丸状毒药；有用小塑料袋包装置于老鼠栖息场所的灭鼠药；还有像盐一样能溶于水的毒饵块。清洁卫生人员或害虫防治技术人员应记录好毒饵容器的投放点，以便检查和更换。如果检查两次或两次以上之后，毒药依然原封不动，则应将毒饵转移到另一投放点。

由于阻凝剂灭鼠日益广泛，因此老鼠对阻凝剂已产生抗药性，而且这种抗药性越来越强。因此，专家们研究了一种新的防鼠策略——循环使用阻凝剂和急性灭鼠剂。在需要迅速杀灭老鼠时，可采用一次剂量（急性）毒药，如红海葱和磷酸锌，将这些毒药和新鲜诱饵如肉、玉米粉和花生酱混合成毒饵。毒饵的制备和使用应该按照生产商提供的说明书执行。但有些一次剂量毒药仅仅对挪威老鼠有效。

毒饵应集中投放在几个点上，这是因为老鼠常活动于其栖息场所附近。若能找到合适的栖息场所并且有充足的食物来源，老鼠的活动范围一般限于半径为50 m的范围内。同样条件下，小鼠的活动范围则限于栖息地以外10 m之内。投放毒饵时不能过于分散或无策略地乱放，否则老鼠很难接触到毒饵。新近出现并有较多的迹象表明有老鼠活动的地方应大量投放毒饵并且要经常更换。老鼠常常把食物带入巢穴中食用，所以一次性剂量毒药杀灭的老鼠可能会死于其巢穴中。腐败分解的气味能证明有死老鼠。如果发现死鼠应该立即清除，并将其烧掉或埋掉。灭老鼠的毒药也能杀灭大多数小鼠。

尽管使用毒饵是最有效的灭鼠方法之一，但是，如果食入毒药的老鼠发生一些中毒反应（如不舒服和疼痛）又没有致死时，它们下次就会避开毒饵。若毒饵附近发现已毒死的老鼠或即将死亡的老鼠，其他老鼠就会更加小心谨慎。因此，最易被老鼠接受的诱饵应该是老鼠最熟悉的食物。

为了防止老鼠对毒饵产生警惕性而避开，可先采用预诱饵，这是一种无毒的诱饵，可以先使用一周左右，然后用含灭鼠剂的同种诱饵代替预诱饵。对于一次剂量毒药，预诱饵的使用尤为重要，但用阻凝剂灭鼠时不宜采用预诱方法。老鼠的警惕性比小鼠高，故预诱方法对小鼠更有效。

（2）追踪粉末

这类化合物既可用来杀灭老鼠，也可采用无毒性粉末检测老鼠的存在及其数量。这类粉末中可以含有阻凝剂和一次剂量毒药。老鼠经过撒上追踪粉末的通道后，在清理自己时即可被这种毒药杀灭。当食物来源充足时，这种粉末更有效。最好能采用装于盒中的毒饵，将盒子置于加工、制备或储藏食品的建筑内，以免毒饵被撒得到处都是。追踪粉末毒杀小鼠比毒杀老鼠更有效，但氟硅酸钠是一种对两者都有效的灭鼠剂。

（3）毒气毒杀

这种防治技术通常在其他灭鼠方法无效时使用。如果必须采用这种灭鼠方法，应当由专业灭鼠人员或经过培训的雇员操作，使老鼠的洞穴中充满毒气（如溴甲烷）。若老鼠的洞穴离建筑物不到 6 m 远，就不能向洞中投入毒气，因为这样的洞穴通常一直延伸到紧挨着的建筑物底部。

（4）捕捉

这是一种效果缓慢但又十分安全的灭鼠方法。布置捕捉器时应将捕捉器与老鼠通道成合适角度，并使置饵端或触发端朝向墙壁。任何能够引诱老鼠的食物都可作为诱饵。每天要检查一遍捕捉器，并清除捕获后的老鼠，更换新诱饵。捕鼠方法可作为其他灭鼠方法的一种辅助手段。捕鼠器布置得要足够多，而且清洁卫生人员在安置捕鼠器时首先要意识到老鼠与生俱来的警惕性和适应能力。老鼠被引诱来后常能有效避开捕捉器。有一种有效的小鼠捕捉器采用了胶黏板，可以粘住小鼠的爪子防止其逃跑。使用后，害虫防治人员要及时处理捕捉盘和捕获的小鼠，并在最具策略性的位置上重新放置捕捉盘。

（5）超声装置

这种灭鼠方法采用声波防止啮齿类动物侵入装有该装置的区域。这种超声波装置能明显减少啮齿类动物的数量，但是，如果它们经受了长时间的饥饿，就会不顾这种声音障碍而侵入觅食。如果超声波的频率能随机或连续地变化，效果会更好。

10.6　原料、成品、食品添加剂和相关产品的卫生

10.6.1　原料的卫生

生产食品的原辅料指原料及包装材料。原料指成品可食部分的构成材料，包括：①主原料，指构成成品的主要材料；②辅料，指主原料和食品添加剂以外的构成成品的次要材料；③食品添加剂，指食品在制造、加工、调配、包装、运送、贮存等过程中，用于着色、调味、防腐、漂白、乳化、增加香味、安定品质、促进发酵、增加稠度（甚至凝固）、增加营养、防止氧化或其他用途而添加或接触于食品的物质。包装材料包括：内包装材料指与食品直接接触的食品容器，如瓶、罐、盒、袋等，以及直接包裹或覆盖食品的包装材料，如箔、膜、纸、蜡纸等，其材质应符合卫生法令规定；外包装材料指未与食品直接接触的包装材料，包括卷标标签、纸箱、捆包材料等。

原材料是食品生产最主要的物质基础。食品的质量，在很大程度上取决于所用原材料的质量。食品加工的主要原料来源于农产品（面粉、水果、蔬菜）、水产品（鱼贝类）和畜产品（食肉、蛋品、生乳），辅助原料有香辛料、调味料、食品添加剂等。这些原材料绝大多数是动、植物体生产出来的，在种植/饲养、收获、运输、贮存等过程中都有可能受到环境及意外的微生物和寄生虫的污染，如食肉在畜舍、水果在果园、蔬菜在田地、鱼贝类在海

（淡）水中受到的一次污染。在收获、解体、保管等操作过程中，还有可能使原来动、植物体内所附着的微生物和寄生虫扩大污染。因此，食品原材料卫生是一个不容忽视的问题。

10.6.1.1 采购食品原材料的一般原则

对企业而言，原材料的选择是多方面因素共同制约的结果，关键是要在价格与质量要求之间最优化，用尽可能低的价格得到尽可能高质量的原材料。同时要求负责具体采购工作的人员熟悉本企业所用的各种食品原料、食品添加剂、食品包装材料的品种及卫生标准和卫生管理方法，了解各种原辅材料可能存在的卫生问题；采购食品原辅材料时，应对其进行初步的感官检查，对卫生质量可疑的应随机抽样进行质量检查，合格方可采购；采购食品原辅材料，应向供货方索取同批产品的检验合格证或化验单；采购食品添加剂，还必须同时索取定点生产证明材料；采购的原辅材料必须验收合格后才能入库，按品种分批存放；原辅材料的采购应根据企业食品加工和贮存能力有计划地进行，防止一次采购过多、短期内用不完而造成积压变质。

10.6.1.2 采购符合卫生标准的原料

目前我国主要的食品原料，如粮食、面粉、食用油、鲜肉、乳品、蛋及蛋制品、水产品、蔗糖、调味品、食品添加剂及食品包装材料，多数有国家卫生标准、行业标准或地方标准，少数有企业标准或无标准。根据《食品安全法》的要求，今后所有的食品原材料将有统一的食品安全标准。但是，在这些标准出台之前，目前我们仍然使用现有的食品卫生标准。

在订购、采购食品原料、包装材料时，应优先按国家卫生标准执行，无国家标准的，应依次执行行业标准、地方标准、企业标准，无标准原材料可参照类似食品的标准及卫生要求。执行标准时在内容上应项目齐全，包括营养、卫生、质量指标，不得以某几项指标来代替该原料的全部指标内容，即不得以某几项指标检验合格来判定该批原料的全部指标内容均为合格。原料包装上应有品名、产地、生产日期、保质期、验收标准代号。对合格、不合格、待验的原辅材料和包装材料应严格分开，按批次存放，并有明显标记。

10.6.1.3 食品原材料的验收

进行原材料验收时应按该种原材料质量卫生标准或卫生要求进行，除了向供货方索取产品的检验合格证或化验单（对食品添加剂还必须同时索取定点生产证明材料）以外，还必须认真核对货单，包括：产品名称、数量、批号、生产日期、出厂日期、保质期、产地及厂家，检查该产品的卫生检验合格证及检验报告，必须通过对原材料色、香、味、形等感官性状的检查来判定其新鲜程度，必要时采用理化或细菌学方法来判定。同时检查原材料是否受有毒有害物质污染也是很重要的。

（1）感官检查

感官检查简单易行、结果可靠。如蔬菜类、果实类，新鲜时有生物功能，随着鲜度下降，其功能下降，且伴随着水分、色、香、味的变化。当水分减少5%时，鲜度明显下降，出现萎凋、收缩、减重、变色或褪色、特有香味丧失甚至出现异臭。肉类原料新鲜度下降时，由鲜红色变为褐色、灰色，失去光泽、表面由干燥变得渗出发黏物、香气丧失而产生异臭。鱼贝类等水产品，新鲜时体表光泽、保持自然色调、不失水分体形有张力、眼球充血、眼房鼓起透明、腮鲜红、肉体有弹性；鲜度下降时失去光泽和水分、腹部鼓起、肛门有分泌物流出、体表发黏有异臭味等。

　　对冷冻食品不但要注意检查是否有解冻现象，而且还要关注：①购入的原材料应具有一定的新鲜度，具有该品种应有的色、香、味和组织形态特征，不含有毒有害物，也不应受其污染；②肉禽类原材料必须采用来自非疫区的，无注水现象，也必须有兽医卫生检验合格证；③水产类原材料必须采用新鲜的或冷冻的水产品，其组织有弹性、骨肉紧密联结，无变质和被有害物质污染的现象；④蔬菜必须新鲜，无虫害、腐烂现象，不得使用未经国家批准的农药，农药残留不得超过国家限量标准；⑤某些农、副产品原材料在采购后，为便于加工、运输和贮存而采取的简易加工应符合卫生要求，不应造成食品的污染和潜在危害，否则不得使用；⑥重复使用的包装物或容器，其结构应便于清洗、消毒，要加强检验，有污染者不得使用。不同的食品原料其感官性状都有各自固有的特征，检查时应抽取有代表性的样品，在充足的自然光下，对照该原料的感官指标进行检查。

　　（2）理化检查

　　物理检查常用于食品表面的检查，如水产品表面弹力测定、农产品色调测定。常用导电特性方法测定电阻、电容量等来判定食品的鲜度。果蔬类原料可测定叶绿素、抗坏血酸、可溶性氮等指标；动物性食品常用 pH、氨氮、挥发性盐基氮、组织胺、挥发性还原物质、K 值等的测定来判定食品的鲜度。在新鲜的食肉、水产品中，核苷酸量较高，随着鲜度下降，核苷酸的分解产物肌苷、次黄嘌呤等增加，使 K 值随之增大，即 K 值越大表示鲜度越差。如水产品通常 K 值在 10% 以下者鲜度良好，20% 以下仍较新鲜，当 K 值达 69% 时认为是腐败的征候。

　　（3）细菌学检查

　　以蛋白质为主的食品，因细菌污染而使原料的新鲜度下降甚至变质，主要表现为细菌总数、大肠菌群的增多，有时甚至可检出致病菌。

　　（4）检查原材料受有毒有害物质污染的情况

　　食品应该是无毒无害的，但在食品的种植/养殖、收获、采集、加工、运输、销售、贮存等环节，往往受到不同程度的工业有害污染物、化学农药、致病菌、霉菌毒素等污染。在采购食品原料时，必须了解是否有受有毒有害物污染的可能，对可疑的要做进一步调查，必要时抽样检查，以排除污染的可能性。对已受污染的食品原料不得采购。

　　总之，用作食品原材料的各种农副产品，必须是新鲜的，不得使用质次或已变质的食品原材料，也不能使用受有毒有害物质污染的原材料。因此，必须拒绝接收不合格的原材料。原材料验收人员应具有简单鉴别原材料质量、卫生的知识和技能。

10.6.1.4　常用原材料的保护性措施

　　农副产品在采收时难免携带来自产地的各种污染物，如附着有害微生物、寄生虫、农药、工业污染物以及放射性尘埃等，所以对采收后的农副产品要实施一系列保护性措施（见表 10-13）。

表 10-13　常用原材料的保护性措施

保护性措施	食品种类	处理时间
挂冰衣	鱼、肉、禽、水果、蔬菜	冻结后处理
盐水处理	骨、肉、水果、蔬菜	冻结前处理
加糖	水果	冻结前处理

续表

保护性措施	食品种类	处理时间
碳酸气及其他气体	水果、蔬菜、蛋、肉	冷却冷藏和冻结冷藏中处理
杀菌洗涤	水果、蔬菜	冷却前处理
抗氧化剂	禽、肉、蔬菜、水果、调味品	冻结前处理
紫外线照射	牛肉	冷却冷藏中或前处理
辐射杀菌	各种食品	冷却冷藏及冻结冷藏前处理
抑制发芽	马铃薯、洋葱、胡萝卜	冷却冷藏前处理
熏蒸	葡萄、柑橘类	冷却前处理，冷却冷藏中处理
硫黄粉末	桃子	冷却冷藏前处理
臭氧	有臭味及有污染嫌疑的食品	冷却前处理，冷却冷藏中处理
换气	有臭味的食品	冷却冷藏中处理
包装及容器的药品消毒处理	苹果、柑橘类、洋葱	冷却冷藏及冷冻冷藏的前或后处理
聚乙烯内衬箱	樱桃、洋梨	冷藏中处理
热烫	蔬菜、水果	冻结前处理
添加聚合磷酸盐	鱼肉、畜肉、禽肉	冻结前处理
脱气处理	鱼肉、果汁	冻结前处理
热化	蔬菜、水果	冷却前处理
二氧化碳保藏法	蔬菜、水果	冷却前处理

详细方法总结如下。

（1）洗涤

洗涤是最常用的保护性措施。洗涤剂为水、表面活性剂水溶液、碱水溶液，含氯消毒液等。

①水。洗涤用水必须符合生活饮用水卫生标准，为提高水的去污能力，可借助于热能搅拌产生的滚动摩擦、加压喷射等物理能量来帮助洗涤。洗涤时要注意经常换水或使用流水，防止加重污染。搅拌、摩擦及高压水冲要适度，避免损伤果蔬的表皮及组织。

②表面活性剂水溶液。在水中加入少量的表面活性剂，如肥皂、合成洗涤剂等，能有效去污。活性剂本身无多大毒性，但易吸附、残留在清洗体上，长期在人体内蓄积，可能影响健康。洗涤剂要求无毒，不使食品变质，不破坏食品的营养，不影响食品原料的色、香、味，无色透明，对食品的浸透、吸附、残留量少，使用量小、去污效果好。

③碱水溶液。多用碳酸氢钠溶液，其价廉、毒性小，有脱脂洗涤力，一般用于设备、工具、容器的洗涤，不用于清洗食品原料。

④含氯消毒液。对污染较重的果蔬原料在洗涤后浸泡，可有效地降低微生物的污染程度，一般多选用对人体毒性小、无异味、刺激小的二氧化氯溶液。

各种洗涤剂必须新鲜，不能反复使用。如使用脂肪酸类（如肥皂）洗涤剂，浓度应控制在0.5%以下；水果、蔬菜在洗涤剂溶液中浸泡不得超过5 min；凡使用过洗涤剂的原料，必须用符合饮用水标准的饮用水冲刷，如流水冲洗则不少于30 s，池水冲洗应换水2次以上；

洗涤新鲜水果、蔬菜不能用高温，如水温在 25~60℃ 的范围内，能促使微生物生长繁殖。

（2）其他保护性措施

农副产品原材料采购后，必须分类、分批按质量等级进行筛选，分开堆放，及时剔除已变质及质次的原料。同时可根据食品原料的种类、加工及贮存的需要，选择合适的方法进行保护性处理。动物食肉要清除甲状腺、肾上腺及病变的淋巴结；患有囊虫病的食肉不得作为食品原料；水产品要避免河豚等有毒鱼的混入；不新鲜的表皮红肉鱼可产生大量的组织胺，引起人的过敏反应，不得用作食品原料。

10.6.1.5　原材料贮存应符合卫生要求

（1）食品原料贮存

食品原料贮存的目的是维持食品企业正常生产对各种原辅材料数量和质量的需求。为此，食品企业必须创造一定的条件，采取合理的方法来贮存食品原料。

①有堆放场地和仓库。生产食品的种类，决定于食品原料的性质。不同性质的原料，决定其预处理及贮存应具备的设施条件。如以新鲜水果、蔬菜为原料的食品企业，要设置原料的接收场地、清洗设施及场所、保鲜仓库；以食肉、水产品为原料的食品企业，应设置一定容量的低温冷库；糕点加工厂应设置防潮的面粉仓库。原料堆放场地及仓库容量的大小应根据生产量来确定，季节性产出的原料，要考虑非产出期对原料的需求，增加库容来贮存足够的原料。

②原料贮存与品质变化。食品原料贮存条件的好坏、贮存方法是否恰当，都直接影响原辅材料的卫生质量。表 10-14 所示是温度对水果、蔬菜的影响与产生的病害，因此，在贮存过程中要注意原辅料质量的变化。

表 10-14　温度对水果、蔬菜的影响与病害

种类	贮藏温度（℃）	影响与病害	种类	贮藏温度（℃）	影响与病害
苹果	2.2~3.3	橡皮病，果肉（果芯）褐变	橘子	2.8	斑痕，褐变
香蕉	11.7~13.3	果肉变黑，后追熟不良	木瓜	7.2	斑痕，追熟不良（影响香味）
菜豆	7.2~10.0	出现斑痕，变色	柿子椒	7.2	斑痕，种子褐变
黄瓜	7.2	斑痕，水浸状斑点，腐败	菠萝	7.2~10.0	后熟时变暗绿色
茄子	7.2	变黑，由细菌引起腐败	马铃薯	3.3~4.4	褐变，糖分增加
甘蔗	12.8	斑痕，内部变色	南瓜	10.0	腐败

食品原辅材料的贮存，根据其品质多采用常温贮存、低温冷藏和冷冻贮藏三种方法。大米、面粉、油脂、蔗糖、食品添加剂、调味料等食品原料，多数在常温下保存，要求食品仓库干燥、通风、避光，按品种隔墙离地分类堆放。新鲜水果、蔬菜如在短期（1~2 d）内加工，也可常温保存，否则需要冷藏保鲜。新鲜水果、蔬菜类食品以及禽蛋和即食加工的动物性食品，可作暂时低温贮藏。肉类、水产品等动物性食品的贮藏多采用冷冻法。考虑到冷冻食品的品温、品质保持、贮藏时间三个因素的相互关系，认为 -18℃ 对大部分冻结食品来讲是最经济的冻藏温度，在此温度下冻结食品可冻藏一年时间而不失去营养价值。

冷冻、冷藏保存食品原料只能延长其保存期，冷冻状态下微生物仍能生存数月至数年。

冷库的冷却性能、食品的包装方式、放置方法、温湿度管理、库内的清洁、除霜等管理，都直接影响所贮存食品的卫生质量和保存期限。

（2）食品原辅料的贮存卫生管理

①各种原料应按品种分类分批贮存，每批原材料均有明显标志，同一库内不得贮存相互影响风味的原材料。食品企业采购的原料因生产的产品不同，其性质差异很大。如以糕点类产品为主的食品工业，主要原料是面粉、白糖、植物油、黄油、鸡蛋、食品添加剂等，贮存时应将面粉单独放在较干燥的仓库中，植物油宜放于避免阳光直射的阴凉场所，鸡蛋、黄油最好放入冷库中冷藏保存；罐头厂的原料根据不同季节的品种而定，主要包括新鲜的水果、笋、蔬菜、动物食肉、调味料、食品添加剂等，贮存时应将水果、笋、蔬菜置于 0～5℃冷库中短期存放，食肉、水产品必须放入−18℃以下的低温冷库中贮存，调味料应设专门的仓库贮存。食品业对采购回来的原材料，首先要进行分类，将性质类似、贮存条件相同的原料集中置于相应条件的仓库中保存，尽量避免因保管不当造成的食品原料变质。

同种原料，采购、入库的时间不同，其质量、保存的期限大多不同，必要时分批堆放，并在每类不同批次的原料上标明产品的名称、生产日期、保存期、入库数量、出库记录等内容，便于保管员掌握各种原料的库存数量、有效期限，防止原料过期变质。食品原料中，部分带有芳香味或其他气味（如香料、调味料），常因包装不密封而向环境中散发出各种气味，遇到易吸味的原料（如面粉等干燥的食品），就会吸附而带有异味。因此，同一仓库不能同时存放这些原料，有不同气味的原料也要分室存放，防止互相串味。

②原材料应离地、离墙并与屋顶保持一定距离，垛与垛之间也应有适当间隔。按此要求贮存食品原料可便于各种原材料分类分架存放；便于仓库通风、防止原料受潮；方便原料的勤进勤出、先进先出，避免靠近地面、墙壁的原料长期不用而变质；方便仓库打扫卫生；有利于防鼠，食品架空后，老鼠无藏身之处；定期对库存原材料进行质量检查，发现有不符合质量和卫生标准的原料，应及时剔出，视具体情况改作他用或销毁处理，防止不合格的原料污染其他食品原料。

10.6.1.6 原材料运输应符合卫生要求

原材料的运输作业应防止污染。首先运输工具（车厢、船舱等）应符合卫生要求，应具有防雨防尘设施，根据原料特点和卫生需要，易腐食品（肉禽及其制品、水产品、豆制品、蛋制品等）应配备保温、冷藏等设施。其次，生熟食品分车运输，要轻拿轻放，不使原料受损伤，不得与有毒、有害物品同时装运。

（1）运输工具应符合卫生要求

食品原辅料必须使用专用的车、船等运输工具，严禁与农药、化肥、化工产品及其他有毒有害化学物质混载，也不得使用运输过上述物品的车、船及其运输工具。如做不到运输工具专用，在运输食品原料前必须彻底清洗干净，确保无有害物质污染，无异味。为防止运输途中雨淋以及灰尘粘落，使食品包装及食品原辅料受潮和积灰，车、船应设置顶篷，最好采用封闭式的车厢和舱，不具备上述条件的运输工具应用油布覆盖。

（2）选择合适的运输工具

应根据原辅料的特点和卫生要求，选择合适的运输工具。如：①大米、面粉、油料等原料，可用普通常温车（车厢）和船运输。②运输家畜、家禽等动物的车、船应分层设置铁笼，通风透气，防止挤压，便于运输途中供给足够的饲料和水。③瓜果、蔬菜类食品应装入箱子或篓中运输，避免挤压撞伤而腐烂。夏季长途运输应采用冷藏车，车厢温度保持在 5~10℃，起防腐保鲜作用。④水产品、食肉及其冰冻食品原料采用低温冷藏车储运，运输中温度保持在−18℃以下，可有效地控制微生物生长，防止腐败变质，延长贮存期。

低温冷藏运输食品时，应检查待装食品的温度，使食品温度低于车厢中的温度，如食品温度较高，装车后随着食品温度的下降会使车厢温度升高。为控制温度上升在最小范围，装卸工作要迅速，最好先将原料集中到托盘上，用叉式升降机装卸，也可用苫布来隔断外界空气，避免食品温度升高。

低温冷藏运输在发送时，应尽量减少厢门开闭频次，尤其是小的冷藏车厢。为防止冷气外溢，可在厢门开口处挂上帘子，或在厢大门上安装一小窗，尽量从窗口取货物。运输途中应经常检查品温和车厢内温度，防止升温。

（3）防止食品原料污染和受损伤

运输作业应防止食品原料污染和受损伤。在装运食品原料时，应逐个检查包装商品的标签，避免将有毒有害物品混入。运输食品原料的车、船不得与非食品、有特殊气味的物品及其他有毒有害物质或可能受到其污染的物品混装。装卸作业时，应看清包装上标明的注意字样，如液态食品原料的容器盖口应向上，不能用脚踩踏易碎食品，不用力抛放，以免造成破损。

（4）保持运输工具洁净卫生

运输工具应定期清洗、消毒，保持洁净卫生。车、船等运输食品的工具的清洗消毒、保洁工作必须以岗位责任制的形式，落实到人，有严格的奖惩措施，做到运输工具每使用一次，打扫、冲洗一次。运载过非食品的运输工具应深入了解和进行处理，不能受到有毒有害物的污染。污垢多的车、船要用高压水冲刷，必要时用碱水刷洗，定期用漂白粉上清液或过氧乙酸消毒液喷洒消毒，平时不使用也应用清洁布盖好，用时再检查一次，以确保车、船等运输食品工具的干燥和洁净。

10.6.2 成品的卫生

10.6.2.1 成品储存的卫生管理

（1）食品成品储存的卫生要求

①对入库食品应做好验收工作，变质食品不能入库。食品入库后按入库的先后批次、生产日期分别存放，并对库存食品定期进行卫生质量检查，做好质量预报工作，及时处理有变质征兆的食品。

②一切食品和原辅材料严禁与放射性物质、有毒物、不洁物同室存放，同仓库储存。

③各类食品应分类存放，食品与非食品、原料与半成品、卫生质量有问题的食品与正常食品、短期存放的食品与长期存放的食品，以及有特殊气味的食品与易于吸收气味的食品不能混杂堆放。储存茶叶的仓库不得有异味物质。储存食用油应有专用油桶（槽），为防止与非食用油桶相混，食油桶应有明显标记。

④食品在仓库中的堆放要有足够间隙，不可过分密集，与地板墙壁间应保持一定距离。

热食品不得靠墙着地。

⑤食品储存过程中应注意防霉、防虫、防尘、防鼠及保持适当的温湿度。

⑥易腐食品储存时应有冷藏设备或采取其他保鲜措施防止腐败变质。

（2）食品成品仓库的卫生管理

①食品成品仓库应建立在放射性工作单位的防护监测区之外，并且应远离其他污染源，以防止对食品的污染。直射光线能促进某些食品的变质，所以仓库应向北，并有遮光窗帘。

②食品成品仓库应搞好清洁卫生，避免灰尘或异物污染食品。仓库内要消灭害虫和鼠类，保护好易碎物品，例如灯泡要用铁丝网罩盖。

③制定食品出入库的检验制度、定期检查制度等各项卫生管理制度。加强对储存食品的卫生检查。

④食品按入库的先后次序、生产日期分别存放，先进者先出，防止长期积压造成变质。生食品和熟食品、食品和食品原料要分别存放，防止交叉污染。

⑤由于各种食品要求储存条件不同，有些食品要专库存放。例如，储存糕点的仓库要求通风、干燥、防尘、防蝇、防鼠、防霉，并应使用专用包装箱包装。

⑥应定期进行仓库的清扫与消毒，消毒前应清库，并应注意防止消毒剂对食品的污染。

（3）冷藏库的卫生管理

低温虽可抑制微生物活动，甚至可以杀灭某些微生物，但某些耐低温的微生物，如某些霉菌在0℃以下仍能生长繁殖。因此，对于冷藏库必须采取严格的卫生措施，减少微生物污染食品的机会，以延长食品的保藏期限。

加强冷藏库的卫生管理主要应采取以下措施：

①制定冷藏库卫生管理制度、食品进出库检查制度等并严格执行。

②冷藏库应设有精确控制温、湿度的装置。冷藏库温度的恒定对保证食品的卫生质量极为重要，所以应按冷藏温度要求准确控制，尽量减少波动。

③入库食品应按入库日期、批次分别存放，先进先出防止冷藏食品超过冷藏期限。在贮存过程中，应做好卫生质量检查及质量预报工作，及时处理有变质征兆的食品。

④搬运食品出入库时，操作人员要穿工作服，避免践踏食品，必要时应有专用靴鞋。

⑤冷藏库、周围场地和走廊及空气冷却器应经常清扫，定期消毒。冷藏库及工具设备应经常保持清洁，注意做好防霉、除臭和消毒工作。库房的墙壁和天棚应粉刷抗霉剂。除臭时可先将食品搬出，用 2 mg/m² 臭氧充入库内，除臭效果良好。库房消毒可使用次氯酸钠溶液等消毒剂，消毒前将食品全部搬出，消毒后经通风方可使用。用紫外线对冷库进行辐射杀菌，操作简便，效果良好。

10.6.2.2　成品运输的卫生管理

（1）市内运输食品要力求用符合卫生要求的专用车、船、容器和工具，装卸过程中食品不得接触地面，运输直接入口的食品要有包装及防蝇、防尘设备。

（2）长途运输食品使用的车、船、飞机、容器和装卸工具必须符合卫生要求，凡装运过有毒、有害物质的车、船、苫布及装卸工具要洗刷消毒，并经检查合格后方可装运食品。运输食品的车辆、船舱要严格执行清洁消毒制度，逐步做到运输食品车船专用，并积极发展食品的集装箱运输。

（3）食品严禁与放射性物质、毒物和污秽物同车同船装运。运输放射性物质的车辆、船舶清洗后经检查合格方可运输食品。

（4）易腐食品应在低温或冷藏条件下运输，应有冷藏设备和有效无害的防腐方法。

（5）生熟食品、食品与非食品、易于吸收气味的食品与有特殊气味的食品应分别装运。

（6）运送肉品的工具、容器在每次使用前后必须清洗消毒，装卸肉品时应注意操作卫生，严防污染。运输鲜肉原则上要求使用密闭保冷车（舱），敞车短途运输必须上盖下垫；运输热肉制品应有密闭的包装容器，尽可能专车专用，以防止污染。

（7）运输粮食的车厢、船舱应清洁卫生无异味，运输中要盖好苫布，防雨防潮。粮食包装袋必须专用，不得染毒。

（8）鲜蛋包装容器和运输工具要清洁、干燥、无臭。运输时应有防雨、防晒、防冻设备。

（9）运输的食品，包装应完整良好，符合卫生要求。

（10）应根据供销情况有计划地调运食品，尽量避免拆包重装或多次运输，以减少食品污染机会。

（11）托运、承运食品的单位，应共同认真检查，发现运输工具、车船不符合卫生要求不交货，食品不符合卫生要求及有异常现象不接货。

10.6.2.3　成品销售的卫生管理

（1）从事食品销售业、公共饮食业者和食品商贩，必须先取得卫生许可证方可向工商行政管理部门申请登记办理营业执照，两证俱全才能营业。

（2）采购食品应当按照国家有关规定索取检验合格证或者化验单，销售者应当保证提供。提货前应严格验收，如无卫生合格证或产品加工不良，不符合卫生标准、卫生要求者，有权拒收。不得收购不合格产品，收购、调拨食品要建立岗位责任制度。

（3）禁止销售下列食品

①腐败变质、霉变、生虫、污秽不洁、混有异物或者其他感官性状异常，可能对人体健康有害的食品。

②含有毒、有害物质或被有毒、有害物质污染，可能对人体健康有害的食品。

③含有致病性寄生虫、微生物的食品，或者微生物毒素含量超过国家限定标准的食品。

④未经兽医卫生检验或者检验不合格的肉类及其制品。

⑤病死、毒死或者死因不明的禽、畜、兽、水产动物等及其制品。

⑥容器包装污秽不洁、严重破损或者运输工具不洁造成污染的食品。

⑦掺假、掺杂、伪造，影响营养卫生的食品。

⑧用非食品原料加工的食品。例如使用工业酒精兑制的各种酒，其甲醇含量往往超过食品卫生标准规定。

⑨超过保存期限的食品。保存期限是生产厂家对食品的保证期，超过保存期限厂方将不负商品责任。因此，超过保存期的食品不准出售。

⑩为防病等特殊需要，国务院卫生行政部门或者省、自治区、直辖市人民政府专门规定禁止出售的食品。例如疫区的畜禽，含有未经国务院卫生行政部门批准使用的添加剂、农药

（残留）的食品以及其他不符合食品卫生标准、卫生规定的食品。

（4）直接入口的食品应有小包装或者使用无毒、清洁的包装材料。发展小包装、定量包装，实行无秤售货，可以减少和防止食品在销售环节的污染。

（5）定型包装食品和食品添加剂，必须有产品说明书或者商品标志，根据不同产品分别按规定标出品名、产地、厂名、生产日期、批号（或者代号）、规格、配方或者主要成分、保存期限以及使用方法等。商品的标志不得有夸大或者虚假的宣传内容。对于联营厂、分厂的产品，如达不到母厂的质量标准，不得使用母厂的商标。

（6）销售易腐食品时应有冷藏设备或者采取其他措施防止食品腐败。对易腐食品的销售应采取以销定产、以销进货、快销勤取、及时售完的原则。对销售不完的食品应注意保藏，以防止腐败变质。

（7）销售熟食品要有专用容器，所使用的工器具必须经常刷洗消毒，应有防蝇、防尘设备。售货时必须使用工具，做到货款分开，包装材料应清洁卫生。

（8）水产品的销售卫生要求包括：黄鳝、甲鱼、乌龟、河蟹及各种贝类均应活鲜出售；含有自然毒素的水产品，如河豚血及内脏有剧毒，不得流入市场，应剔出后集中妥善处理；凡青皮红肉的鱼类，如鲣鱼、鳞鱼、鲐鱼等易分解产生大量组胺，出售时必须注意鲜度；凡虫蛀、赤变、脂肪氧化蔓延至深层的水产品不得供食用。

（9）牛、羊乳及其他畜乳应经消毒、检验后出售，生乳禁止上市出售。

（10）以治疗为目的而生产的食品，应视为食物剂型的药品，如虎骨酒等，都应经有关部门审核、登记后在药房出售，不能作为食品出售。

（11）食品、食品添加剂和食品包装材料，必须与毒物、不洁物严格隔离，不得同柜出售。

（12）餐具、茶具和盛放直接入口食品的容器，使用前必须洗净、消毒。炊具、用具用后必须洗净，保持清洁。

（13）食品销售人员应当经常保持个人卫生，销售食品时，必须将手洗净，穿戴清洁的工作衣、帽。

（14）加强食品销售人员的健康管理，定期检查从业人员健康状况，健康合格者方可继续从业。

（15）加强食品的计划调拨，改进商店的食品临时存放条件，以防止食品积压变质和食品污染。

（16）食品摊贩须经当地卫生部门会同主管部门批准方可营业，应持有健康证、卫生许可证及营业执照，应有清洁的工具、容器、清洁的工作衣帽。

10.6.3　包装材料的卫生

食品原料、食品添加剂及其他辅料应根据其是固体、半固体、液体还是粉末状等具体情况选择适当的包装物或容器。用于制作这些包装物、容器的材质应符合食品包装材料、容器、工具等各自的卫生标准，不得随便使用包装用品，严防污染食品原材料。食品容器及包装材料中所含的污染物质见表10-15。

表 10-15 食品容器及包装材料中所含的污染物质

包装材料	含有污染食品的物质
纸类（包括玻璃纸）	着色剂（包括荧光染料）、填充剂、上胶剂、残留的纸浆防腐剂
金属制品	铅（由于焊锡的原因）、锡（由于镀锡的原因）、涂敷剂（单体物、添加剂）
陶瓷器具、搪瓷器具、玻璃器具类	铅（釉、铅晶体玻璃）、其他金属（釉）、颜料
塑料	残留单体物（氯乙烯、丙烯腈、苯乙烯）、添加剂（金属系稳定剂、抗氧化剂、增塑剂等）、残留催化剂（金属、过氧化物等）

10.6.4 有毒有害化合物的卫生

有毒有害化合物的卫生

10.7 卫生监测

10.7.1 原辅料、（半）成品的卫生监测

食品加工过程中常见的污染来源包括热分解产物、重金属污染物、生物污染和亚硝胺污染等。

（1）目的

防止生产过程中各种污染物混入产品，从而对产品的安全卫生构成危害。加强对生产加工监督和指导，为科学的卫生管理提供有效可靠的依据。

（2）适用范围

适用于原料、半成品、成品的微生物检测、验证。

（3）职责

品控部负责 SSOP 作业指导书的贯彻；化验员负责 SSOP 作业指导书的实施。

（4）内容

①进厂原辅料的检测。新供货商每批进厂原辅料，都需按照相应的要求，抽取 2~3 个样进行检测，长期供应时可适当降低检测频率和数量。

②成品检测。每批成品，依据检验要求，每个品种抽取 2 个样品检测菌落总数、大肠菌群。

③半成品检测。根据各工艺，确定 4~5 个不同工段的半成品作为检测样品，每周一次抽

样且不少于 4 个样，检测菌落总数和大肠菌群。

④定期对内包装袋抽样检测。每次对包装袋检测 2~3 个样，检测项目为菌落总数、大肠菌群。

（5）抽样计划

品控部统一制订抽样计划；实验室严格按照抽样计划实施抽样检测；如有特殊情况，按厂部或质量的要求进行抽样检测；检测结果报品控部。

（6）抽样检验方法和判定标准

一般采用抽样检测的方法，具体见《采样方法及检验规则》（SB/T 10314—1999）。采样后，按《食品卫生微生物学检验　大肠菌群测定》（GB/T 4789.3—2003）和《食品安全国家标准　食品微生物学检验　菌落总数测定》（GB 4789.2—2022）进行检测，最后按照具体各食品的微生物学指标进行结果判定。

10.7.2　食品直接接触表面的卫生监测

食品直接接触表面包括工器具、设备表面、手部、靴子外表面以及包装袋内表面等。采样程序可分为表面涂抹法和影印法两种。采样后可以直接进行常规培养，根据菌落总数可判定清洁状态。目前市场上还有荧光检测仪（食品细菌快速检测仪），可代替现有的常规培养方法，提高检测速度。其基本原理是利用生化作用使细菌细胞的 ATP 发光，以其光亮度测定细菌量。用生物方法分离非细菌细胞的 ATP 以避免假阳性，并用化学手段除去干扰物质（如盐、商业消毒剂等）的猝灭作用以避免假阴性，可用于食品、饮品及空气卫生检测中细菌总数的现场测定。

（1）表面涂抹法

表面涂抹法，又称棉拭采样法。其具体过程为：在稍大些的正方形（边长 6~8 cm）金属或纸板内部挖出一个正方形（边长 5 cm，留出 1~2 cm 做外框），制得规板；灭菌；以灭菌的规板压在食品直接接触表面，包括器具表面、手部、靴子、包装袋内表面等，各取 5 个不同部位，分别用 5 支无菌生理盐水蘸湿的灭菌棉擦拭，充分擦洗到每个重点部位；每个取样点重复擦拭 5 次；采样后的棉拭立即剪断投入盛有 50 mL 灭菌生理盐水的广口瓶中；充分振摇后，吸取上清液作 10 倍递增稀释；按《食品安全国家标准　食品微生物学检验　大肠菌群计数》（GB 4789.3—2016）进行检测。检测结果中菌落总数需 ≤100 个/cm^2，大肠菌群阴性。目前市场上的涂抹棒是一种预先制备好的环境涂抹系统，广泛用于食品、饮料、制药及化妆品行业的表面采样程序。

（2）影印法

影印法（RODAC）是一种检测物体表面微生物污染的技术，用琼脂培养基的凸起面直接接触预检测场所的表面，主要用于洁净环境（洁净厂房、机械设备、洁净服、包装材料等）光滑表面微生物的检测，广泛应用于制药、食品、医院以及化妆品等企事业单位的洁净环境微生物检测，比传统的棉签方法更简便、准确，可用于对洁净环境中的微生物进行动态/静态监测，以及检验消毒效果等。这种方法特别适用于在平滑密实的表面采样，在不规则、破裂或有裂纹的表面都不宜使用这种方法，最好对平滑表面进行打扫、清洁并消毒以后再使用此方法。严重污染的表面会导致琼脂平板上细菌过度滋生，故不适宜用此法。

采样后的接触碟要置于 20~25℃ 或 30~35℃ 的培养箱中连续培养 7 d，培养后观察接触碟，计算单位面积（一小格为 1 cm²）的菌数，通过对菌落形态的观察及菌落数量的计数，初步分类并鉴定。

接触碟种类包括胰蛋白大豆琼脂（TSA）、含卵磷脂及吐温 80 胰蛋白大豆琼脂（TSAWLP）、沙堡琼脂（SDA）、麦康凯琼脂（MCA）、营养琼脂（NA）、玫瑰红纳琼脂（RBA）等，可在培养基中添加青霉素酶等催化酶，用于去除生产中产生的抗生素粉尘的抗菌性。

10.7.3　空气的卫生监测

（1）空气沉降法

空气中菌落总数检验宜采用直接沉降法，本法是《公共场所卫生检验方法　第 3 部分：空气微生物》（GB/T 18204.3—2013）中的标准方法之一，具体操作如下：先设置采样点，应根据现场的大小，选择有代表性的位置作为空气细菌检测的采样点。通常设置 5 个采样点，即室内墙角对角线交点为一采样点，该交点与四墙角连线的中点为另外 4 个采样点，采样高度为 1.2~1.5 m，采样点应远离墙壁 1 m 以上，并避开空调、门窗等空气流通处；然后将营养琼脂平板置于采样点处，打开皿盖，暴露 5 min，盖上皿盖，翻转平板，置于 (36±1)℃ 恒温箱中，培养 48 h；之后计数每块平板上生长的菌落数，求出全部采样点的平均菌落数。

（2）空气捕集法

空气捕集法又称为撞击法，采用撞击式空气微生物采样器采样，通过抽气动力作用，使空气通过狭缝或小孔而产生高速气流，从而使悬浮在空气中的带菌粒子撞击到营养琼脂平板上，于 37℃ 培养 48 h 后，计算每立方米空气中所含的细菌菌落数。具体操作如下：选择有代表性的位置设置采样点；将采样器消毒，按仪器使用说明进行采样；样品采完后，将带菌营养琼脂平板置于 (36±1)℃ 恒温箱中，培养 48 h，计数菌落数，并根据采样器的流量和采样时间，换算成每立方米空气中的菌落数，以每立方米菌落数（CFU/m³）报告结果。

本章小结

根据我国食品安全相关法律法规的要求，食品应在原料、加工、成品、包装、贮运、市场的全流程中，自始至终处于安全卫生和不被污染的环境之中。食品工厂卫生设计和卫生保持对食品的安全生产起到重要的保障作用，这意味着必须对食品生产环境、生产设备、加工工艺及过程、检验设备、贮运要求等条件按食品法令、规范严格执行。食品工厂的卫生保持包括员工卫生、设备与工器具的清洗消毒、空气处理系统、废弃物处理、虫害控制、原料、成品、食品添加剂和相关产品的卫生、卫生监测等因素，每一个因素都至关重要，不可或缺。本章对各个因素对食品的影响展开了详细介绍，并提出了相应的对策，为食品工厂卫生的保持提供依据。

思政园地

思政园地

思考题：

1. 清洗、消毒的原理是什么？

2. 什么情况下应该洗手、消毒，以避免影响产品的卫生？

3. 常用的清洗、消毒方法有哪些？

4. 常用清洗剂、消毒剂的优缺点是什么？

5. 影响清洗、消毒的因素有哪些？

6. 为什么要保持生产人员的卫生？对生产人员有哪些具体的卫生要求？

7. 有哪些措施能保证食品原材料卫生？

8. 常用的原材料有哪些保护性措施？

思考题答案

第11章 各类食品的卫生及其控制

本章课件

食品从生产到运输、存储、销售等环节中，均能受到生物性、化学性和物理性等有毒有害物质污染，出现卫生问题。由于食品种类繁多，成分各异，因此，其生产过程中存在的卫生问题与控制措施也有各自的特点或不同之处。需要了解各类食物及食品加工的卫生问题及要求，采取适当的措施，确保食用安全。

11.1 粮食类食品的卫生及其控制

粮食是指谷物及其加工品，此类食品的主要卫生问题有：

（1）微生物及其毒素

粮食在农田生长期、收获及贮存过程中的各个环节均可受到真菌的污染，粮食的内部和外部多寄附有大量的微生物，其种类有百余种，包括附生微生物，腐生微生物，非寄生、寄生及"共生"微生物。当环境湿度较大、温度较高时，真菌易在粮食中生长繁殖并使粮食发生霉变，降低和失去营养价值，还可能产生相应的毒素，危害人体健康。常见污染粮食的真菌有曲霉、青霉、毛霉、根霉和镰刀菌等。

（2）农药残留

粮食中农药残留可来自防治病虫害和除草时直接施用的农药和通过水、空气、土壤等途径将环境中污染的农药残留吸收到粮食作物中。

（3）有毒有害物质的污染

粮食中的汞、镉、砷、铅、铬、酚和氰化物等主要来自未经处理或处理不彻底的工业废水和生活污水对农田、菜地的灌溉。一般情况下，污水中的有害有机成分经过生物、物理和化学方法处理后可减少甚至消除，但以金属毒物为主的有害成分或中间产物难以去除。

（4）仓储害虫

粮食在储存过程中常遭到仓库害虫侵害，仓库害虫的种类很多，常见的有甲虫、螨虫及蛾类等。当仓库温度在 18~21℃，相对湿度 65% 以上时，适于虫卵孵化及害虫繁殖；当仓库温度在 10℃ 以下时，害虫活动减少。经害虫损害的粮食感官性质变坏，食用价值大大降低，并会在经济上造成很大损失。对仓库虫害应积极采取防治的措施，做到"治早、治少、治了"。同时也应防止鼠害和鼠疫的传染。

（5）粮食中的无机夹杂物

粮食中的无机夹杂物主要为铁屑，来自铁制农具和加工机械。如在工艺过程中安装过筛和吸铁设备，即可大大减少粮食中的铁屑含量。除铁屑外，粮食中还存在泥土、碎石等无机物。这些物质通过筛选、风吹及水洗等工艺即可除去。

（6）相关的掺假制品

大米、面粉制品并不是越白越好，为了提高利润，不法商贩在米、面、粉丝、腐竹、牛筋等食品中加入工业漂白剂"吊白块"。吊白块在60℃以上开始分解出有害物质，高温120℃可分解产生甲醛、二氧化硫和硫化氢等有害气体，可使人头痛、乏力、食欲减退等。人食用含吊白块的食品后可引起过敏、肠道刺激等不良反应，严重者会中毒，并导致肾脏、肝脏受损等疾病，甚至可导致癌症和畸形病变。一次性使用剂量达到10 g就会有生命危险。用劣等米加工的米粉原来是暗黑色的，但经过漂白，呈现出的状态要比优质米加工的还要好，且颇具韧劲，但在下锅后，米粉却会变得软绵绵，没了"嚼头"；面粉中还有掺滑石粉，过量加入增白剂等问题；从米的情况看，主要是掺矿物油的问题，使米油亮，俗称"米剖光"；小米、黑米存在染色等问题。

对粮食类食品的卫生管理，应做到：

（1）粮谷的安全水分

粮谷含水分的高低与其贮藏时间的长短和加工密切相关，应将粮谷水分控制在安全贮存所要求的水分含量以下，粮谷的安全水分为12%～14%。此外，粮谷籽粒饱满、成熟度高、外壳完整时贮藏性更好。因此，应加强粮食入库前的质量检查，同时还应控制粮谷贮存环境的温度和湿度。

（2）仓库的卫生要求

为使粮谷在贮藏期不受霉菌和昆虫的侵害，应严格执行粮库的卫生管理要求：仓库建筑应坚固、不漏、不潮，能防鼠防雀；保持粮库的清洁卫生，定期清扫消毒；控制仓库内温度、湿度，按时翻仓、晾晒，降低粮温，掌握顺应气象条件的门窗启闭规律；检测粮谷温度和水分含量的变化，加强粮谷的质量检查，发现问题立即采取相应措施。此外，仓库使用熏蒸剂防治虫害时，要注意使用范围和用量，熏蒸后粮食中的药剂残留量必须符合国家卫生标准才能出库、加工和销售。

（3）粮谷运输、销售的卫生要求

运粮应有清洁卫生的专用车以防止污染。装过毒品、农药或有异味的车船未经彻底清洗消毒的，不准装运。粮谷包装必须专用并在包装上标明"食品包装用"字样。包装袋使用的原材料应符合卫生要求，袋上油墨应无毒或低毒，不得向内容物渗透。销售单位应按食品卫生经营企业的要求设置各种经营房舍，做好环境卫生。加强成品粮卫生管理，做到不加工、不销售不符合卫生标准的粮谷。

（4）防止农药及有害金属的污染

为控制粮谷中农药的残留，必须合理使用农药，严格遵守《农药安全使用规范》和《农药安全使用标准》。

（5）防止无机夹杂物及有毒种子的污染

在粮谷加工过程中安装过筛、吸铁和风车筛选等设备可有效去除有毒种子和无机夹杂物。有条件时，逐步推广无夹杂物、无污染物的小包装粮谷产品。

（6）执行GMP和HACCP

在粮食类食品的生产加工过程中必须执行良好生产规范（GMP）和危害分析与关键控制点（HACCP）的方法，以保证粮食类食品的卫生安全。

11.2　豆类食品的卫生及其控制

大豆含有较多的蛋白质（35%～40%）和脂肪（15%～20%），碳水化合物量相对较少（20%～30%）。大豆的氨基酸模式接近人体需要，且富含粮食类食品中所缺乏的赖氨酸，故大豆蛋白也被称为优质蛋白。此外，大豆还含有丰富的钙、磷、铁等无机盐和维生素 B_1 及维生素 B_2。按传统的生产、销售习惯，豆类及豆制品包括的范围主要是以大豆为原料的豆制品，根据生产工艺的不同分为非发酵豆制品和发酵豆制品两大类。豆类食品的主要卫生问题有：

（1）豆类中有害物

豆中含有多种生理有害物质，如蛋白酶抑制剂、凝血素、胀气因子等。蛋白酶抑制剂对胰蛋白酶、胃蛋白酶等物质的酶活性有部分抑制作用，妨碍蛋白质的消化吸收，对动物有抑制生长的作用。凝血素是能凝集人和动物红细胞的一种蛋白质，可影响动物的生长。胀气因子是占大豆碳水化合物一半的水苏糖和棉籽糖，在肠道微生物的作用下产气。大豆通过加工制成豆制品时，胀气因子也会被部分或全部除去。豆类中还有豆腥味、苦涩味和其他异味等，其中脂肪氧化酶是产生豆腥味及其他异味的主要酶类，在适当的条件下这种酶使脂肪腐败，氧化降解生成多种有豆腥味的物质，同时还可与亚油酸、亚麻酸等不饱和脂肪酸作用生成具有豆腥味的醛、酮等物质，因此食用前应加以注意。试验表明，豆中含有的多种生理有害物质经加热处理后几乎全部被破坏，而且残存量很少。同时，对大豆进行脱腥和脂肪氧化酶灭酶的处理，可以减少豆腥味和苦涩味的产生。

（2）微生物、添加剂和化肥的残留污染

①微生物污染。由于豆制品含有丰富的蛋白质、脂肪、碳水化合物等营养物质，水分含量较高，所以，豆制品很容易因污染微生物而腐败变质，如果污染了致病菌，不仅可改变豆的感官特性，降低甚至失去其营养价值，还可能产生相应的毒素，易引起食品中毒和肠道传染病。

②添加剂和化肥污染。生产豆制品时使用的凝固剂、消泡剂、漂白粉、防腐剂、色素等食品添加剂，如果超范围、超剂量使用，可危害人体健康。虽然豆芽生产要求禁止使用化肥，但仍有不法生产商在生产豆芽时使用化肥催发豆芽。

豆制品营养丰富，物美价廉，是人们喜爱的副食品。对豆制品的卫生要求包括：

（1）地址选择及建筑设施的卫生

豆制品厂应设在地势干燥，供水方便，无有毒有害气体，无烟雾、粉尘、放射性物质污染的地区。厂区道路、场地应用硬质材料铺设，平坦无积水，不起尘；周围排水系统通畅，无蚊蝇滋生；厂区周围及场内暴露地面应进行绿化；厂区内应设有盖容器盛装垃圾，并每天清理和消毒；锅炉应设在常年主导风的下风向，并有除尘、脱硫装置；废气废水、废渣的排放应符合国家环境保护有关的卫生标准。厂区建筑布局应合理，设有与产品品种和数量相适应的厂房和辅助用室，能满足操作卫生的要求；应有足够的空间，能满足设备安置和原料贮藏、成品堆放；道路、设备、操作空间应有足够的宽度；原料处理、磨浆、煮浆、成型、前发酵、腌制、后发酵等车间应有间隔，防止交叉污染；墙壁应能防霉、防潮、无毒易清洗，墙裙应砌 1.5 m 以上浅色瓷砖或水磨石；四周墙角呈弧形，天花板应能防霉、防潮，表面涂层不易脱落；发酵室的顶棚应呈拱形或三角形，使冷凝水能沿室壁流到地面。

（2）原辅料卫生

豆类应无发霉、生虫，无泥沙、砂石，无有害植物种子。盐、植物油、酱油、味精、香辛料应符合卫生标准和要求。凝固剂、消泡剂、防腐剂必须是国家定点产品，符合卫生质量要求，有产品合格证书。应了解生产使用的菌种名称及其来源，有无近期鉴定证书，防止污染和变异产毒。生产用水应符合国家规定的生活饮用水卫生标准，供水量要满足生产需要，水源或供水系统应有卫生防护措施。采购人员采购原料要索取产品合格证，或卫生检验报告单。

（3）生产工艺卫生

在豆制品加工过程中应注意设计容易拆卸的输送管道，便于清洗，每班生产后刷洗干净，生产前通入热蒸汽消毒。豆腐板、冷凉竹帘及包布使用前用热碱水刷洗干净再经煮沸消毒。筐、箱及其他工具、容器使用前都需经热碱水洗刷，同时认真做好环境、车间及操作工人的个人卫生。

（4）成品贮存运输

成品要专库贮存，仓库要通风良好，注意降温，空气保持干燥，非发酵性豆制品应做定销，防止变质。运输工具要清洁卫生，定期消毒。成品不能与毒物、杂物混载，运输时要用干净的布盖好，防止污染。对于颜色发暗，质地溃散，有黄色液体析出，发黏，有哈喇味、霉味、酸馊味的非发酵性豆制品，不能食用。腐乳有臭味，并有蛆虫的，豆豉有异臭味，霉变的，不能食用。

11.3 果蔬食品的卫生及其控制

水果、蔬菜是人类的重要食品，除了为人们提供重要的维生素及无机盐等营养素外，其所含的纤维素和果胶等物质对人体有重要的功能，纤维素可促进肠蠕动，有利于排便，果胶也是如此。多吃纤维素可以促进身体的代谢功能，达到控制体重的目的。果蔬食品含有丰富的维生素，可以防止细胞遭受自由基的伤害，延缓衰老。水果中所含的多种矿物质有净血造血的作用，能强化肝脏和肾脏机能，通过排泄来排出体内的毒素，所含的维生素 A 能助通便，刺激消化液的分泌，调节肠道机能。另外，在柑橘类水果中的抗癌物质——类生物黄碱素，可以帮助脂溶性致癌物质转化为水溶性，有利于将其排出体外。此外，多吃新鲜水果蔬菜还可预防动脉粥样硬化。果蔬类食品的主要卫生问题有：

（1）生物和寄生虫卵污染

蔬菜在栽培中可因利用人畜的粪、尿作肥料，而被肠道致病菌和寄生虫卵污染。水果、蔬菜在收获、运输和销售过程中若管理不当，也可被肠道致病菌、寄生虫卵污染。当果蔬表皮受损，蜡质覆盖物被破坏后，更易受微生物的侵染，最初引起果蔬变质的微生物只有酵母和霉菌。霉菌侵入果蔬组织后，首先破坏细胞壁的纤维素，进而分解果蔬细胞内的果胶、蛋白质、淀粉、有机酸、糖类，这时细菌开始繁殖。由于微生物的繁殖，果蔬外观上出现深色的斑点，组织变得松软、发绵、凹陷、变形，逐渐变成浆液状甚至是水液状，并产生各种不同的味道，如出现酸味、芳香味、酒味等。值得注意的是新鲜果蔬属于活体食品，它在贮藏期间仍保持生命活力，其组织内的酶仍然活动，故可利用采收前积贮于组织内的养分来维持其生命活动，继续向成熟方向变化，促进营养成分分解，直至养料消耗完全，从而使果蔬组织全部瓦解而发生变质，这与微生物造成的变质有一定的协同作用。

水果原料带有一定数量的微生物，而在果汁制作过程中，又不可避免地受到微生物的污染，微生物进入果汁后，能否生长繁殖，主要取决于果汁的 pH 和果汁中糖分含量的高低。由于果汁的酸度较低，糖度较高，因而在果汁中生长的微生物主要是酵母菌、霉菌和极少数的细菌。微生物引起果汁变质的缺陷主要包括：①浑浊。通常引起浑浊的酵母菌是圆酵母属中的一些种，而造成浑浊的霉菌是一些耐热性的霉菌，如雪白丝衣霉菌。但霉菌在果汁中少量生长时，并不发生浑浊，仅使果汁的风味变坏，产生霉味和臭味等。②产生酒精。引起果汁产生乙醇而变质的微生物主要是酵母菌。酵母菌能耐受 CO_2，当果汁中含有较高浓度的 CO_2 时，酵母菌虽不能明显生长，但仍能保持活力。此外，少数霉菌和细菌也可引起果汁产生酒精变质，如甘露醇杆菌、明串珠菌、毛霉、曲霉、镰刀霉中的部分菌种。③有机酸的变化。果汁中含有多种有机酸，它们以一定的含量形成了果汁特有的风味，而微生物生长繁殖后，分解了某些有机酸，从而改变了它们的含量比例，因而就使果汁发生变质，表现为原有的风味被破坏，有时甚至产生一些不愉快的异味。

（2）工业废水和生活污水污染

用未经无害化处理的水和生活污水灌溉，可使蔬菜受到其中有害物质的污染，工业废水中的某些有害物质还可影响蔬菜的生长。

（3）农药残留

使用过农药的蔬菜和水果收获后常有一定的农药残留，如果残留量大将对人体产生一定的危害。绿叶蔬菜尤其应该注意这个问题，我国常有短期的绿叶蔬菜在刚喷洒农药后就上市，结果造成多人农药中毒的报道。

（4）腐败变质与亚硝酸盐含量

水果和蔬菜因为含有大量的水分、组织脆弱等，贮藏条件稍有不适，就极易腐败变质。水果、蔬菜的腐败变质除了本身酵解的酶起作用外，主要与微生物大量的生长繁殖有关。肥料和土壤中的氨、氮除大部分参与了植物体内的蛋白质合成外，还有一小部分通过硝化及亚硝化作用形成硝酸盐及亚硝酸盐。正常生长条件下，蔬菜和水果中硝酸盐与亚硝酸盐的含量是很少的，但在生长时碰到干旱，收获后不恰当的存放或腌制方式等，都会使硝酸盐与亚硝酸盐的含量有所增加。过量的硝酸盐与亚硝酸盐含量，一方面会引起作物的凋谢，另一方面人畜食用后会引起中毒。主要的预防方法是合理的田间管理和低温贮藏。

对果蔬食品的卫生要求包括：

（1）保持新鲜

为了避免腐败和亚硝酸盐含量过多，新鲜的水果和蔬菜最好不要长期保藏，采后及时食用，不但营养价值高，而且新鲜、适口，如果一定要贮藏的话应剔除有外伤的蔬菜和水果并保持其外形完整，以小包装形式进行低温保藏。

（2）清洗消毒

有些果蔬采用流动水清洗后就可以食用，有些应在沸水中进行极短时间的热烫或消毒水浸泡后再食用。为了防止二次污染，严禁将水果削皮切开出售。

（3）施用农药的卫生要求

蔬菜的特点是生长期短，因此，高毒农药不准用于蔬菜，还应控制农药的使用剂量并制定农药在蔬菜和水果中的最大残留限量指标。

（4）灌溉用水卫生要求

利用工业废水灌溉菜地时，工业废水应经无害化处理，水质符合国家工业废水排放标准后方可使用，生活污水要经过沉淀，以减少寄生虫、细菌及悬浮物质。

（5）贮藏管理

果蔬活体贮存的期限在一定范围内和呼吸率成反比，延长贮存期限的基本原理就是降低呼吸率。低温贮存是延缓衰老、保持新鲜度、防止微生物繁殖的关键；也可以用抗菌剂和衰老抑制剂延缓贮存时期发生的腐败。

（6）果蔬加工中的卫生

果蔬在加工前要进行分选、洗涤、去皮、修整、热烫、抽空等工艺过程。分选的目的在于剔除腐烂变质的原料，并按质分级；洗涤的目的为除去果蔬表面的尘土、泥沙、部分微生物、可能残留的化学药品；原料的去皮与修整能保证良好的卫生品质；果蔬是农药污染的重要食品类，一般来说农药多集中于果皮，去皮的果蔬能防止农药污染，此外，还可以防止食物中毒，如马铃薯；通过对果蔬热处理，可以改善风味与组织，稳定色泽，破坏酶的活性，热处理后应及时冷却、装罐、抽空、封口，以确保良好的品质，减少污染的机会。此外，食品加工过程中，食品与设备接触的每一部分都是微生物污染的潜在来源。当水果和蔬菜碎片集聚在设备上时，这些部分就有可能成为大量产生细菌的污染源。因此，对于污染源的控制依赖于正确的工艺设备的设计和操作，伴以充足而有效的清洁卫生方法。要求食品加工厂，尤其是果蔬加工厂，在加工过程中各工序必须注意剔除和避免混入的一切夹杂物。

11.4　肉与肉制品的卫生及其控制

肉，是指动物除皮（或毛）、内脏、头、蹄、骨以外的组织，包括肌肉、脂肪、结缔组织以及分布在这些组织中的神经、血管、淋巴管、淋巴结等。肉制品包括香肠、腌肉、熏肉、火腿、烧烤牛排、叉烧肉及烧鸡、烧鸭、烧鹅等加工制品。

肉类食品营养丰富，但极易受细菌、酵母菌、霉菌的污染，出现各种变质现象和卫生问题。肉及肉制品极易出现的卫生问题有：

（1）腐败变质

牲畜宰杀后，从新鲜至腐败变质要经僵直、后熟、自溶和腐败四个过程。肉类腐败变质的原因包含：①健康牲畜在屠宰、加工、运输、销售等环节中被微生物污染；②病畜宰杀前就有细菌侵入，并蔓延至全身各组织；③牲畜因疲劳过度，宰杀后肉的后熟力不强，产酸少，难以抑制细菌的生长繁殖，导致肉的腐败变质。健康畜肉的 pH 较低（5.6~6.2），具有一定的抑菌能力，而病畜肉 pH 较高（6.8~7.0），且在宰杀时有细菌侵入机体，由于细菌的生长繁殖，宰杀的病畜肉迅速分解，引起腐败变质。肉中糖原在组织酶作用下产生乳酸，pH 下降，同时肉中含磷有机化合物在酶的作用下分解成一些无机磷化合物，在乳酸、磷酸作用下，pH 降到 5.4，pH 5.4 是肌凝蛋白的等电点，此时肌凝蛋白凝固，肌纤维硬化，因而出现僵直。此阶段肌纤维粗硬不易咀嚼，不易消化，有不愉快的气味，肉汤浑浊，感官不好，新鲜度高，此阶段的肉不能食用。当肌肉中糖原继续分解，pH 继续下降，低于肌凝蛋白等电点时，肌纤维松软，肌肉有弹性，多汁，肉具有很美的味道，肉汤清亮，此阶段为后熟。自溶是宰后肉放在高温下，使肉的温度长期保持在动物体温的温度下，促进酶的活性。虽然肉的深部无微生物作用，但在酶的作用下，可发生组织成分的分解，色泽暗灰绿色，弹性消失，肉汤浑浊，脂肪颗粒很少浮于肉汤表面，有臭，轻度情况高温处理后可食，严重的不能食用。腐败是酶和微生物在高温作用下使组织成分分解变化，产生蛋白质、脂肪、糖分解产物影响食品的感官性状的现象，从表面看腐败变质与自溶难以区别。变质肉的特点：外表有干黑的硬膜或黏液，粘手，有时甚至有霉层；切面发暗而湿润，轻度粘手，弹性减弱，肉汁浑浊；脂肪发暗无光泽，有时生霉，有哈喇油气味；筋腱略有软化，无光泽，呈白色或淡灰色；轻度变质的肉，必须按规定高温处理后供食用，重度变质肉应作工业用或销毁。

（2）人畜共患传染病和寄生虫病

人畜共患传染病和寄生虫病是由对动物和人具有双重致病性的病原体所引起的传染病或寄生虫病。常见的人畜共患病有疯牛病、炭疽、鼻疽、口蹄疫、猪丹毒、结核、猪囊虫和旋毛虫。疯牛病可导致牛神经错乱、痴呆，甚至死亡。食用被疯牛病污染了的牛肉、牛脊髓的人，有可能染上致命的克雅氏症，主要表现为出现痴呆或神经错乱，视物模糊，平衡障碍，肌肉收缩等，病人最终因精神错乱而死亡。口蹄疫的易感动物为牛、羊等偶蹄动物，猪和人也能感染此病，主要发病表现为口角流涎成线状，口腔、黏膜、齿龈、舌面和鼻翼边缘出现水泡，水泡破裂后，形成烂斑。猪的蹄冠和蹄叉也发生水泡，这是口蹄疫的主要症状。结核病的病原菌为结核杆菌，如果动物全身被病毒感染应全部销毁，如果局部发生病变，应剔除病灶，其余部分高温处理。

（3）有毒有害物质污染与残留

为了防治牲畜疫病及提高畜产品的生产效率，经常会使用各种药物，如抗生素、抗寄生虫药、生长促进剂、雌激素等。经常食用含抗生素残留的畜肉可使人产生耐药性，对抗生素过敏的人群具有潜在的危险性，还改变人体肠道菌群微生物环境，造成菌群失调，使人体发生条件致病菌感染。现已证实生长促进剂和激素中的己烯雌酚可在肝脏内残留并存在致癌性。另外盐酸克伦特罗俗称瘦肉精，作为饲料添加剂可以提高生猪的瘦肉率。然而吃这种猪肉会使人产生心悸、心慌，同时对神经系统也有刺激作用，会产生恶心、呕吐，以及肌肉颤抖等临床症状，如果摄入量过大，还会导致生命危险。

通过兽医卫生检疫，肉品可划分为三类：①良质肉。指健康牲畜肉，食用不受限制。②条件可食肉。指病畜肉，无害化处理后可供食用。条件可食肉的无害化处理包括冷冻、产酸后熟、高温处理、盐腌、炼制食用油和辐照等。③废弃肉。指患烈性传染病的肉尸以及严重感染囊尾蚴的肉，一律不准食用，应销毁或化制。

对于病畜肉的处理，应取病畜两侧膈肌角部的肌肉各一块，分剪成 24 个肉块，在低倍显微镜下观察，24 个检样中有包囊或钙化囊 5 个以下者，肉尸高温处理后可食用；超过 5 个者应销毁或工业用，脂肪可炼食用油。对于情况不明死畜肉的处理，应先检查肉尸是否放过血。如放过血就是活宰；如未放过血，则为死畜肉。死畜肉的特点是肉色暗红，肌肉间毛细血管淤血，切开肌肉用刀背按压，可见暗紫色淤血溢出。死畜肉可来自病死、中毒或外伤死亡牲畜。如为一般疾病或外伤死亡，又未发生腐败变质的，废弃内脏经高温处理后可食用；如为人畜共患疾病，则不得任意食用；死因不明的畜肉，一律不准食用。

在我国食品卫生标准中，对鲜猪肉、鲜羊肉、鲜牛肉、鲜兔肉以及各类肉制品均制定有卫生标准（表 11-1）。

表 11-1　鲜猪肉卫生标准（感官指标）

项目	新鲜肉	次鲜肉	变质肉
色泽	肌肉有光泽，红色均匀，脂肪洁白	肉色稍暗，脂肪缺乏光泽肌肉无泽	脂肪灰绿色
黏度	外表微干或微湿润，不粘手	外表干燥或粘手，新切面湿润	外表极度干燥，新切面发黏
弹性	指压后的凹陷立即恢复	指压后的凹陷恢复慢或不能完全恢复	指压后的凹陷不能恢复，留有明显痕迹
气味	具有新鲜猪肉的正常气味	有氨味或酸味	有臭味
肉汤	透明澄清，脂肪团聚于表面，有香味	稍有浑浊，脂肪呈小滴浮于表面，无鲜味	浑浊，有黄色絮状物，脂肪极少浮于表面，有臭味

表 11-2　鲜猪肉卫生指标（理化指标）

指标		标准
挥发性盐基氮（mg/100 g）	新鲜肉	<15
	次鲜肉	15~30
	变质肉	>30
汞（mg/kg）		<0.05
六六六（mg/kg）	肥瘦肉（鲜重）	<0.5
	纯鲜肉（脂肪）	<4
DDT（mg/kg）	肥瘦肉（鲜重）	<0.5
	纯肥肉（脂肪）	<2

凡加工腌腊制品的原料，必须使用兽医验讫后符合腌制卫生要求及不带毛血、粪污的肉，在贮运过程中不落地，保持清洁，防止污染，在加工前要摘除甲状腺及病变组织。具体标准参见《食品安全国家标准　腌腊肉制品》（GB 2730—2015），包括以下具体品种：火腿、酱卤肉、腊肠、灌肠和肴肉等。

凡经兽医检验判处高温处理，供作熟食制品加工的原料肉要严格检查验收，对腐败变质或污染严重的，一律不准加工；对部分轻微变质的原料，应修割干净方可加工；对于败血症或其他原因放血不全者应慎重对待，割除脂肪后才可供加工熟食制品，具体标准参见《食品

安全国家标准　熟肉制品》（GB 2726—2016），包括以下具体品种：肉松、肉干片（丁）、熟肉酱制品。熟肉制品在装运时必须充分冷却，运输容器必须是无毒洁净的（不得使用铝制品及其他有害物质容器）。运输工具必须是专车、专船，而且每次装运后必须彻底消毒，消毒液常用 0.02%有效氯溶液或 0.5%过氧乙酸溶液。熟肉制品在加工及贮、运、销各环节必须严格做到不落地，做好通风、防止霉菌污染，销售时所用工具、包装纸要保证清洁卫生。

11.5　乳与乳制品的卫生及其控制

乳制品，是指使用牛乳或羊乳及其加工制品为主要原料，加入或不加入适量的维生素、矿物质和其他辅料，使用法律法规及标准规定所要求的条件，加工制作的产品。乳制品包括液体乳（巴氏杀菌乳、灭菌乳、调制乳、发酵乳）、乳粉（全脂乳粉、脱脂乳粉、部分脱脂乳粉、调制乳粉、牛初乳粉）、其他乳制品等。乳中因含有丰富的蛋白质、碳水化合物、脂类、无机盐和各种维生素，易被微生物污染，出现多种卫生问题。乳及乳制品存在的主要卫生问题有：

（1）奶中存在的微生物

一般情况下，刚挤出的乳中存在的微生物可能有细菌、酵母菌和霉菌，如果卫生条件不好，还会有枯草杆菌、链球菌、大肠杆菌、产气杆菌，这些微生物主要来源于乳房、空气和水。但刚挤出的乳中含有溶菌酶，有抑制细菌生长的作用，其时间与乳中存在的量和放置温度有关，当乳中细菌数量少，放置环境温度低，抑菌作用保持时间就长，反之就短。因此，乳挤出后应以及时冷却，以免微生物大量繁殖使乳腐败变质。

（2）致病菌对乳的污染

①挤乳前的感染。主要是动物本身的致病菌，通过乳腺进入乳中。②挤乳后的污染。包括挤乳时和乳挤出后至食用前的各个环节均可能受到的污染。致病菌主要来源于操作人员的手、挤乳用具、容器、空气和水以及畜体表面。致病菌有伤寒杆菌、痢疾杆菌、白喉杆菌及溶血性链球菌等。

（3）乳及乳制品的有毒有害物质残留

指病牛应用抗菌素，饲料中真菌的有毒代谢产物、农药残留、重金属等对乳的污染。

（4）掺假，除在牛乳中掺水外，还有许多其他掺入物

①电解质类。盐、明矾、石灰水等。这些掺假物质，有的为了增加相对密度，有的为了中和牛乳的酸度掩盖牛乳变质。②非电解质类。如掺尿素或掺蔗糖等。③胶体物质。如米汤、豆浆等。④防腐剂。如甲醛、硼酸、苯甲酸、水杨酸等；少数人为掺入青霉素等抗生素等。

（5）其他杂质

为保持牛乳表面活性而掺入洗衣粉，也有掺入白鞋粉、白硅粉、白陶土的，更严重的是掺入污水和病牛乳。

对乳及乳制品的卫生要求包括：

（1）消毒乳

消毒乳的卫生应达到《巴氏杀菌乳》（GB 19645—2010）要求。

（2）乳制品

乳制品包括炼乳、各种乳粉、酸乳、复合乳、乳酪和含乳饮料等。为提高乳品的卫生质量，我国制定了《乳与乳品的卫生管理办法》，保证乳品卫生标准的切实可行。在乳和乳制品管理办法中规定，在乳汁中不得掺水和加入其他任何物质；乳制品使用的添加剂应符合《食品添加剂使用卫生标准》，用作酸乳的菌种应纯良、无害；乳制品包装必须严密完整，乳品商标必须与内容相符，必须注明品名、厂名、生产日期、批量、保存期限及食用方法。

①乳粉。感官性状应为浅黄色，具纯正的乳香味，为干燥均匀的粉末，经搅拌可迅速溶于水中，不结块。全脂乳粉卫生质量应达到《食品安全国家标准　乳粉》（GB 19644—2010）的要求。

②炼乳。为乳白色或微黄色，有光泽，具有牛乳的滋味，为质地均匀、黏度适中的黏稠液体。酸度≤480 T。奶中重金属铅≤0.5 mg/kg，铜≤4 mg/kg，锡≤10 mg/kg，微生物指标应达到《食品安全国家标准　炼乳》（GB 13102—2010）的要求。

③酸牛乳。要求色泽呈乳白色或稍带微黄色，具有纯正的乳酸味，凝块均匀细腻，无气泡，允许少量乳清析出。当酸奶表面生霉、有气泡和大量乳清析出时，不得出售和食用。制果味酸牛乳时允许加入各种果汁，加入的香料应符合食品添加剂使用卫生标准的规定。酸牛乳在出售前应贮存在2~8℃的仓库或冰箱内，贮存时间不应超过72 h。当酸乳表面生霉、有气泡和大量乳清析出时不得出售和食用。酸牛乳的卫生质量应达到《食品安全国家标准　发酵乳》（GB 19302—2010）的要求。

④奶油。正常奶油为均匀一致的乳白色或浅黄色，组织状态微柔软、细腻、无孔隙、无析水现象，具有奶油的纯香味。其他理化指标、微生物指标应达到《食品安全国家标准　稀奶油、奶油和无水奶油》（GB 19646—2010）的要求。

乳的包装材料必须符合食品卫生要求，没有任何污染，并要避光、密封和耐压。包装容器在使用前，应用饱和蒸汽、双氧水、紫外辐射等方法灭菌，以达到无菌要求。灭菌乳的灌装应使用无菌灌装系统。为保证乳的卫生质量，包装必须严密完整，并须注明品名、厂名、生产日期、批号、保存期和食用方法。包装外食品标签必须与内容相符，严禁伪造、假冒的乳制品。

乳的运输和储存应在低温下进行，并尽可能缩短运输和储存的时间。运输乳应有专用的隔热车辆，每次用后，应用清水冲洗，经碱浸泡并用水冲洗和蒸汽消毒后方可再用。瓶装消毒乳在夏季应于6 h内送到饮用户。在运输中避免剧烈振荡和高温，并要防尘和防蝇，避免日晒和雨淋，不得与有害、有毒或有异味的物品混装运输。

11.6　蛋与蛋制品的卫生及其控制

中国的禽蛋产量一直居世界首位。蛋通常指禽类动物产生的卵，包括鸡蛋、鸭蛋、鹅蛋、鸽蛋、鹌鹑蛋等，蛋制品是以各种鲜禽蛋为原料，以加工方式生产的制品，包括冰蛋品、干蛋品、湿蛋品、皮蛋、咸蛋、糟蛋、长蛋等。在中国亦将皮蛋、咸蛋、糟蛋等外形不变的蛋制品称为再制蛋。蛋壳由外蛋壳膜、蛋壳、蛋壳膜组成。外蛋壳膜是一种无定形结构、无色透明、具有光泽、由可溶性胶质黏蛋白干燥而成的薄膜，能透水、透气、防止微生物侵入蛋内，但水洗、摩擦即可使其磨损。蛋壳上有许多肉眼看不见的微小气孔和裂隙，在制作皮蛋、咸蛋时，料液通过气孔和裂隙进入蛋内。蛋壳膜分外壳膜和内壳膜，两层膜紧密相黏。禽蛋排出体外后，蛋内容物冷收缩，空气压入蛋内，内外壳膜在蛋的大头分离形成气室。内壳膜由紧密细致的角质蛋白纤维组成，细菌不能直接进入蛋内。蛋及蛋制品的卫生问题主要有：

（1）微生物污染

微生物在禽蛋腐败变质过程中起着主要作用。禽蛋含有丰富的有机物、无机物和维生素，当微生物侵入蛋内后，在适当的环境条件下迅速生长和繁殖，把禽蛋中复杂的有机物分解为简单的有机物和无机物，在这一过程中，禽蛋发生腐败变质。蛋壳表面细菌有 400 万~500 万个，而脏蛋壳表面细菌多达 1.4 亿~9 亿个。蛋壳表面易受沙门氏菌的污染，污染途径主要有三个：①卵巢的污染（产前污染）。母禽生殖器官虽然与泄殖腔直接相邻，但在正常的情况下是没有微生物的，它具有一定的防御机能。然而在病鸡中，蛋在形成过程中就可能污染微生物。首先，因为生病的鸡体质弱、抵抗力差，若饲料中污染有沙门氏菌，其中的沙门氏菌可通过鸡的消化道进入血液，最后转到卵巢侵入蛋内。其次，病鸡的卵巢和输卵管中往往有病原菌侵入，而使鸡蛋有可能污染各种病原菌。②产蛋时污染（产道污染）。禽类的排泄腔和生殖腔是同一个，蛋壳在形成前，排泄腔里的细菌向上污染输卵管，从而导致蛋受污染。蛋从泄殖腔排出后，由于外界空气的自然冷却，引起蛋内容物收缩，空气中的微生物可通过蛋壳上的小孔进入蛋内。③产蛋场所的污染（产后污染）。蛋壳可被环境中的禽类、鸡窝、人手以及装蛋容器上的微生物污染。此外，蛋因搬运、贮藏受到机械损伤，蛋壳破裂后，极易受微生物污染，发生变质。

微生物的污染可使禽蛋发生变质、腐败。新鲜蛋清中含有溶菌酶，有抑菌作用，一旦作用丧失，腐败菌在适宜的条件下迅速繁殖。蛋白质在细菌蛋白水解酶的作用下，逐渐被分解，使蛋黄系带松弛和断裂，导致蛋黄移位，如蛋黄贴在壳上成为"贴壳蛋"；随后蛋黄膜分解，使蛋黄散开，形成"散黄蛋"；如果条件继续恶化，则蛋清和蛋黄混为一体，成为"浑汤蛋"。这类变质、腐败蛋若进一步被细菌分解，蛋白质则亦变为蛋白胨、氨基酸、胺类和羧酸等，某些氨基酸则分解形成硫化氢、氨和胺类化合物以及粪臭素等产物，而使禽蛋出现恶臭味。禽蛋受到真菌污染后，真菌在蛋壳内壁和蛋膜上生长繁殖，形成肉眼可见的大小不同暗色斑点，称为"黑斑蛋"。

（2）化学性污染

鲜蛋的化学性污染物主要是汞，其可由空气、水和饲料等进入禽体内，致使所产的蛋中含汞量超标。此外，禽类的饲料受农药、重金属污染，以及饲料本身含有的有害物质如棉饼中游离棉酚、菜籽中硫葡萄糖苷可以向蛋内发生转移和蓄积，造成蛋的污染。

（3）其他污染

如果在收购、运输、储存过程中与农药、化肥、煤油等化学物品以及蒜、葱、鱼、香烟等有异味或腐烂变质的动植物放在一起，就会使鲜蛋产生异味，影响食用。此外，生蛋清中还会受到抗生物素、抗胰蛋白酶的污染，前者影响生物素的吸收，后者抑制胰蛋白酶活性，当蛋煮熟后，这两种物质可被破坏。

对鲜蛋的质量鉴定，可通过感官检验和灯光透视法来检验其质量好坏。感官检验法：包括眼看、手摸、耳听和鼻闻四种方法。

（1）眼看

观察蛋的大小、形状、颜色、表面是否清洁、长霉、破裂及光滑程度。新鲜蛋蛋壳应完整，颜色正常，略有一点粗糙，蛋壳上有一层霜状物。如果蛋壳颜色变灰变黑，说明蛋内容物已腐败变质。如果蛋壳表面光滑，该蛋已孵化过一段时间。

（2）耳听

把蛋与蛋轻轻互相碰击，若发出清脆声，则为鲜蛋；哑声则为裂纹蛋；空空声则为水花蛋；嘎嘎声则为孵化蛋。

（3）手摸

用手摸蛋的表面、试重量、试重心。如果蛋壳手摸光滑，则一般为孵化蛋；蛋放在手中颠重量，若较轻则说明蛋因存放过久而水分蒸发为陈蛋，较重则表明蛋为熟蛋或水泡蛋；蛋放在手心翻转几次，若始终为一面朝下，则为贴壳蛋。

（4）鼻闻

用嘴对蛋壳哈一口热气，再用鼻子闻其味。若有臭味则为黑腐蛋；若有酸味则为泻黄蛋；若有霉味则为霉蛋；若有青草味或异味，则说明蛋与青饲料放在一起或在有散发特殊气味的环境中贮藏。

蛋与蛋制品的卫生应参考《食品安全国家标准　蛋与蛋制品》（GB 2749—2015），本标准自 2016 年 11 月 13 日正式实施。鲜蛋的感官要求应符合表 11-3 的规定，蛋制品的感官要求应符合表 11-4 的规定。

表 11-3　鲜蛋的感官要求

项目	要求	检验方法
色泽	灯光透视时整个蛋呈微红色；去壳后蛋黄呈橘黄色至橙色，蛋白澄清、透明，无其他异常颜色	取带壳鲜蛋在灯光下透视观察，去壳后置于白色磁盘中，在自然光下观察色泽和状态，闻其气味
气味	蛋液具有固有的蛋腥味，无异味	
状态	蛋壳清洁完整，无裂纹，无霉斑，灯光透视时蛋内无黑点及异物；去壳后蛋黄凸起完整并带有韧性，蛋白稀稠分明，无正常视力可见外来异物	

表 11-4　蛋制品的感官要求

项目	要求	检验方法
色泽	具有产品正常的色泽	取适量试样置于白色瓷盘中，在自然光下观察色泽和状态，尝其滋味，闻其气味
滋味、气味	具有产品正常的滋味、气味，无异味	
状态	具有产品正常的形状、形态，无酸败、霉变、生虫及其他危害食品安全的异物	

为保证皮蛋的卫生质量，在天热时配方可加重纯碱和石灰成分。皮蛋加工过程因用氧化

铅，使皮蛋含铅量增高。由于铅是有害物质，皮蛋在制作过程中应从工艺改革入手，降低铅的用量。近年来，国内以碘化物代替氧化铅加工皮蛋获得成功，理化及卫生指标优于传统的加工方法，并保持了原产品的风味特点，生产周期有所缩短，含铅量由原来的 0.5 mg/kg 降到 0.09 mg/kg，接近鲜鸡蛋的含铅量，值得研究推广。

咸蛋的种类很多，有灰色咸蛋、黄泥咸蛋、盐水咸蛋等，主要要求用泥灰过筛，盐水烧开杀菌，有些地方用咸肉卤高温消毒，冷却后将蛋腌制，其味更佳。

糟蛋是将符合加工再制蛋的鲜鸭蛋洗净，击碎蛋壳而不使蛋衣破裂，放入优质糯米酒糟中糟渍，经 4~5 个月而成。糟蛋营养丰富，钙含量为常规蛋的 40 倍，糟蛋又是我国传统的出口产品，所用酒糟应是无污染的。

冰蛋类是指以鲜鸡蛋或其他禽蛋为原料，取其全蛋、蛋白或蛋黄部分，经加工处理、冷冻工艺制成的蛋制品，如巴氏杀菌冻鸡全蛋、冻鸡蛋黄、冰鸡蛋白。蛋粉为蛋液经喷雾干燥而成，为粉状或易松散的块状，分为全蛋粉、蛋黄粉和蛋白粉。冰蛋和蛋粉加工过程中的主要卫生问题是防止微生物的污染。打蛋前，蛋壳必须清洗干净并放在漂白粉溶液中消毒 5 min，取出后在 4 h 内晾干，再打蛋。打蛋所用工具、容器都应分别用 4% 碱水及清水冲洗干净，再用蒸汽消毒 10 min，制作蛋粉所用管道等设备也应消毒干净。不能采用贴壳蛋、黑斑蛋及其他变质蛋类制造冰蛋和蛋粉。打蛋前要仔细检查，打蛋时要一个蛋一个盆地打，即实行"过桥"，以防坏蛋混入。直接参加生产的工人，就业前和每年都应经身体健康检查，每日上班前，应洗手至肘部并用酒精（75%）消毒。蛋粉中脂肪较易氧化，应用专门材料包装以隔绝空气，包装材料外应涂以石蜡以免蛋粉受潮变质。冰蛋冷藏切勿与水产品、肉品等放在一起以免污染，切开时，使用的刀、秤、砧板等工具要清洁干净，剩余的冰蛋要重新包装冻藏。

11.7　水产品与水产制品的卫生及其控制

水产品主要有来自淡水和海水的鱼类、甲壳类、贝壳类、头足类、棘皮动物、肠腔动物、藻类以及除水鸟和哺乳动物以外的其他种类的水生生物及其加工制品。水产品风味独特，营养丰富，含有较多水分和蛋白质，酶活性强，肌肉组织结构细，极易腐败变质，且易被多种有害物质污染，也容易被微生物、寄生虫和其他有害物质污染，从而影响其食用安全。

（1）水产品中的天然毒素

含有天然毒素的水产品种类很多，据报道，产于我国的有毒鱼类约有 170 余种，可分为毒鱼类和刺毒鱼类。前者是体内肌肉或内部器官含有毒素，后者是体内含有毒刺和毒腺，能蜇伤人体，引起中毒。另外部分水产品中还含有河豚毒素、贝类毒素、雪卡毒素和组胺等天然毒素。

（2）生物性污染

水中的病原体有细菌、病毒、寄生虫及虫卵，它们来自人畜粪便和生活污水。水体受到生物性因素污染后，可引起水生生物感染疾病、带菌、带毒或带虫。①致病菌。水产品自身携带有一定的致病菌，这些致病菌广泛分布于世界各地水环境中。这些细菌来源于人和动物的肠道、体表及呼吸道，通过排泄物和分泌物污染环境或者带菌者接触而污染水产品。②病毒。容易污染水产品的病毒有甲型肝炎病毒、诺瓦克病毒、积雪山病毒、嵌杯病毒、星状病毒等。这些病毒主要来自患者、病畜或带病毒者的肠道排泄物，可直接污染水体或通过与手接触后污染水产品。已报道的所有与水产品有关的病毒感染事件中，绝大多数由于食用了生的或加热不彻底的贝类而引起。滤食性贝类过滤的水量很大（如每只牡蛎滤水量达150 L/d），导致贝类体内富集的病毒远远高于周围水体。③寄生虫。水产品体内寄生虫极为常见，有数百种，其中寄生于鱼和贝体内的有 50 多种。蠕虫可感染人体。有些鱼体内有寄生虫，特别是人鱼共患的寄生虫。当人生食水产品或未能将虫卵杀死的烧煮水产品时，虫卵随食物进入人体，导致人患寄生虫病。常见的水产品与人共患寄生虫有华支睾吸虫、血吸虫和卫氏并殖吸虫、阔节裂头绦虫等。可感染华支睾吸虫囊蚴的鱼主要有青鱼、草鱼、鲤鱼、鲫鱼、鳊鱼、土鲮鱼、鳙鱼等，囊蚴可分布在鱼体的肉、头、皮、鳍、鳞等处。人吃下含囊蚴的鱼肉，囊蚴至十二指肠，蚴虫逸出，然后在胆道内发育为成虫。血吸虫多寄生在钉螺体内，而卫氏并殖吸虫多寄生在蟹体。阔节裂头绦虫是绦虫中最长的一种，主要是水体受人粪的污染所引起，患有阔节裂头绦虫病的鱼一般不能食用。为防止感染这些寄生虫病，要改变生食水产品的习惯，在吃水产品前应将其彻底煮熟。

（3）腐败变质

鱼体腐败变质是指腐败细菌在鱼体内生长繁殖，将鱼体组织分解的过程。由于分解产生氨、胺类、酚类等，不仅降低了鱼肉的品质，而且也影响食用者的健康。鱼体表面、鳃和肠道中存在有较多的细菌，加之鱼肉含水量较高，鱼死后一般发生碱性反应，不但使消化道组织在蛋白酶的作用下发生腐败，腹腔内的细菌更容易移行到肌肉，而且附在鱼体上的细菌在室温下很容易生长繁殖，故鱼肉较畜禽肉更容易腐败。此外，鱼自身发生消化（自溶），在没有细菌繁殖的条件下也会变得柔软、无弹性，易破裂，并有不良气味，有时会产生有毒的化合物。青皮红肉鱼（如沙丁鱼、金枪鱼等）的活动力强，皮下肌肉的血管系统发达，鱼体内含有较多的游离组氨酸。在鱼类不新鲜或腐败时，污染鱼体的细菌，特别是摩根变形菌等所产生的脱羧酶，使游离组氨酸发生脱羧反应，生成组胺。

（4）有毒化学物质污染和蓄积

环境污染使水体的化学毒物增加，直接或间接进入水生生物体内，导致水产品有害物质残留。据报道，每年数亿吨的工业废渣和废水处理厂排放的淤泥流向江、河、湖、海，农业生产中使用的农药和化肥以及未经妥善处理的生活污水不断排入水体，造成了淡水和海洋的大面积污染。鱼类和其他水生生物生长于受污染的水域，使其体内残留的化学物质不断增加。水产动物除自身受到水中的各种有害物质影响而危及生存外，还可通过生物富集作用而将有害化学物质富集到体内。水产动物对有些化学物质虽比较敏感，摄入少量就会中毒死亡，但对多数化学物质特别是重金属（如汞、镉、铅、铬等）具有较强的耐受性，能把摄入的重金属不断浓缩蓄积在体内，即使体内含量比水中的浓度高很多也不会致病。鱼体还有将化学物质转化成毒性更强的物质的能力，如将汞转化为甲基汞。据报道，鱼体内含有多种重金属（汞、铅、砷、铬等）、农药、多环芳香烃类等无机和有机化合物。水污染的程度不同，鱼体内所含化学物质的种类和数量也不同。这些物质对人体可能具有慢性毒性和远期危害。

随着水产养殖的发展，水产品饲料中广泛使用饲料添加剂。滥用添加剂或违法使用违禁药品，也可能会危害人体健康。

为保证水产品及其制品的卫生，应注意以下几个方面：

（1）原料的卫生要求

所有原料应来自无污染的水域。在原料的储存、运输等过程中应保证温度和时间适宜，不得使用未经许可的或成分不明的化学物质。捕捞类水产品原料的捕捞船、加工船或运输船应符合卫生要求，获得主管部门的许可；活的水产品应在适宜的存活条件下运输；冰鲜水产品捕捞后应立即冷却使水产品的温度接近 0℃；保鲜厨冰（水）应清洁、卫生；捕捞和在船上的前处理、冷却、冷冻处理等操作应符合国家有关卫生要求。养殖类水产品的养殖环境和水质应符合安全卫生要求；养殖用饲料和兽药应符合有关规定，保证来源和成分清楚，并附有相应的证明材料；养殖过程中应有饲养日志及用药记录；养殖水产品应在适当的卫生条件下宰杀，不得被泥土、黏液或粪便污染，如果宰后不能立即加工，应保持冷却。

（2）厂区环境

企业应远离污染源，不得建在有碍水产品卫生的区域；厂区周围应保持清洁卫生，交通便利，水源充足；厂区内不得兼营、生产、存放有碍食品卫生的其他产品；厂区主要道路应铺设适于车辆通行的坚硬路面（如混凝土或沥青路面等），路面平整、易冲洗，无积水；厂区内不得有卫生死角和蚊蝇孳生地；废弃物、垃圾应用加盖的不漏水、防腐蚀的容器盛放及运输，废弃物和垃圾应及时清理出厂；厂区内禁止饲养与生产加工无关的动物，应设有防鼠、防蝇、防虫设施。

（3）车间及设施设备

车间应布局合理，防止交叉污染，符合所加工的水产品工艺流程和加工卫生要求；加工车间的面积、高度应与生产能力和设备的安置相适应；车间的墙和隔板应有适当高度，其表面应易于清洁；地面应耐腐蚀、耐磨、防滑并有适当坡度，易于排水、无积水，易于清洗消毒并保持清洁；地面和墙壁之间的连接部分应采取弧形连接，易于清洁；设备和工器具应采用无毒、无味、不吸水、耐腐蚀、不生锈、易清洗消毒、坚固的材料制作，在正常的操作条件下与水产品、洗涤剂、消毒剂不发生化学反应；不得使用竹木器具。

（4）生产过程的卫生控制

在生产过程中应按照生产工艺的先后次序和产品特点，将原料前处理、半成品粗加工、精加工、成品包装等不同清洁卫生要求的区域有效分开设置，各加工区域的产品应分别存放，防止人流、物流交叉污染。生产过程中应避免废水、废弃物对成品、半成品造成污染；盛放水产品的容器（包括水管）不得直接接触地面。维修设备时，不得污染原料、辅料、半成品、成品，维修后要对区域进行清洗消毒。各项工艺操作应能有效地防止产品变质和受到有害微生物及有毒有害物品的污染。加工过程中产生的不合格品应隔离存放，有明显标志，并在质量管理人员的监督下妥善处理。

11.8　食用油脂的卫生及其控制

我国商品食用油脂主要为以油料作物制取的植物油，也有少量经过炼制的动物脂肪和以油脂为主要原料经过氢化，添加其他物质而制成的人造奶油或代可可脂等。不过与人们饮食生活息息相关的还是植物油，包括豆油、花生油、菜籽油、棉籽油、茶油、芝麻油（香油）等。植物油的加工方法有压榨法、浸出法和水化法。前两种方法加工出来的初级产品称为"毛油"，尚须经过水化过滤或精炼方可食用。①压榨法生产通常用于植物油制取，工艺上分为热榨和冷榨两种。热榨法由于经过蒸坯或焙炒不仅可以破坏种子内酶类、抗营养因子和有毒物质，还有利于油脂与基质的分离，因而出油率高、杂质少。冷榨与热榨不同之处在于原料不经加热，出油率低，杂质多，但是能较好地保持油饼中蛋白质原来的理化性质。②浸出法是利用适当的有机溶剂将植物籽中油脂分离出来，然后经蒸馏脱溶回收溶剂，同时获取毛油。此种毛油不含组织残渣，但是含有较多的脂溶性的非油脂成分，如磷脂和维生素等不皂化物以及溶剂残留。③水化法仅用于小磨麻油（香油）的制取。将焙炒的芝麻经研磨后加水使油脂从基质中分离出来，生产用水需符合国家生活饮用水标准，成品应经过滤去杂质后装瓶。

油脂由于含有杂质或在不适宜条件下久藏而发生一系列化学变化和感官性状恶化，称为油脂酸败。

（1）油脂酸败的原因

油脂酸败的程度与紫外线、氧、油脂中的水分和组织残渣以及微生物污染等各种因素有关，也与油脂本身的不饱和程度有关。酸败发生可能存在两个不同的过程：一是酶解过程，动植物组织残渣和食品中微生物的酯解酶可使甘油三酯分解成甘油和脂肪酸，使油脂酸度增高，并在此基础上进一步氧化；二是脂肪酸，特别是不饱和脂肪酸在紫外线和氧的存在下自动氧化产生过氧化物，后者碳链断裂生成醛、酮类化合物和低级脂肪酸或酮酸，从而使油脂带有强烈的刺激性臭味。某些金属离子在油脂氧化过程中起催化作用，铜、铁、锰离子可缩短上述过程诱导期和加快氧化速度。在油脂酸败中油脂的自动氧化占主导地位。

（2）防止油脂酸败的措施

油脂酸败不仅使维生素 A、维生素 D、维生素 E 和不饱和脂肪酸受到严重破坏，而且酸败产物对机体重要酶系统，如琥珀酸脱氢酶、细胞色素氧化酶等有明显破坏作用。动物实验证明，酸败油脂可导致动物的热能利用率降低、体重减轻、肝脏肿大和生长发育障碍。因油脂酸败而引发的食物中毒在国内外均屡有报道，因此，防止油脂酸败具有重要的卫生学意义。

防止措施应包括以下三个方面：①从加工工艺上确保油脂纯度。无论采用何种制油方法产生的毛油，均必须经过水化、碱炼或精炼，以去除动、植物残渣。水分是促进酶活性和微生物生长繁殖的必要条件，其含量必须严加控制，我国规定含水量应低于 0.2%。②创造适宜贮存条件，防止油脂自动氧化。自动氧化在油脂酸败中占主要地位，而氧、紫外线、金属离子在其中起着重要作用，油脂自动氧化速度随空气中氧分压的增加而加快；紫外线则可引发酸败过程的链式反应，即在紫外线的作用下，脂肪酸双键中 π 键被打开，与氧结合形成过氧化物，并使后者进一步分解产生醛和酮等化合物；金属离子在整个氧化过程中起着催化剂的作用。因此，适宜的贮存条件应该在密封、隔氧和遮光的环境下，同时在加工和贮存过程应避免金属离子污染。③油脂抗氧化剂的应用。应用油脂抗氧化剂是防止食用油脂酸败的重要措施，常用的抗氧化剂有丁基羟基茴香醚（BHA）、二丁基羟基甲苯（BHT）和没食子酸丙酯。柠檬酸、磷酸和对酚类抗氧化剂，特别是维生素 E 与 BHA、BHT 具有协同作用。

油脂污染和天然存在的有害物质包括：

（1）霉菌毒素

油料种子被霉菌及其毒素污染后，榨出的油中也含有毒素。极易受到黄曲霉污染的油料种子是花生，其他油料种子如棉籽和油菜籽也可受到污染，严重污染的花生榨出的油中黄曲霉毒素按每公斤计高达数千微克，碱炼法和吸附法均为有效的去毒方法。

（2）多环芳烃类化合物

多环芳烃的污染来源主要有作物生长期间的工业降尘，油料种子的直火烟熏烘干，压榨法的润滑油混入或浸出法溶剂油残留，以及反复使用的油脂在高温下热聚。

（3）棉酚

棉酚是棉籽色素腺体中的有毒物质，包括游离棉酚、棉酚紫和棉酚绿三种。冷榨法产生的棉籽油游离棉酚的含量甚高，长期食用生棉籽油可引起慢性中毒，其临床特征为皮肤灼热、无汗、头晕、心慌、无力及低钾血症等；此外棉酚还可导致性功能减退及不育症。降低棉籽油中游离棉酚的含量主要有两种方法：一是采用热榨法，棉籽经蒸炒加热后，游离棉酚能与蛋白质作用形成结合棉酚，压榨时多数留在棉籽饼中。故热榨法的油脂中游离棉酚可大为降低，一般热榨法生产的油脂中棉酚含量仅为冷榨法的 1/20～1/10；二是碱炼或精炼，棉酚在碱性环境下可形成溶于水的钠盐而被除去，碱炼或精炼的棉籽油棉酚可在 0.015% 左右。国外研究证明，棉籽饼中游离棉酚在 0.02% 以下时对动物不具有毒性，我国规定棉籽油中游离棉酚含量 ≤0.02%。

（4）芥子苷

芥子苷普遍存在于十字花科植物，油菜籽中含量较多。芥子苷在植物组织中葡萄糖硫苷酶作用下可分解为硫氰酸酯、异硫氰酸酯和腈，硫氰化物具有致甲状腺肿作用，其机制为阻断甲状腺对碘的吸收，使甲状腺代偿性肥大，一般可利用其挥发性加热去除。

（5）芥酸

芥酸是一种二十二碳单不饱和脂肪酸，在菜籽油中含 20%～50%。芥酸可使多种动物心肌中脂肪聚积，心肌单核细胞浸润并导致心肌纤维化，除此之外，还可见动物生长发育障碍和生殖功能下降，但有关人体毒性报道尚属少见。为了预防芥酸对人体可能存在的危害，欧洲共同体规定食用油脂芥酸含量不得超过 5%。目前我国已培育出低芥酸菜籽，并进行了大面积种植。

（6）高温加热油的毒性

油脂经高温加热后所呈毒性一般认为主要是不饱和脂肪酸产生的各种聚合物导致的。两个不饱和脂肪酸聚合成的二聚体可被机体吸收且毒性较强，可使动物生长停滞、肝脏肿大、出现生殖功能障碍。甘油热解形成丙烯醛等化合物，有臭味，对黏膜有刺激作用。为预防高温加热油脂对机体的危害，应尽量避免温度过高，减少反复使用次数，随时添加新油。

我国颁布的《食用植物油厂卫生规范》和《食品企业通用卫生规范》是食品卫生监督机构对食用油脂进行经常性卫生监督工作的重要依据。

（1）生产加工原料

生产加工食用油脂的各种原、辅材料必须符合国家有关的食品卫生标准或规定。严禁采用受工业"三废"、放射性元素和其他有毒、有害物质污染而不符合国家有关卫生标准的原、辅材料，以及浸、拌过农药的油料种子，混有非食用植物的油脂、油料和严重腐败变质的原、辅材料。生产食用油脂的溶剂必须符合卫生标准。必须采用国家允许使用的、定点生产的食用级食品添加剂。

（2）厂房建设

食用植物油厂必须建在交通方便，水源充足，无有害气体、烟雾、灰尘、放射性物质及其他扩散性污染源的地区。厂房与设施必须结构合理、坚固、完好，锅炉房应远离生产车间和成品库。

（3）加工车间

生产食用植物油的加工车间一般不宜加工非食用植物油。但由于某些原因加工非食用植物油后，应将所有输送机、设备、中间容器及管道、地坑中积存的油料或油脂全部清出，还应在恢复加工食用植物油的初期抽样检验，符合食用植物油的质量、卫生标准后方能视为食用油；不合格的油脂应作为工业用油。用浸出法生产食用植物油的车间，其设备、管道必须密封良好，空气中有害物质的浓度应符合现行的《工业企业设计卫生标准》，严禁溶剂跑、冒、滴、漏。

（4）生产过程

生产食用油脂使用的水必须符合《生活饮用水卫生标准》。生产过程应防止润滑油和矿物油对食用油脂的污染。

（5）贮存、运输工具

贮存、运输及销售食用油脂均应有专用的工具、容器和车辆，以防污染，并定期清洗，保持清洁。为防止与非食用油相混，食用油桶应有明显标记，分区存放。贮存、运输、装卸时要避免日晒、雨淋，防止有毒、有害物质污染。

（6）从业人员卫生

生产食用植物油或食用植物油制品的从业人员，必须经健康检查并取得健康合格证后方可上岗。工厂应建立员工健康档案。

（7）包装

食用植物油成品须经严格检验，达到国家有关质量、卫生标准后才能进行包装。包装容器应标明品名、等级、规格、毛重、净重、生产单位、生产日期等。各项指标达到国家规定的质量、卫生标准后，食用油脂才能出厂销售。

11.9 酒类的卫生及其控制

酒是指酒精度>0.5%（体积分数）的酒精饮料，包括发酵酒、蒸馏酒和配制酒。发酵酒系以粮谷、水果、乳类为原料，经发酵或部分发酵酿制而成的饮料酒，根据原料和具体工艺的不同又可分为啤酒、葡萄酒、果酒、黄酒等；蒸馏酒系以粮谷、薯类、水果、乳类为原料，经发酵、蒸馏、勾兑而成的饮料酒，分白酒和其他蒸馏酒两大类，其他蒸馏酒包括白兰地、威士忌、伏特加、朗姆酒、杜松子酒、蒸馏型奶酒等；配制酒又称露酒，以发酵酒、蒸馏酒或食用酒精为酒基，加入可食用或药食两用的辅料或食品添加剂，进行调配、混合或再加工制成的，已改变了其原酒基风格的饮料酒。

蒸馏酒和配制酒的主要卫生问题有：乙醇、甲醇、杂醇油、醛类、氰化物、铅、锰等。因此要注意从这几个方面控制，注意蒸馏酒和配制酒的卫生。

（1）乙醇

乙醇提供热能，但饮酒过量会导致肝损害、急性酒精中毒、酒精滥用与酒精依赖。

（2）甲醇及其控制

甲醇来自原料中的果胶。原料果胶含量高，酒中甲醇含量就高，如薯类、水果、硬果类、糠麸等原料制作的酒甲醇含量较高。除含量因素外，蒸煮料温度高，时间长以及某些含果胶多的糖化剂（如黑曲霉）也能提高成品中甲醇含量。甲醇分解缓慢，有蓄积作用，对机体组织细胞有直接毒害作用，对视神经的毒性作用最强，可导致视网膜受损甚至失明。另一方面可能由于甲醇引起机体内酸碱平衡的失调以及甲酸及机体代谢紊乱时所产生的乳酸等，常使机体呈现酸中毒状态。因此蒸馏酒严格限制甲醇含量，我国规定以谷物为原料的白酒甲醇含量不超过 0.04 g/mL，以薯干等代用品为原料的不超过 0.12 g/mL。

（3）杂醇油及其控制

酒中碳链比乙醇长的高级醇混合物称为杂醇油。除糖类产生外，氨基酸分解也能产生杂醇油。凡比乙醇碳链长的高级醇混合物，沸点都高于乙醇，在体内分解氧化速度较慢，故毒性较乙醇高。引用含杂醇油较高的酒类后，易出现头痛，故限量为 0.15 g/mL。

（4）醛类及其控制

醛类主要有甲醛、乙醛、糠醛、丁醛以及相应的醇类氧化产物，其沸点较相应的醇低，而毒性则较高。如甲醛是一种细胞原浆毒，其毒性是甲醇的 30 倍，能使蛋白质凝固，30 mg/L 的浓度即能刺激黏膜，出现灼烧感、头晕、呕吐等，10 g 即致死。糠醛主要来自谷壳和糠麸等酿酒原料，对人体也有一定毒性。除糠醛外，还有其他醛类。蒸馏过程开始时蒸出的酒（俗称"酒头"）中低沸点的醛含量高，而高沸点的醛类往往留在酒糟中，因此蒸馏时，要掌握乙醇的沸点，去除"酒头"和"酒尾"，可以降低醛类含量。

（5）铅和其他金属及其控制

酒中的铅来自蒸馏器和贮酒容器。蒸馏时，含有机酸的高温酒蒸气对器壁的铅有强烈的溶出能力，质量低劣的蒸馏器，蒸馏酒的酒中含铅量能达到使人中毒的程度，因此要对蒸馏器严密监督。陈旧的被淘汰的含铅量高的旧蒸馏器被小企业重新使用，再加上发酵条件不稳定，就容易使铅含量高到使人中毒的程度。有些白酒厂对于发生铁浑浊的白酒加高锰酸钾，使铁沉淀，结果酒中反而增加了锰的含量，我国食品卫生标准为此限定锰不得超过 2 mg/L，铅不得超过 1 mg/L。

（6）氰化物及其控制

用木薯作原料生产的酒中含有氰化物，这是由于木薯中含有氰糖苷，蒸馏时其分解产生氢氰酸而进入酒中。氰化物毒性极强，应予以严格限制。氰化物的去除方法有：对原料进行预处理，可用水充分浸泡，蒸煮时增加排气量，挥发氰化物；也可将原料晒干，使氰化物大部分消失；也可在原料中加入 2% 的黑曲，保持 40% 左右的水分，在 50℃ 左右搅拌均匀，堆积保温 12 h，然后清蒸 45 min，排出氢氰酸。以木薯为原料的酒中氢氰酸含量不得超过

5 mg/L，以代用品为原料者不得超过 2 mg/L。

（7）食品添加剂及其控制

用蒸馏酒作为酒基添加允许使用的添加剂调香可得配制酒，也有的为提高酒度添加精馏酒精，禁止用药用及工业用酒精配制。有的企业乱加中药既无疗效证据又不按药酒登记，随意吹嘘宣传，混充食品酒类销售，是违反我国食品卫生法的。

发酵酒的主要卫生问题：黄曲霉素、二氧化硫、微生物污染及其他。

（1）黄曲霉素及其控制

制作发酵酒的原料要采取妥善管理措施，防止发霉变质。大麦、小麦、大米、小米和玉米等由于霉烂变质就会被黄曲霉污染，黄曲霉菌在糖化发酵过程中会产生致癌物质黄曲霉毒素，导致酒中残留黄曲霉毒素。同时在糖化发酵过程中也要防止某些会产生致癌物质的黄曲霉菌的污染。

（2）农药含量及其控制

谷类和薯类在生长过程中，由于过多施用农药，经吸收后，会残留在果实或块根中。在制酒时，这些有毒物质会进入酒体，特别是有机氯和有机磷农药，更应注意。

为了防止农药中毒，对原料要加强检验，积极推广生物防治等无毒无害的灭虫方法，农药要合理使用，推广高效低毒的农药。积极治理"三废"，不用有毒、有害的废水灌溉农田，防止有毒农药和"三废"污染农作物。对原料要推广缺氧保管，低温保管，少用药剂熏蒸，不能把有毒、有害物质与原料同库贮存。

（3）二氧化硫及其控制

葡萄酒或其他果酒在酿造过程中加入二氧化硫可以抑制杂菌的生长繁殖，起到防腐和御氧的作用，并且对香气的形成和色泽的保护也起到良好的作用。但二氧化硫在使用不当时，会在被处理物中留有一定气味，使用量过多时，还对人体有害。目前，一般葡萄酒厂于每 1000 L 葡萄汁中加入偏重亚硫酸钾 250~300 g。在果实清洁良好，温度较低，酸度在 0.8% 以上时则每 1000 L 果汁仅加入 120 g。二氧化硫残留量不得超过 0.05 g/kg。

（4）控制微生物污染

发酵酒由于酒精含量较低，如在生产过程中管理不严，缺乏经验，往往引起其他杂菌的污染，既影响了产品质量也给消费者健康带来一定的危害。在夏季，很多地区的啤酒供不应求，有的厂家为了提高产量，缩短了发酵期，后发酵仅 10 天就出售，因而导致生啤酒中细菌总数及大肠菌群数很高。由于啤酒一次饮用量大，如含细菌数和大肠菌群数过高，直接影响消费者的健康。因此为保证啤酒质量，除要求生产厂家注意选择较好的原料，有较严格的卫生制度、注意各个环节的消毒外，后发酵期不少于 40 天也是必要的。

（5）亚硝胺及其控制

制造啤酒用的麦芽必须经过干燥，有的干燥炉以直接火烘干大麦，有的用间接火而使烟道气漏入干燥的热空气中，造成烟道气直接与大麦芽接触，这样来自酪氨酸的大麦芽碱被烟道气中的 NO 和 NO_2 的气相混合物亚硝基化而产生二甲基亚硝胺，含量最高的啤酒能达到 68 μg/kg。二甲基亚硝胺是一种对肝脏有剧毒的物质，它能对各类动物和人类的肝脏造成严重损害，此外，它还是一种强烈的致癌物。

11.10　调味品的卫生及其控制

11.10.1　酱油的卫生及其控制

酱油俗称豉油，主要由大豆、小麦、食盐经过制油、发酵等程序酿制而成。酱油的成分比较复杂，除食盐的成分外，还有多种氨基酸、糖类、有机酸、色素及香料等成分。它以咸味为主，也有鲜味、香味等，能增加和改善菜肴的味道，还能增添或改变菜肴的色泽。酱油按生产工艺分为酿造酱油和配制酱油，按食用方法分为烹调酱油和餐桌酱油。酱油是日常饮食不可或缺的调味品之一，它面临的主要卫生问题有：

（1）氨基酸态氮过低

氨基酸态氮是酱油生产中大豆蛋白质发酵转化产生的营养物质，它是酱油的主要质量指标。酱油越好，其氨基酸态氮的含量越高。酱油卫生标准规定：氨基酸态氮含量不得低于0.4 g/100 mL。市场上有些用酱油、食盐和水配制而成的"三合一酱油"，是典型的劣质酱油，其指标往往达不到标准要求的1/10。

（2）原料卫生及管理

原料要求选用清洁、纯净、无霉变的。用花生饼作蛋白质代用料时，更应注意是否霉变，因为花生饼容易污染黄曲霉毒素。用棉籽饼、菜籽饼作蛋白质代用料时，应去除其中的有毒物质棉酚和菜油酚。水质应符合我国生活饮用水卫生标准。发酵菌种应采用纯化培养和专用不产毒的曲霉菌，必须对它进行经常性的纯化与鉴定，防止因多次传代而发生的变异或污染。使用新的菌种应鉴定和审批后方可应用于生产。

（3）生产中可能的化学性污染及控制

若以加胺法生产焦糖色素（生产酱油时用于酱色的主要物质），则可产生4-甲基咪唑，此物质可引起人和动物惊厥。化学法生产酱油时盐酸水解大豆蛋白产品中会残留3-氯丙醇，它是一种致癌物，其他酸水解蛋白液中也可能含有，应严格控制化学法配制酱油的蛋白水解液的质量和3-氯丙醇的含量，生产使用的应是食品工业用盐酸。另外，长期食用苯甲酸超标的酱油，会损害人体的肾脏功能。

（4）肠道致病菌的污染及控制

由于酱油是非密闭性生产，常用的酱油不经过高温加热杀菌，只是进行巴氏杀菌，因此酱油中含有一定量的杂菌，但不许有肠道致病菌，这就要求生产过程中必须遵守卫生操作规程，减少人为污染；搞好车间、厂房的环境卫生，应有防鼠、防尘、防蝇设备；容器与工具在使用前须清洗、消毒并保持清洁；酱油要进行消毒（85~90℃ 10 min，或60~70℃ 30 min），可抑制大部分微生物的生长；此外还可加入适量的防腐剂。

酱油的卫生标准应参照 GB 2717—2018，对感官指标要求具有正常酿造酱油的色泽、气味和滋味、无不良气味，不得有酸、苦、涩等异味和霉味，不浑浊、无沉淀、无异物、无霉花浮膜。对微生物要求细菌总数每毫升不得超过30000个，大肠菌群应小于或等于30个/100 mL，同时不得检出肠道致病菌。理化指标应符合表11-5的规定。

表 11-5　酱油的理化指标

项目		指标
氨基酸态氮（g/100 mL）	≥	0.4
总酸[a]（以乳酸计）（g/100 mL）	≤	2.5
总砷（以 As 计）（mg/L）	≤	0.5
铅（Pb）（mg/L）	≤	1
黄曲霉毒素 B_1（μg/L）	≤	5

[a] 仅用于烹调酱油。

11.10.2　食醋的卫生及其控制

酿醋主要使用大米或高粱为原料。适当的发酵可使含碳水化合物（糖、淀粉）的液体转化成酒精和二氧化碳，酒精再受某种细菌的作用与空气中氧结合生成醋酸和水。所以说，酿醋的过程就是使酒精进一步氧化成醋酸的过程。食醋味酸而醇厚，液香而柔和，是烹饪中一种必不可少的调味品。

食醋包括酿造食醋和配制食醋。酿造食醋是以粮食及其副产品为原材料，经酿造制成的，具有特殊色、香、味的产品，通常以谷类（大米、谷糠）为原材料经蒸煮冷却后，按 6%～15% 接种黑曲霉 3758 及乙醇酵母 2399，再经淀粉糖化、乙醇发酵后，利用醋酸杆菌 141 进行有氧发酵，形成醋醅。醋醅淋醋制成米醋；醋醅加火熏烤两周，再淋醋制成熏醋；将普通米醋陈酿一年，即陈醋。不同的食醋具有不同的芳香和风味，主要是由发酵过程中所形成的醋酸乙酯及有机酸共同作用所致。配制食醋是以发酵法工艺制成的食用醋酸经兑制而成的产品。直接用冰醋酸配制或勾兑的醋除不含有芳香味道之外，还可能含有对人体有害的非食用酸，或含有过多的砷、铅等重金属毒物。我国卫生部门禁止生产和销售此类醋。

食醋具有一定的酸度，对不耐酸的细菌有一定的杀菌能力，但生产过程可污染醋虱和醋鳗，耐酸霉菌也可在醋中生长而形成霉膜，故应加强食醋的卫生管理。

（1）发酵菌种

发酵菌种必须选择蛋白酶活力强、不产毒、不易变异的优良菌种。生产使用菌种应定期筛选、纯化及鉴定，防止杂菌及其产生的毒素及菌种退化后可能产生的毒素对食醋污染。菌种的移接必须按无菌操作规范进行。种曲应贮存于通风、干燥、低温、洁净的专用房间，以防霉变。

（2）控制黄曲霉毒素的污染

食醋的黄曲霉污染来源，主要是使用发霉变质的原料，为此必须严格执行原料的卫生质量标准。

（3）控制微生物污染

食醋在生产过程中，用水不符合卫生要求，发酵条件控制不当时，会使一些杂菌在酸度偏低的食醋中保留下来，影响食醋的卫生质量。因此对低浓度的食醋一定要进行加热杀菌。另外保持环境的清洁卫生；在发酵液中多留优良种子，加浓底醋。

（4）控制生物污染

当醋厂卫生管理不当时，会出现醋虱和醋鳗，造成食醋的生物污染。醋虱和醋鳗都吞食醋酸菌，影响正常的醋酸发酵，使成品质量下降。为此要加强对酿造用水的卫生检验；对容器要经常清洗消毒；发酵塔的通气孔处，涂上萜烯类药剂，以防醋虱生存。在发酵中或发酵完成的醋中发现醋虱或醋鳗时，应加热醋至 70℃ 数分钟，然后过滤除去。

（5）严禁掺杂矿酸

严禁在食醋中掺杂矿酸（如盐酸、硫酸等）。

（6）容器、包装

食醋因含酸而具有一定腐蚀性，故不可用金属或普通塑料酿造或存放食醋，以防止金属或塑料单体毒物溶出而污染食醋。盛放食醋的容器必须无毒、耐腐蚀、易清洗、结构坚固、防雨、防污染，并保持清洁、干燥。回收的包装容器须无毒、无异味。灌装前包装容器应彻底清洗、消毒，灌装后封口要严密，不得漏液，防止二次污染。

食醋的卫生标准应参照 GB 2719—2018，感官指标要求具有正常食醋的色泽、气味和滋味，不涩，无其他不良气味与异味，无浮物，不混浊，无沉淀，无异物，无醋鳗、醋虱。每毫升的菌落总数不能超过 10000 个，大肠菌群不能超过 3 MPN/100 mL，肠道致病菌则不得检出。同时还规定在食醋中不得检出游离矿酸，总砷含量不得超过 0.5 mg/L，铅含量不得超过 1 mg/L，黄曲霉毒素 B_1 的含量不能超过 5 μg/L。

11.10.3　食盐的卫生及其控制

食盐，又称餐桌盐，是对人类生存最重要的物质之一，也是烹饪中最常用的调味料。盐的主要化学成分氯化钠，在食盐中含量为 99%（属于混合物），部分地区所出品的食盐加入氯化钾来降低氯化钠的含量以降低高血压发生率。食盐根据来源分为海盐、池盐、井盐、矿盐等；根据加工方法分为精制盐、粗盐、碘盐。

食盐含钠和氯，均为人体必需的营养素，但食用过多是导致高血压的危险因素之一，过多的氯离子使体内血管紧张素 I 向血管紧张素 II 转化，造成血管收缩，从而引起高血压；每人每日用量不超过 6 g 为宜。

世界大部分地区的食盐都通过添加碘来预防碘缺乏病，添加了碘的食盐叫做碘盐。为消除碘缺乏病，国家优先保证缺碘地区居民的碘盐供应，除高碘地区外，逐步实施向全民供应碘盐。用于加工的食盐和碘酸钾必须符合国家卫生标准。为保护人民的健康，应严加控制和积极整顿食盐的生产和销售，坚决杜绝质量低劣、工艺落后、污染严重、浪费资源、浪费能源的土盐、硝盐、工业废盐。决不准许工业盐冲击食盐市场，坚决阻止非碘盐进入碘缺乏地区。

我国矿盐中硫酸盐含量较高，主要是硫酸钠，食盐中硫酸盐含量高可使食盐味道不佳、发苦、涩，而影响人的消化吸收，有碍健康。食盐中可溶性钡有肌肉毒性，一次大量食入可引起急性中毒死亡，急性中毒量为 0.2~0.5 g，致死量为 0.8~0.9 g。长期少量食入可引起慢性中毒，全身麻木刺痛，四肢无力，严重可出现弛缓性瘫痪，所以也称"痹病"。

食盐的国家标准为 GB 2721—2015，对食盐的感官要求如表 11-6 所示，对食盐的理化指标应符合表 11-7。

表 11-6　食盐的感官要求

项目	要求	检验方法
色泽	白色	取适量试样于白色洁净浅盘中，在自然光线下，观察
滋味、气味	味咸，无异味	其色泽和状态。闻其气味，用温开水漱口后品其滋味
状态	结晶体，无正常视力可见外来异物	

表 11-7　食盐的理化指标

项目		指标	检验方法
氯化钠[a]（以干基计）（g/100 g）	≥	97.00	
氯化钾[b]（以干基计）（g/100 g）		10~35	GB 5009.42—2016
碘[c]（以 I 计）（mg/kg）	<	5	
钡（以 Ba 计）（mg/kg）	≤	15	

[a] 不适用于低钠盐，[b] 仅适用于低钠盐，[c] 强化碘的食用碘盐含量应符合 GB 26878—2011 的规定。

低钠盐的产品标签中应标示钾的含量，并应清晰标示："高温作业者、重体力劳动强度工作者、肾功能障碍者及服用降压药物的高血压患者等不适宜高钾摄入的人群应慎用。"

11.10.4　味精的卫生及其控制

味精的主要成分为 L-谷氨酸的钠盐，是以淀粉为原料用发酵法制得的，是人们常用的调味品。味精作为一种食品添加剂的使用是极其安全的，1987 年的第十九届联合国粮农组织和世界卫生组织食品添加剂法规委员会会议进一步决定，取消对食用味精加以限量的规定。在味精安全问题上，认为味精在高温下会产生焦谷氨酸钠可使人致癌的说法是毫无根据的。一般家庭的烹饪温度下，食物中谷氨酸及添加的味精是稳定的，不会分解出致癌物质。

生产味精所用的原料及一些化学试剂必须符合有关卫生标准。味精生产设备、容器、管路等必须保持清洁卫生，以减少污染。

在谷氨酸发酵过程中，除生产用菌外，要严防杂菌污染，杜绝种子污染；消灭设备和管路死角；防止设备渗漏；加强空气净化灭菌；加强操作管理和厂区、车间以及设备的卫生管理制度；筛选抗药性菌种；染菌罐要加入甲醛熏蒸消毒。噬菌体也是谷氨酸发酵的一大公害，噬菌体的防治是一项系统工程，要严格控制活菌体的排放、切断等。

在谷氨酸发酵过程中，要做好监测和检查工作，及时发现污染的杂菌和噬菌体，及时采取相应的挽救措施。

味精的国家标准为 GB 2720—2015，对味精的感官要求如表 11-8 所示。味精的理化指标应符合，谷氨酸钠（以干基计）在味精中所占比例应大于等于 99%，在加盐味精中所占比例应不小于 80%，在增鲜味精中所占比例应大于或等于 97%，具体检测办法参照 GB 5009.43—2016。

表 11-8　味精的感官要求

项目	要求	检验方法
色泽	无色至白色	取适量试样于白色洁净浅盘中，在自然光线
滋味、气味	具有特殊的鲜味，无异味	下，观察其色泽和状态。闻其气味，用温开水
状态	结晶状颗粒或粉末状，无正常视力可见外来异物	漱口后品其滋味

11.11　饮料与冷冻饮品的卫生及其控制

饮料是经过定量包装的，供直接饮用或用水冲调饮用的，乙醇含量不超过 0.5%（质量分数）的制品，包括碳酸饮料、果汁（浆）及果汁饮料、蔬菜汁及蔬菜汁饮料、含乳饮料、植物蛋白饮料、瓶装饮用水、茶饮料、固体饮料、特殊用途饮料等。冷冻饮品是以饮用水、食糖、乳、乳制品、果蔬制品、豆类、食用油脂等其中的几种为主要原料，添加或不添加其他辅料、食品添加剂、食品营养强化剂，经配料、巴氏杀菌或灭菌、凝冻或冷冻等工艺制成的固态或半固态食品，包括冰激凌、雪糕、雪泥、冰棍、甜味冰、食用冰等。

饮料和冷冻饮品的主要卫生问题有：

（1）微生物污染

生产中所使用的原料含菌量过高，在生产过程中使用的设备、容器、管道和工器具不洁净，操作人员的个人卫生不好，都容易造成产品的微生物污染，致使产品变质，甚至有可能造成致病菌污染而引起食物中毒。其中饮用天然矿泉水、纯水类饮料主要的卫生问题，就是因生产过程和包装容器等所造成的微生物污染。微生物污染主要是细菌和酵母污染。

（2）重金属污染

一般酸度较高的饮料如与不符合卫生要求的设备、管道容器、模具接触时，可以从中溶出某些有毒、有害的金属，如铅、锌等。

（3）添加剂污染

饮料和冷冻饮品生产中超剂量或超范围地使用食品添加剂，如滥用糖精钠、色素和防腐剂，甚至使用了不符合卫生标准的添加剂，将会造成污染，危害消费者的健康。

饮料的国家食品安全标准 GB 7101—2015 规定了饮料的感官要求（见表 11-9）、理化指标（见表 11-10）和微生物限量（见表 11-11）。

表 11-9　饮料的感官要求

项目	要求	检验方法
色泽	具有该产品应有的色泽	液体饮料：取一定量混合均匀的被测样品置 50 mL 无色透明烧杯中，在自然光下观察色泽，鉴别气味，用温开水漱口，品尝滋味，检查其有无异物。浓缩饮料按产品标签标示的冲调比例稀释后进行检测。
滋味、气味	无异味、无异臭	
状态	无正常视力可见外来异物，液体饮料状态均匀，固体饮料无结块	固体饮料：取 5 g 左右的被测样品置于一洁净的白色瓷盘中，在自然光线下用肉眼观察其色泽和外观形态，按标签上所述的使用方法于透明的玻璃烧杯内冲溶稀释后，立即闻其香气，辨其滋味，静置 2 min 后，看烧杯底部有无异物。

表 11-10 饮料的理化指标

项目		指标	检验方法
锌、铜、铁总和[a]（mg/L）	≤	20	GB 5009.13—2017 或 GB 5009.14—2017 或 GB/T 5009.90—2016
氰化物（以 HCN 计）[b]（mg/L）	≤	0.05	GB/T 5009.48—2003
脲酶试验[c]		阴性	植物蛋白饮料按 GB/T 5009.183—2003 检验

注：固体饮料、浓缩饮料按产品标签标示的冲调比例稀释后应符合本标准要求。

[a] 仅适用于金属罐装果蔬汁饮料。

[b] 仅用于以杏仁为原料的饮料。

[c] 仅适用于以大豆为原料的饮料。

表 11-11 饮料的微生物限量

项目	采样方案[a]及限量				检验方法
	n	c	m	M	
菌落总数[b]（CFU/g 或 CFU/mL）	5	2	10^2（10^3）	10^4（$5×10^4$）	GB 4789.2—2016
大肠菌群（CFU/g 或 CFU/mL）	5	2	1（10）	10（10^2）	GB 4789.3—2016 中的平板计数法
霉菌（CFU/g 或 CFU/mL）≤			20（50）		GB 4789.15—2016
酵母[c]（CFU/g 或 CFU/mL）≤			20		GB 4789.15—2016

注：括号中的限制仅适用固体饮料，且奶茶、豆奶粉、可可固体饮料菌落总数的 $m=10^4$ CFU/g。

[a] 样品的采样及处理按 GB 4789.1—2016 和 GB/T 4789.21—2003 执行。

[b] 不适用于活菌（未杀菌）型乳酸菌饮料。

[c] 不适用于固体饮料。

冷冻饮品的国家食品安全标准 GB 2759—2015 规定了冷冻饮品的感官要求（见表 11-12）和微生物限量（见表 11-13）。

表 11-12 冷冻饮品的感官要求

项目	要求	检验方法
色泽	具有该产品应有的色泽	冷冻饮品：在冻结状态下，取单只包装样品，置于清洁、干燥的白色瓷盘中，先检查包装质量，然后剥开包装物，观察其色泽和状态等，品其滋味，闻其气味。
滋味、气味	无异味、无异臭	制作料（浆料）：取适量样品，置于清洁、干燥的白色瓷盘中，用目测检查色泽、异物等，用口尝、鼻嗅检查其他感官要求。
状态	具有产品应有的状态，无正常视力可见外来异物	制作料（粉）：取适量样品，置于清洁、干燥的白色瓷盘中，用目测检查色泽和状态等，用口尝、鼻嗅检查其他感官要求。

表 11-13 冷冻饮品的微生物限量

项目	采样方案及限量				检验方法
	n	c	m	M	
菌落总数[a]（CFU/g 或 CFU/mL）	5	2	$2.5×10^4$（10^2）	10^5（－）	GB 4789.2—2016
大肠菌群（CFU/g 或 CFU/mL）	5	2	10（10）	10^2（－）	GB 4789.3—2016 平板计数法

注：括号内数值仅适用于食用冰。

[a] 不适用于终产品含有活性菌种（好氧和兼性厌氧益生菌）的产品。

冷冻饮品的运输车辆应符合食品卫生要求，并有适当的保温措施，以保持产品应有的状态。冷冻饮品产品应贮存在 ≤ -18℃ 的专用冷库内，冷库应定期清扫、消毒。制作料应根据产品特性在适当条件下贮存。冷冻饮品产品应在冷冻条件下销售，低温陈列柜的温度应 ≤ -15℃。

生产饮料的工厂的厂址要选择地势干燥、交通方便、有充足水源并不会受洪水侵害的地区。厂区周围不得有粉尘、烟雾、灰沙、有害气体、放射性物质及其他扩散性污染源，不得有潜在的昆虫孳生地，与污染源的距离以不影响该厂的卫生状况为准。生产区建筑物与外缘公路或道路之间应有不少于 15 m 的防护带。生产车间内，设备之间、设备与墙壁之间有适当的通道或工作空间，该空间的大小是以生产经营人员完成生产作业（包括清洗消毒），且不致因衣服或身体的接触而污染食品、食品接触面或内包装材料为原则，一般其宽度不少于 100 cm。各生产车间应依其清洁要求程度，分为一般作业区、准清洁作业区、清洁作业区及非食品处理区，各区之间应视清洁程度给予有效隔离，防止交叉污染。

11.12　方便食品的卫生及其控制

方便食品的出现反映了人们在繁忙的社会活动后，为减轻繁重的家务劳动的一种新的生活需求。因此，有人将方便食品定义为不需要或稍加工或烹调即可食用，并且包装完好、便于携带的预制或冷冻食品。由于方便食品具有食用方便、简单快速、便于携带、营养卫生、价格便宜等优点，颇受消费者欢迎。方便食品的特点有：①食用简便迅速，携带方便。方便食品都有规格的包装，便于携带；进餐时加工简单，只需要复水、解冻或稍微加热就可食用，省时省力。②营养丰富，卫生安全。方便食品在加工中经过合理的配料和食物搭配，并经过严格的卫生检验、灭菌和包装，因此营养较丰富，安全可靠。③成本低，价格便宜。方便食品采用大规模的工业化集中生产，能充分利用食物资源，实现综合利用，因此大大降低了生产成本和销售价格。

方便食品的原辅料主要来源于动、植物原料，这些原料本身的卫生情况在很大程度上决定了方便食品的卫生情况。如果原辅料本身受到微生物或其他有毒、有害物质的污染，这些污染物就会最终带到产品中。在加工、生产运输、销售等环节中，方便食品也可能会受到微生物或其他有毒、有害物质的污染。

粮食类原材料应无杂质、无霉变、无虫蛀；畜、禽肉类须经严格的检疫，不得使用病畜、禽肉作原材料，加工前应剔除毛污、血污、淋巴结、粗大血管及伤肉等；水产品原材料挥发性盐基总氮应在 15 mg/kg 以下；果蔬类原材料应新鲜、无腐烂变质、无霉变、无虫蛀、无锈斑，农药残留量应符合相应的卫生标准。

生产用食用油脂应无杂质、无酸败，防止矿物油、桐油等非食用油混入。有油炸工艺的方便食品应按食用油脂煎炸过程中卫生标准严格监测油脂的质量。

方便食品加工过程中使用食品添加剂的种类较多，应严格按照食品添加剂使用卫生标准控制食品添加剂的使用种类、范围和剂量。

生产中使用调味品的质量和卫生应符合相应的卫生标准；食用香料要求干燥、无杂质、无霉变、香气浓郁。

生产用水应符合生活饮用水卫生标准。

方便食品因种类繁多，其包装材料也各具特色，如纸、塑料袋（盒、碗、瓶等）、金属罐（盒）、复合膜、纸箱等。所有材料必须符合相应的卫生标准，防止微生物、有害重金属及其他有害物质污染。

通常要专库专用，库内通风良好、定期消毒，并有各种防止污染的设施和温控设施，避免生熟食品混放或成品与原材料混放。

方便食品的色、香、味和组成结构应符合人们长期的饮食习惯，应保证食品的营养价值，方便食品提供的营养成分应该是较全面的，必要时可人工强化，或者根据特殊营养需求而专门配制。方便面在生产过程中的微生物污染是不容忽视的卫生问题，尤其是其调味汤料的微生物污染更为突出。配制汤料的各种香辛料、肉禽、水产品和蔬菜等原辅材料必须符合有关卫生标准或规定；在生产过程中要采取严格的灭菌工序；要保持生产设备、工器具的清洁卫生；要采取措施防止空气中的微生物污染，要特别注意某些原料如辣椒、大蒜、香葱、生姜等受潮吸湿后霉变；应严格执行操作人员的个人卫生要求。对方便面生产过程中容易造成微生物污染的各个关键环节进行检测并采取有效的防范措施，使方便面及其调味汤料的微生物污染限量在最低水平。

速冻方便食品：是指以粮谷、果蔬、肉、水产品等为原料经调制、加热（或未经加热）后速冻、冷（冻）藏等加工工艺生产的、经简单处理即可食用的食品。速冻方便食品的生产要求包括：

（1）厂区和车间要求

速冻方便食品生产企业不得建在有污染源、有碍食品卫生的区域；厂区周围应保持清洁卫生，交通便利，水源充足；厂区内不得生产、存放有碍食品卫生的其他产品。车间面积应与生产能力相适应，生产车间结构和设备布局合理，并保持清洁和完好。车间出口、与外界相连的车间排水出口和通风口应安装防鼠、防蝇、防虫等设施。生、熟加工区应严格隔离，防止交叉污染。应建立有毒有害物品的专用储存库。清洗、消毒剂与食品添加剂等专库（或柜）存放，标识清楚。严格执行有毒有害物品的储存和使用管理规定，确保厂区、车间和化验室使用的洗涤剂、消毒剂、杀虫剂、燃油、润滑油和化学试剂等有毒有害物品得到有效控制，避免对产品、食品接触表面和包装物料造成污染。

（2）生产过程要求

在生产过程中应按照生产工艺的先后次序和产品特点，将原料前处理、半成品、成品、包装等不同清洁卫生要求的区域有效分开设置，各加工区域的产品应分别存放，防止人流、物流交叉污染。加工过程所用设备、操作台、工具、容器等应定时清洗消毒，与肉接触的刀具、绞肉机、搅拌器等设备应用82℃以上的热水清洗消毒，清洗消毒后的工器具应当妥善存放，避免再次污染。应定期对直接接触产品的器具、加工环境和加工人员的手做微生物检验。班前、班后应对生产设备、工具、容器、场地等进行彻底的清洗消毒，班前检查合格后，方可生产。对加工过程中产生的不合格品、跌落地面的原料、产品及废弃物，应收集到固定地点的、有明显标志的专用容器中，并在卫生检验人员的监督下及时处理。废弃物容器和可食产品容器不得混用，并有明显标识。废弃物容器应防水、防腐蚀、防渗漏，避免对产品造成污染。禁止使用竹木工器具，对于传统工艺必须使用的，在保证食品安全卫生的前提下可以使用。

（3）冷冻食品的保存

冷藏库的温度应当保持在-18℃以下，温度波动范围控制在2℃以内。配备温度显示装置和自动温度记录装置，并定期校准。库内保持清洁卫生、无异味，定期消毒，有防霉、防鼠、防虫设施。库内物品与地面距离至少 10 cm，与墙壁距离至少 30 cm，堆码高度适宜，并分垛存放，标识清楚。库内不得存放有碍卫生的物品；同一库内不得存放可能造成相互污染或者串味的食品。应设有肉类（或水产）原料专用储存库。

（4）工作者要求

从事食品生产、质量管理的人员每年至少进行一次健康检查，必要时做临时健康检查；新进厂人员应经体检合格后持证上岗。企业应建立员工健康档案。凡患有痢疾、伤寒、病毒性肝炎等消化道传染病（包括病原携带者），活动性肺结核、化脓性或渗出性皮肤病以及其他有碍食品卫生的疾病者，应调离食品加工及质量管理岗位。生产、质量管理人员应保持个人清洁卫生，不得将与生产无关的物品带入车间；工作时不得戴首饰、手表，不得化妆；进入车间时洗手、消毒并穿着工作服、帽、鞋，离开车间时换下工作服、帽、鞋；不同清洁区加工及质量管理人员的工作帽、服应用不同颜色加以区分，集中管理，统一清洗、消毒、发放；制馅、成型、加热、预冷、内包装人员应戴口罩和带有发罩的帽子；不同区域人员不准串岗。

11.13　糕点类食品的卫生及其控制

糕点类食品是以面、糖、油、蛋、奶油及各种辅料为原料，加上适量的甜味剂、香味剂、膨松剂等食品添加剂，经一定的配方，采用烘烤、蒸、炸或冷加工等制成的糕点、饼干、面包、裱花蛋糕等。目前糕点类食品存在着一系列的安全卫生问题：

（1）缺乏安全卫生屏障

为了营造舒适的购物环境，拉近与顾客的距离，许多超市采取了"零距离"接触、开放式售货的原则，让顾客尽享购物方便。但是，这样毫无约束地随意挑拣、选择，任意地触摸食用商品，对人们的健康是一个潜在的威胁。许多超市没有完善的防尘设施，散装食品柜台的标签上通常只有零售价格，没有明确的生产日期、生产厂家以及配料，售卖的到底是新货还是陈货，顾客不得而知。

（2）采购原料索证不规范

有索证制度的厂家只占 1/3 左右，即便是有索证制度的厂家，索证也不规范，采购原辅料时，只向经销商索取卫生许可证，未同时索取原辅料生产厂家的卫生许可证及所购原辅料的检验合格证，或只在第一次采购时索证，在以后采购时未再向销售者索取与所购原辅料相同批次的检验合格证。

（3）加工场所卫生问题

糕点加工场所食品卫生不容乐观。部分工厂业主在食品卫生意识及重视程度方面尚存在较大差距。操作人员上岗加工糕点未穿清洁的工作衣、未戴口罩和帽子，加工操作直接置于地面进行，还将外表很脏的生鸡蛋筐放置于加工场所内；未配制消毒液，加工间烘烤设备上积尘较多，墙角有蜘蛛网，成品间积满灰尘等。

（4）微生物超标

由于糕点、面包富含碳水化合物、蛋白质等丰富的营养和较高的含水量，是微生物的天然优良培养基，导致糕点、面包在贮存过程中尤其是高温潮湿的环境中极易发生瓤心发黏、表面出现霉斑等变质现象。正常烘烤中，糕点、面包心的温度一般在100℃以下，而糕点、面包心的水分含量较高，只要温度适宜，这些孢子就易繁殖，导致糕点、面包腐败。而糕点、面包通常的微生物污染主要由霉菌引起，其中包括青霉、黄曲霉、根霉等。潮湿环境中，霉菌孢子的适宜生长温度为20～35℃。当糕点、面包上出现霉斑时，孢子在糕点、面包上至少已繁殖24 h。作为糕点主要原料之一的鸡蛋在夏季高温下贮藏极易腐败变质，是沙门菌的主要来源，部分企业和作坊由于所使用的原料蛋未经挑选、清洗和消毒，很容易造成糕点中沙门菌的污染。除大中型糕点企业已建立具有良好操作规范的现代生产线外，绝大多数的小企业、小作坊和大部分中式糕点企业主要采用手工制作，容易在生产过程中引入生物性污染。特别是现做现卖式和小作坊式企业，硬件设施条件不够，卫生意识淡薄，微生物污染严重。

（5）油脂酸败及过氧化值超标

对于油脂含量较高的糕点，其中的油脂在糕点的加工、贮存、运输过程中与日光、空气、温度、水等接触的机会多，常常会发生各种复杂的变化，而引起油脂的氧化，生成各种极不稳定的酸、醛、脂肪氧化物和酮类等，从而使油脂进一步酸败变质。特别是在夏季，受到气候环境的影响更大，如果储藏不当更容易导致食品氧化酸败。食用此类食品会使人消化道受到刺激而产生不适，出现恶心呕吐等不良症状。糕点是否合格，直接影响到食用者的身体健康。糕点不适宜的体积、烘烤时间及温度、用油量、包装及贮藏方法均会对糕点酸价和过氧化值产生一定的影响。

对于糕点类食品的感官要求和理化指标应符合国家标准GB/T 20977—2007的规定，糕点类食品生产应符合以下卫生标准：

（1）糕点类食品生产企业，应远离污染源，经常保持内外环境清洁，设备布局和工艺流程应当合理，设有专用的原料库、成品库，防止生食品与熟食品、原料与成品交叉污染。

（2）糕点类食品生产企业应设有与产品品种、数量相适应的原料处理、加工、包装等车间（需要进行冷加工的应设专室），并具有防蝇、防尘、防鼠，包装箱洗刷消毒、流动水洗手消毒、更衣等卫生设施。

（3）糕点生产应不断改革工艺，逐步提高机械化水平。生产加工、贮存、运输、销售过程中所用的工具、容器、机械台案、包装材料、车辆等应符合卫生要求，并在使用前后进行洗刷消毒。

（4）糕点类食品生产企业的新建、扩建、改建工程的选址和建筑设计应符合卫生要求，设计审查与工程验收必须有食品卫生监督机构参加。

（5）生产销售糕点类食品的卫生质量应符合《糕点、饼干、面包卫生标准》《裱花蛋糕卫生标准》的规定。生产加工用的面、糖、油、蛋、奶油和各种辅料应符合各自的卫生标准，不得使用生虫、发霉、酸败等污染变质原料，回收的原料与成品需加工复制时，也应符合上述要求。生产用水必须符合《生活饮用水卫生标准》。

（6）生产销售糕点类食品的从业人员每年进行一次健康检查，发现患有痢疾、伤寒、病毒性肝炎等消化道传染病（包括病源携带者），活动性肺结核、化脓性或者渗出性皮肤病，以及其他有碍食品卫生的疾病的人员应调离。制售人员应穿戴干净的工作服、发帽、勤剪指甲。操作前必须彻底洗手消毒，直接分装糕点及从事冷加工的人员，操作时应戴口罩。

（7）糕点厂应以销定产，存放糕点应有专库，做到通风干燥、防尘、防蝇、防鼠，根据不同气候条件，制定各种糕点的保存期限，并在包装上注明生产日期及批号（或代号）。

（8）糕点厂应逐步建立健全食品检验室，负责监督指导本企业生产中和产品的卫生工作，卫生部门应经常对食品卫生进行监督检查、抽样检验和技术指导，根据监督管理的需要可向有关单位无偿采取必须数量的检验样品，并给予正式收据。

11.14　水的卫生及其控制

水是食品生产中的重要原料，但并非所有的水都可以供食品企业使用，水质的好坏将直接影响产品的质量和卫生。食品生产用水按水源分类可分为地面水和地下水。地面水包括河水、江水、湖水和水库水等。由于地面水是在地面流过，溶解的矿物质较少，水质软。这类水的硬度为 0.5~4.0 mmol/L。地面水易被污染。有的河水实际上有地下水，故除含泥沙、有机物外，还有多种可溶性盐类。地下水可分为浅层地下水、深层地下水和泉水三种。浅层地下水水质物理性状较好，水质澄清，但经常溶解土壤中某些矿物盐类，而使水质变硬；深层地下水水层较浅层地下水质更好，但如果水层中存在某些盐类，也能使水质变硬或铁、氟含量较高，不适于饮用。地下水硬度为 1.0~5.0 mmol/L，有的高达 5.0~12.5 mmol/L。

水的酸碱度应适中，pH 太高或太低均不适于饮用。而且水的 pH 与输水管的腐蚀有很大关系，大多水的 pH 值在 4~9 之间，适用于食品工厂的 pH 为 6.5~8.5 之间。

水的硬度太大不适合人体饮用，同时会对食品工厂的加热设备有害。水中所含铁质都是可溶性的二价铁，当它被氧化后就会产生三价的不溶性氢氧化铁，这些氢氧化铁常会造成水管变色，阻塞等不良情况。由于砷是毒理学的一个重要指标，含砷量超过 0.03 mg/kg 的水最好不要饮用或使用，也不适宜食品工厂使用。氯盐为水中的主要阴离子，水中氯盐浓度太大对食品加工工厂中的金属管路产生不良的腐蚀作用。地下水中的锰大多数以二价状态存在，水中的锰常会污染衣物及卫生设备，因此水中的锰限量很低。

水的浊度是由于泥土、泥沙、有机物、藻类和其他微生物等悬浮在水中所致。生活饮用水及食品加工厂的用水浊度必须很低，用水处理时应以凝胶、沉淀与过滤等方法将浊度成分去除。

我国规定每毫升水中总细菌数不得超过 100 个，水中是否有肠道细菌存在通常用来作为水源是否遭受动物排泄物污染的指标。在生活引用水中肠道细菌每升中不得超过 3 个，不得检出致病菌。

食品工厂因生产的产品不同，水质标准也不完全一样。但总的来讲食品工厂的水质标准应满足生活饮用水的水质标准，具体见生活饮用水卫生标准 GB 5749—2006。

表 11-14　水质常规指标及限值

指标	限量
1. 微生物指标[a]	
总大肠菌群（MPN/100 mL 或 CFU/100 mL）	不得检出
耐热大肠菌群（MPN/100 mL 或 CFU/100 mL）	不得检出
大肠埃希氏菌（MPN/100 mL 或 CFU/100 mL）	不得检出
菌落总数（CFU/mL）	100
2. 毒理指标	
砷（mg/L）	0.01
镉（mg/L）	0.005
铬（六价）（mg/L）	0.05
铅（mg/L）	0.01
汞（mg/L）	0.001
硒（mg/L）	0.01
氰化物（mg/L）	0.05
氟化物（mg/L）	1.0
硝酸盐（以 N 计）（mg/L）	10 地下水源限制时为 20
三氯甲烷（mg/L）	0.06
四氯化碳（mg/L）	0.002
溴酸盐（使用臭氧时）（mg/L）	0.01
甲醛（使用臭氧时）（mg/L）	0.9
亚氯酸盐（使用二氧化氯消毒时）（mg/L）	0.7
氯酸盐（使用复合二氧化氯消毒时）（mg/L）	0.7
3. 感官性状和一般化学指标	
色度（铂钴色度单位）	15
浑浊度（散射浑浊度单位）（NTU）	1 水源与净水技术条件限制时为 3
臭和味	无异臭、异味
肉眼可见物	无
pH 值	不小于 6.5 且不大于 8.5
铝（mg/L）	0.2
铁（mg/L）	0.3
锰（mg/L）	0.1
铜（mg/L）	1.0
锌（mg/L）	1.0
氯化物（mg/L）	250

续表

指标	限量
硫酸盐（mg/L）	250
溶解性总固体（mg/L）	1000
总硬度（以 $CaCO_3$ 计）（mg/L）	450
耗氧量（COD_{Mn} 法，以 O_2 计）（mg/L）	3 水资源限制，原水耗氧量>6 mg/L 时为 5
挥发酚类（以苯酚计）（mg/L）	0.002
阴离子合成洗涤剂（mg/L）	0.3
4. 放射性指标[b]	
总 α 放射性（Bq/L）	0.5
总 β 放射性（Bq/L）	1

[a]MPN 表示最可能数；CFU 表示菌落形成单位。当水样检出总大肠菌群时，应进一步检验大肠埃希氏菌或耐热大肠菌群；水样未检出总大肠菌群，不必检验大肠埃希氏菌或耐热大肠菌群。

[b]放射性指标超过指导值，应进行核素分析和评价，判定能否饮用。

本章小结

　　食品种类繁多，成分各异，因此，其生产过程中存在的卫生问题与控制措施也有各自的特点或不同之处。本章对几种常见食品中的卫生问题及控制措施进行了较为系统的总结。

思政园地

思政园地

思考题：

1. 豆类食品的主要卫生问题有哪些？
2. 肉类食品的主要卫生问题有哪些？
3. 致病菌对乳及乳制品的污染途径有哪些？
4. 试述酒类容易出现的主要卫生问题。
5. 试述饮料和冷冻饮品的主要卫生问题和控制措施。

思考题答案

第12章　食品安全监督管理

本章课件

随着经济的全球化，食品安全日益成为备受关注的热门话题。近些年来，一些国家和地区食品安全的恶性事件不断发生，随着新技术和化学品在食品加工过程中的广泛使用，食品安全问题不断涌现。尽管现代科技已发展到了相当水平，但食源性疾病不论在发达国家还是发展中国家，都没有得到有效的控制。此外，假冒伪劣食品频频被曝光，危害消费者身体健康和生命安全的群发性事件时有发生，食品安全问题已成为世界各国关注的焦点。

食品安全监督管理是一项涉及多领域、多行业、多环节的系统工作，需要建立制度严格、分工合理、管理协调和发展配套的管理体制，从而实现从生产到成品全过程、全方位、多角度的管理和控制模式。目前，我国经济发展迅速、中小企业和个体户众多、部分食品生产经营者和从业人员素质有待提高，在这一特殊情况下加强食品安全监督管理就显得更为重要。

12.1　概述

概述

12.2　食品安全法律与法规

食品安全法律与法规

12.3　食品安全标准

食品安全标准

12.4　食品安全的信息管理与档案管理

食品安全的信息管理与档案管理

本章小结

　　本章主要介绍了食品安全监督管理的概况和主要内容；中国、美国、日本、加拿大和欧盟等国家的食品安全监督体系；食品安全监督管理的责任和内容；中国食品安全法律体系及其构成，食品安全法的主要内容；食品安全标准的概念、性质、意义、分类和国际食品安全标准体系以及食品安全管理体系的概况；食品安全的信息管理；食品安全的档案管理等。

思考题：

1. 食品安全监督的概念是什么？食品安全监督管理的内容有哪些？
2. 我国食品安全法律体系是什么？简述食品安全法律体系的构成。
3. 食品安全信息管理和档案管理的意义和作用是什么？
4. 我国《食品安全法》的主要内容包括哪些？
5. 简述我国食品安全标准的概念和性质。
6. 简述食品安全监管档案化管理的内容。

思政园地

思政园地

思考题答案

参考文献

［1］纵伟．食品卫生学［M］．2 版．北京：中国轻工业出版社，2019.

［2］柳春红．食品卫生学［M］．北京：中国轻工业出版社，2021.

［3］冯翠萍．食品卫生学［M］．2 版．北京：中国轻工业出版社，2020.

［4］孙长颢，凌文华，黄国伟．营养与食品卫生学［M］．8 版．北京：人民卫生出版社，2017.

［5］赵光远，张培旗，邓建华．食品质量管理［M］．2 版．北京：中国纺织出版社，2022.

［6］ZACCHEO A，PALMACCIO E，VENABLE M，et al. Food Hygiene and Applied Food Microbiology in an Anthropological Cross Cultural Perspective［M］. Springer International Publishing，2017.

［7］LAGANÀ P，AVVENTUROSO E，ROMANO G，et al. Chemistry and Hygiene of Food Additives［M］. Springerbriefs in Molecular Science，2017.

［8］陈龙，王谊，程昊，等．油炸食品中潜在的几类危害物及其消减技术［J］．中国食品学报，2022，22（2）：376-389.

［9］刘冬梅，周若雅，王勇，等．煎炸及烤制食品中危害物的形成与控制研究进展［J］．食品工业科技，2021，42（17）：405-412.

［10］辛丹丹．食品中的化学污染因素及其解决方法［J］．化工管理，2017（1）：103.

［11］陈长宏，张科．食品的病毒污染途径及预防措施［J］．现代农业科技，2011（14）：371-372.

［12］周游，王周平．食品危害物及其检测方法研究进展［J］．生物加工过程，2018，16（2）：24-30.

［13］李娟，廖申权，赵爽，等．重要食源性寄生虫流行新特点及防控策略［J］．广东农业科学，2021，48（3）：123-132.

［14］吴海霞，刘小波，刘起勇．我国病媒生物防控现状及面临的问题［J］．首都公共卫生，2018，12（1）：4-6.

［15］刘起勇．我国病媒生物监测与控制现状分析及展望［J］．中国媒介生物学及控制杂志，2015，26（2）：109-113，126.

［16］安玉玲．试论动物寄生虫病的危害与防控措施［J］．中国畜禽种业，2015，11（10）：38.

［17］孙长颢，刘金峰．现代食品卫生学［M］．2 版．北京：人民卫生出版社，2018.

［18］丁晓雯，柳春红．食品安全学［M］．3 版．北京：中国农业大学出版社，2021.

［19］李春媛，周玉，张磊，等．西加毒素的研究概况［J］．上海海洋大学学报，2009，

18 (3)：365-371.

[20] 周玉春，杨美华，许军. 展青霉素的研究进展 [J]. 贵州农业科学，2010，38：112-116.

[21] 章海风，陆红梅，路新国. 食品中重金属污染现状及防治对策 [J]. 中国食物与营养，2010，8：17-19.

[22] 赵文红，江城梅. 家用洗涤剂毒性作用及对食品污染的研究现状 [J]. 环境与健康杂志，2009，26 (1)：88-89.

[23] 彭艳超，黄根华，孙敏. 多氯联苯对人体危害的研究 [J]. 中国新技术新产品，2010，3：23-24.

[24] 葛泽河，虞洋. 食品中氯丙醇的危害及其消除方法研究进展 [J]. 吉林医药学院学报，2014，35 (4)：305-308.

[25] 刘明华. 塑化剂的危害与预防分析 [J]. 绿色科技，2013，4：210-212.

[26] 高晓平，黄现青，等. 动物性食品中三聚氰胺的残留及危害 [J]. 中国食品卫生杂志，2009，21 (3)：277-280.

[27] MORTIMORE S, WALLACE C. HACCP：A Practical Approach [M]. Springer International Publishing，2013.

[28] ALADJADJIYAN A, LUNING P A, DEVLIEGHERE F, et al. Physical hazards in the agri-food chain [J]. Safety in the Agri，2006.

[29] 朱妞. 微波技术在食品工业中的应用及研究进展 [J]. 中国调味品，2011，36 (10)：18-21.

[30] 张俊俊，赵号，翟晓东，等. 基于超声成像技术的方腿中异物检测 [J]. 中国食品学报，2019，19 (8)：223-229.

[31] 马昕. 无损检测在食品品质检测中的运用 [J]. 食品科技，2020，14 (39)：123-125.

[32] 朱雨田，李锦才，高素君，等. 近红外光谱技术在食用油快速检测领域中的研究进展 [J]. 中国油脂，2017，42 (7)：140-143.

[33] 王偲琦，黄琳琳，臧秀，等. 低场核磁共振无损检测技术在水产品加工贮藏方面的应用 [J]. 食品安全质量检测学报，2018，9 (8)：11-15.

[34] 王炳奎，吴庆，熊立东. 食品辐照对食品品质的影响及其安全性 [J]. 食品科技，2010，4 (35)：307-309.

[35] 严建民，高美须，冯敏，等. 辐照食品的卫生安全性研究现状 [J]. 核农学报，2010，24 (1)：88-92.

[36] 沈群. 辐照食品的安全性综述 [J]. 中国食品报，2009，4：1-3.

[37] 朱世明. 转基因食品安全性分析 [J]. 河北农业科学，2009，13 (8)：56-57.

[38] 杨丽，阎斐，张竞竞. 来源于转基因植物的食品安全性评价原则和内容 [J]. 中国食物与营养，2008，12：7-10.

[39] 钱敏，白卫东. 转基因食品及其安全性问题探讨 [J]. 食品与发酵工业，2008，34 (12)：130-134.

［40］刘岭峰，曹江山，吴文花，等．转基因食品安全性评价及我国管理现状［J］．江西农业学报，2009，15（4）：155-158.

［41］吴澎．食品安全管理体系概论［M］．北京：化学工业出版社，2017.

［42］颜廷才，习恩杰．食品安全与质量管理学［M］．2版．北京：化学工业出版社，2016.

［43］刘宁，沈明浩．食品毒理学［M］．北京：科学出版社，2014.

［44］谢明勇，陈绍军．食品安全导论［M］．北京：中国农业大学出版社，2011.

［45］PRASHANTH M S. Acute toxicity，behavioral and nitrogen metabolism changes of sodium cyanide affected on tissues of Tilapia mossambica（Perters）［J］. Drug and chemical toxicology，2012，35（2）：178-183.

［46］KRESIMIR，PUCAJ，HENRIK，et al. Safety and toxicological evaluation of a synthetic vitamin K2，menaquinone-7［J］. toxicology mechanisms and methods，2011，21（7）：520-532.

［47］王心如．毒理学基础［M］．7版．北京：人民卫生出版社，2022.

［48］李宁．我国食品安全风险评估制度实施及应用［J］．食品科学技术学报，2017，359（1）：1-5.

［49］方士英，张宝勇．食品毒理学基础［M］．北京：中国医药科技出版社，2019.

［50］沈惠丽，蒋月明．食品毒理学［M］．合肥：合肥工业大学出版社，2017.

［51］张立实，李宁．食品毒理学［M］．北京：科学出版社，2017.

［52］裴世春，闫鑫磊．食品毒理学［M］．北京：中国纺织出版社，2021.

［53］李宁，马良．食品毒理学［M］．3版．北京：中国农业大学出版社，2021.

［54］王周平，孙震．简明食品毒理学［M］．北京：中国轻工业出版社，2020.

［55］ERHIRHIE E O，IHEKWEREME C P，ILODIGWE E E. Advances in acute toxicity testing：strengths，weaknesses and regulatory acceptance［J］. Interdiscip Toxicol，2018，11（1）：5-12.

［56］夏延斌，钱和，易有金．食品加工中的安全控制［M］．3版．北京：中国轻工业出版社，2020.

［57］章宇．现代食品安全科学［M］．北京：中国轻工业出版社，2020.

［58］嫚卫蓉，于航，钱和．食品卫生学［M］．3版．北京：化学工业出版社，2022.

［59］张国农．食品工厂设计与环境保护［M］．北京：中国轻工业出版社，2021.

［60］纵伟．食品工厂设计［M］．郑州：郑州大学出版社，2017.

［61］罗安伟，刘兴华．食品安全保藏学［M］．北京：中国轻工业出版社，2019.

［62］岳霄．食品工厂的清洗、除菌与清洁度的监管［J］．中国洗涤用品工业，2020（5）：31-38.

［63］王召山．食品卫生与安全监管现状及改进措施研究［J］．医学食疗与健康，2020，18（1）：185-186.

［64］钟南京，陆启玉，张晓燕．油炸及焙烤食品中丙烯酰胺含量影响因素的研究进展［J］．河南工业大学学报：自然科学版，2006，27：88-90.

［65］刘北辰，李苏豫（图）．发达国家食品安全监管体系概览［J］．餐饮世界，2010
（1）：18-20.

［66］白晨，黄玥．食品安全与卫生学［M］．北京：中国轻工业出版社，2020.

［67］姚玉洁．食品安全档案建设研究［D］．安徽：安徽大学，2018.

［68］李萌．食品安全监管档案开发研究［D］．河北：河北大学，2020.